本专著得到以下项目资助：重庆市卫生健康委员会市级中医药重点学科（针灸推拿学）建设项目（渝中医〔2019〕11号）；重庆市高等职业教育校企合作示范项目子项目：周天寒中医技能大师工作室；重庆市技术创新与应用示范社会民生类项目：胯骨错缝症（骶髂关节错位症）中医诊疗标准化研究与应用（NO. cstc2018jscx-msybX0320）；重庆医药高等专科学校创新团队项目：脊柱相关疾病中医药防治创新团队（NO. ygz201801）。

U0307910

老年常见病中医诊疗与养生

主　编　周天寒　黄　姗　孙景环

中国中医药出版社
·北　京·

图书在版编目（CIP）数据

老年常见病中医诊疗与养生/周天寒，黄姗，孙景环主编 . —北京：中国中医药出版社，2020. 10（2021. 1 重印）

ISBN 978-7-5132-6476-1

Ⅰ. ①老…　Ⅱ. ①周…　②黄…　③孙…　Ⅲ. ①老年病—常见病—中医治疗法　Ⅳ. ①R259. 92

中国版本图书馆 CIP 数据核字（2020）第 198459 号

中国中医药出版社出版

北京经济技术开发区科创十三街 31 号院二区 8 号楼
邮政编码　100176
传真　010-64405721
三河市同力彩印有限公司印刷
各地新华书店经销

开本 710×1000　1/16　印张 19　字数 338 千字
2020 年 10 月第 1 版　2021 年 1 月第 2 次印刷
书号　ISBN 978-7-5132-6476-1

定价　76. 00 元
网址　www. cptcm. com

社 长 热 线　010-64405720
购 书 热 线　010-89535836
维 权 打 假　010-64405753

微信服务号　zgzyycbs
微商城网址　https：//kdt. im/LIdUGr
官 方 微 博　http：//e. weibo. com/cptcm
天猫旗舰店网址　https：//zgzyycbs. tmall. com

如有印装质量问题请与本社出版部联系（010-64405510）
版权专有　侵权必究

《老年常见病中医诊疗与养生》
编 委 会

主　编　周天寒（重庆医药高等专科学校）
　　　　　黄　姗（重庆医药高等专科学校）
　　　　　孙景环（重庆市江津区中医院）

副主编　万　飞（重庆医药高等专科学校）
　　　　　邓福忠（重庆医药高等专科学校）
　　　　　武紫晖（重庆医药高等专科学校）
　　　　　杨倩玫（重庆市中医院）

编　委（以姓氏笔画为序）
　　　　　申海滨（重庆医药高等专科学校）
　　　　　冉　靖（重庆市江津区中医院）
　　　　　成赫曦（重庆医药高等专科学校）
　　　　　朱丽丽（重庆医药高等专科学校）
　　　　　李燕萍（重庆医药高等专科学校）
　　　　　张作文（重庆市江津区中心医院）
　　　　　郑龙飞（重庆医药高等专科学校）
　　　　　赵斯静（重庆医药高等专科学校）
　　　　　姚　妤（重庆医药高等专科学校）
　　　　　曹　煜（重庆医药高等专科学校）
　　　　　赖　蕾（重庆医药高等专科学校）
　　　　　廖世英（重庆医药高等专科学校）

前　言

　　保健指保持、维护和增进身心健康，包括预防由工作、生活、环境等可能引起的个体不健康心理和行为；养生即颐养生命。中医养生保健就是在中医学理论的指导下，运用中医学的各种方法颐养生命、增强体质、预防疾病，从而达到延年益寿、寿而健康、寿而快乐目的的一种医事活动。早在 2000 多年前的《黄帝内经》中便提出了"治神""养身""治未病"等思想，强调要"知'道'"，要"食饮有节，起居有常，不妄作劳"，才能"形与神俱""度百岁乃去"。

　　中医药在数千年中积累了丰富的养生保健和治疗经验，总结了大量行之有效的养生保健和治疗方法。中医的养生保健、治疗理念与我国的传统文化一脉相承，讲究天人相应、三因制宜、形神兼备、动静结合、平衡协调。理解并接受中医的养生保健、治疗理念，在养生保健的方向上就不会有大的偏差；学习践行中医的养生保健和治疗方法，将养生保健、治疗的具体实践融合到生活、工作的诸多细节当中，注重日常的生活起居、饮食运动、精神调摄、自我按摩、艾灸熏蒸、拔罐刮痧、茶酒汤药、季节养生，待人接物中修心养德，才能防病治病而健康长寿，颐养天年。

　　《老年常见病中医诊疗与养生》是一份专为老年人准备的珍贵礼物，是指导老年人提高生活质量、益寿延年、健康快乐的工具书。本书内容丰富，全面系统地介绍了老年人需要了解的常用中医养生保健知识及常见老年疾病的治疗方法，用详尽的笔墨介绍了中医是怎样诊治疾病的，中医对老年体质及病理特点的认识，中医学预防思想对老年疾病的影响，老年人常选保健中药常识、常用中成药、常用养生保健疗法，以及常见老年高发疾病的防治等知识。

　　本书行文深入浅出、通俗易懂，尽量不用专业性很强、让人头疼的医学术语，以便老年朋友一看就明白，一学就会。在内容编排上，本书注重科学实用，浓缩精华，用浅显的语言介绍中医学基本知识、中医养生保健理念和常用方法，以及老年人常见疾病的中医调养等内容，不求面面俱到，但愿学以致用，达到延年益寿、寿而健康、寿而快乐的目的。希望这是老年人随身贴心的"养生专家""保健顾问"，能给老年朋友带去我们由衷的关爱和帮助。

　　本书理论联系实际，有较强的针对性、实用性及可操作性，查阅方便，对于老年人的养生、保健、预防、治病、康复等方面都有一定的实用价值和参考价值，是老年人的良师益友，亦可作为从事老年人服务的医务工作者的实用参考用书。

编　者

2020 年 6 月

目 录

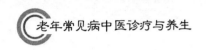

第一部分

中医是怎样诊治疾病的 ◄◄◄

中医是怎样治病的？比较恰当的回答，就是按照中医的理法方药，进行辨证论治。辨证论治这四个字包括了中医诊断疾病、治疗疾病的一整套理论和方法。究竟什么叫做辨证论治呢？简单地说，就是如何辨明病证，把病看准，如何使用恰当的药物把病治好的一整套方法。要辨明病证，首先必须了解病情。了解病情，主要是依靠医生的检查和患者自己所讲。当掌握了全盘情况以后，就要针对这些情况来分析：究竟是什么原因引起的？是哪里有病？病证的特征是什么？病证的性质又是怎样的等等，这就是"辨证"。做好了这一步工作，接下来就要针对具体的病证，定出治疗的原则，然后运用恰当的药物，达到治好疾病的目的，这就是"论治"。但辨证论治这一套治病方法，又是紧密联系起来的。究竟怎样辨证论治呢？按照中医看病的习惯，可分为了解病情，找出原因、分析病证、选择治法四个方面。

一、了解病情

了解病情是诊察治疗疾病最重要的第一步工作。了解病情，除了患者自己所讲的以外，还要依靠医生的检查。医生的检查，是通过眼看（望诊）、耳听或鼻嗅（闻诊）、口问（问诊）、手按或摸（切诊）这四种方法来进行的，一般简称为"四诊"。它是中医诊病的基本方法，我们必须逐步掌握它。

（一）望诊

望诊主要是看患者的神色和形态，因为得了病，就会在这些方面表现出异常的现象来。

什么叫做神色？神就是精神表现，色就是颜色和光泽。什么叫做形态？形就是形体（有一定形状的身体），态就是活动状态。为了说明这些问题，我们分全身情况和局部情况两部分来介绍。

1. 全身情况 精神过于兴奋，烦躁不安的，多属热证、实证；没有精神，懒说懒动的，多属寒证、虚证；起病不久，神昏不清的，多属实证、热证；

病久不好，神志糊涂的，多属虚证、寒证；肥胖的人多痰，瘦弱的人多火；手脚抽动或肌肉颤动，多是风证；手脚活动不灵，一动就疼痛的，多是风湿；患者皱着眉头，以手按住胸部或肚子的，多是虚寒痛证；如果胸部或肚子痛不可按的，多是实热痛证。睡觉眼睛不闭的，多是虚证；一忽儿坐起，一忽儿躺下，心里烦躁，不能入睡的，多是实证。

2. 局部情况 对局部的望诊，主要是看面部及五官（眼、鼻、耳、舌、口的总称）的颜色。

（1）色分五种 青色多见于风证、痛证，红色多见于热证，黄色多见于湿证，白色多见于虚证，黑色多见于寒证。面色光亮鲜明，多属热证、实证；面色晦暗枯燥，多属寒证、虚证。

（2）五官望诊 口眼㖞斜，牙齿咬得紧紧的，多见于风证；眼白发红或有红丝的，属热证；眼白有红丝，红丝的末端有圆点，属瘀血证；眼白发黄是湿证；眼眶下陷的，则病情危险；鼻流清涕是感冒风寒；鼻孔干燥，流黄稠鼻涕的，是热证；鼻翼扇动是痰热证；口唇枯燥带紫红色是瘀血证。

（3）舌头望诊 舌头望诊又称为"舌诊"，是中医临床诊断中极为重要的一项，不但是望诊中的重点，也是四诊中的重点。舌诊包括看舌质和舌苔两部分。

舌质：舌质主要看它的颜色和形态的变化。正常的舌质是淡红色的。舌质较正常稍红的是热证、实证；较正常淡的是虚证、寒证；绛色（深红色）是血里有热；紫色有寒热的区别，深紫干枯属热，浅紫湿润属寒。舌面干燥起小的红色的肉刺或裂纹，多属热证；舌头颤动或伸出口外舔弄的，多属风证；舌肿胀色紫的，多属瘀血；舌蜷缩色淡的，多属寒证、虚证。

舌苔：舌苔就是舌面上长出来的像污垢一样的东西。看舌苔主要是看颜色和干燥湿润的情况。舌苔薄而润滑的是表寒证，干燥的黄苔是热证；舌苔厚腻的属湿证，黄苔厚腻的属湿热证；黑苔润滑的属大寒证，干燥的黑苔属大热证。

（二）闻诊

闻诊包括听声音和嗅气味两个方面。

1. 听声音 说话声音很高，乱讲乱说的，属热证、实证；讲话声音很低，断断续续的，属寒证、虚证；声音嘶哑的是肺经的病；惊叫的是惊风；喊哎哟的是痛证；呼吸气粗的是热证、实证；呼吸声低、接不上气的是虚证、寒证；打喷嚏的是外感；打呃的是胃病。

2. 嗅气味 口中有臭气是胃病，大便腥臭属热证。妇女的月经或白带有臭气的多是湿热证。

（三）问诊

问诊主要是医生问患者，患者不能自己说时，就要问照顾患者的人或家属。在问诊时应该注意有顺序、有目的、有重点地问。

1. 问寒热 一般来说，怕冷是寒证，怕热是热证；白天发热或手背发热是外感证；午后或晚间发热或手心发热，是内伤证或虚热证；怕冷发热，来去有一定的时候，反复发作的，多半是疟疾。

2. 问头身 头痛身痛，发热怕冷的是外感；头痛在早晨，耳朵里面响的，多半是气虚；头痛在晚上更厉害的，多半是血虚；四肢关节痛，一时痛在这里一时痛在那里，遇天气变化时加重的是风湿；腰部隐隐作痛是肾虚；腰部像针刺一样痛得很厉害，曾经受过伤的，多半是瘀血；腰痛牵连到下肢也痛的，多半是风湿。

3. 问汗 怕冷没有汗，多属表实证；怕风汗出，属表虚证；怕热汗出多属里热证；睡觉时出汗，醒来了又不出汗的，是阴虚证。

4. 问胸腹 胸腹痛没有一定部位，一时痛在这里，一时又痛在那里的，是气痛；痛有定处，到晚上更厉害的，是血瘀；痛的时候喜欢用手按，按了就好些的，属虚寒证；痛时怕用手按，按了更痛的，属实热证；痛时肚里拱起一条，用手按后就散的多是蛔虫；肚里有块，手按不动的属瘀血积滞。

5. 问饮食 喜欢吃冷的多属热证，喜欢吃热的多属寒证；不想吃东西是脾胃病或久病；吃东西吃得很多是胃火；口苦是肝胆病；口中甜是脾病；口中酸是伤食或胃病；口淡不知味是胃气虚弱。

6. 问大小便 大便腥臭干燥解不出，多属实热证；大便色灰白或拉稀、水分多，粪便没有什么特殊气味，多属寒证；小便黄，尿道痛，多属热证或湿热证；小便色清，没有气味，经常要解，量多而色淡，多属虚寒证；小便色白象米泔，是湿热、积滞。

7. 问月经 月经提前带紫红色有血块，多属热证；月经推迟色淡红，量很少，多属寒证；肚子痛在月经前发生，多属气滞血瘀；痛在月经后发生，多属气血虚；如果一向月经正常，突然停经，呕吐喜欢吃酸东西，就要考虑是否怀孕。

（四）切诊

1. 切诊指法 医生用手的第二、三、四指依次放在患者掌后部位，第二指按在腕关节横纹部位（寸部），第三指放在掌后高骨上（关部），第四指放在高骨后（尺部）。

2. 切诊方法 切脉时，患者肘部弯曲，把手掌放在脉枕（临时也可用枕头、书本代替）上，医生以左手诊患者的右手，以右手诊患者的左手，诊完一只手再诊另一只手。诊脉时思想要集中，调匀呼吸，医生可随着自己的呼吸来数患者的脉搏次数，正常人一呼一吸跳四至五次。

3. 常见脉象　脉的形象比较复杂，这里只讲几种最常见和最容易辨别的脉象和所主病证。

（1）浮脉　轻轻地按，就能清楚地感到脉的跳动，多属表证。

（2）沉脉　重按才能感到脉的跳动，多属里证。

（3）迟脉　脉搏跳动得很慢，一呼一吸之间，只跳两至三次，多属寒证。

（4）数脉　脉搏跳得很快，一呼一吸之间，跳六至七次，多属热证。

（5）缓脉　一呼一吸之间跳四次，脉来有力，多属正常脉象；若脉来无力，则多属湿证。

（6）滑脉　脉往来流利圆滑的，多属痰饮，或是伤食，或为实热证，血盛的、怀孕的脉也多滑。

（7）涩脉　脉来去不流利，像轻刀在竹子上刮一样，多属瘀血证，血少的脉也涩。

（8）实脉　轻按重按都有力，多属实证。

（9）虚脉　轻按重按都无力，多属虚证。

（10）弦脉　像按琴弦一样，绷得紧紧的，多属肝病或疟疾。

二、找出病因

我们掌握了患者的症状和体征以后，就要开始进行分析，首先要做的就是要根据病症的表现来寻找发病的原因，任何病症的出现都是有原因的。形成疾病的原因有多种，有的容易知道，像受凉感冒，吃了不清洁的食品，烧烫伤、蛇虫咬伤、跌伤等；但有的就不容易知道，需要医生诊断才能找出来。尽管引起疾病的原因很多，但大致可分为外因和内因两大类。

（一）外因

外因一般是指不正常的气候及其他存在于外界的能使人发病的因素而言。因为这些多是从体表侵入人体，所以中医又把它叫做"外邪"。下面讲几种主要的外邪及其引起的病证。

1. 风邪　凡致病具有突然出现、变化较快或发病部位不固定等特性的外邪，叫做风邪。如头痛、发热、汗出、怕风、脉浮缓、舌苔薄白的，是为伤风。如四肢关节痛，痛的部位不固定，一时痛在这个关节，一时又痛在那个关节的，多是风湿。此外，如手足抽筋、口眼㖞斜、半身不能动等，一般也叫做风证，但这是"内风"，不属外因范围。

2. 热邪 凡外界气候炎热及能够引起人体发热的外邪，叫做热邪。症见发热、口干、经常要喝水、大便干燥解不出、小便短黄、脉数、舌苔黄等。

3. 湿邪 淋雨受湿，露天睡觉，长期在湿地做工或久坐湿地、居住潮湿就易感受"湿邪"。湿邪在体表，则头昏发重、一身沉重疼痛、面色黄、舌苔白腻。如果湿邪由体表入脏腑，则胸中不舒、肚子胀、大便拉稀、肚子作响、小便像米泔水一样、舌苔白滑、脉沉缓；妇女则白带多。

4. 燥邪 燥邪多因外界气候干燥引起，多发于秋天，症见身热、有汗、口干、咽痛、咳嗽、痰中带血、胸痛、舌干、舌苔薄白、脉浮数等。

5. 寒邪 致病具有寒冷特点的外邪，叫做寒邪。寒邪侵入体表，则有头身痛、怕冷、口不干、舌苔白滑等。寒邪由体表侵入脏腑，则出现上吐下泻、肚子痛、手脚冷等。如由于脾肾虚寒，也可以引起呕吐、腹泻、手脚冰冷、面色苍白、脉沉迟等，则属"内寒"，不属外因范围。

此外，一切跌伤、扭伤、烧烫伤、蛇虫咬伤等，都属外因范围。

（二）内因

内因主要是指造成人本身体质虚弱或活动异常的原因。任何病证的出现，都是病邪与人体相互斗争的一个过程，而体质的强弱更起重要的作用。譬如好多人同时感受外邪，有些人发病，有些人可不发病，这就与人的体质强弱有关。下面介绍后天引起体质强弱差异的几个原因和引起的主要病证。

1. 精神活动异常 常表现为有些人性情不开朗，抱有不必要的顾虑，忧忧郁郁，心事重重，日子一久，就会出现不想吃东西、没有力气、呼吸气短、痰多、消瘦、头昏眼花、心跳快、失眠等。这些症状看起来很容易认为是脾胃不好，或者气血虚弱，其实是由精神活动异常引起的。因此，治疗的时候，就不能单靠补脾胃或者补气血，还应从根本上着手，要帮助患者解除不应有的精神负担。

2. 饮食不节，损伤脾胃 可能出现呕吐、打呃、肚子胀、大便干结等。

3. 长期过度劳累 也可能成为内伤病的原因，常见的症状有浑身没力气、呼吸短促、懒说懒动等。

如上所述，疾病的形成都是有原因的。因此，找出原因就便于辨证治疗，从而从根本上解决问题。

三、分析病证

病证是错综复杂的，虽是同一原因，它所表现出来的症状却千差万别，发病的部位有表（皮肤、肌肉、筋骨、血脉）、有里（经络、脏腑），病证的性质有寒有热，邪（邪气）正（抵抗疾病的能力）的盛衰，有虚（正气虚弱）有实（邪气强盛）。根据疾病所表现出来的一系列具体症状，可概括为表里、寒热、虚实等几类证型。一般以表、热、实属阳，里、虚、寒属阴。

1. 表证　由各种外因所引起的疾病，多先伤体表，常表现为表证。

（1）表寒　头身痛，发热，怕冷，身上没有汗，脉浮，舌苔薄白。多属风寒引起。

（2）表热　全身发热，稍微有点怕冷或不怕冷，有汗，口干，脉浮数，舌苔薄黄。多因风热引起。

（3）表虚　汗出怕风，或汗出不止，脉浮缓无力，舌质淡红。多属体质虚人外感。

（4）表实　身上没有汗，身痛，关节痛，脉缓，舌苔白厚而滑。多属风湿引起。

2. 里证　里证是指病邪由表入里或脏腑有病。

（1）里寒　怕冷，口不干，干呕，肚子痛，肚子泻，手脚发凉，脉沉迟，舌苔白滑。

（2）里热　身热，汗出，口干，心烦，小便黄，大便干结，脉数实，舌苔干黄。

（3）里虚　呼吸短促，懒说懒动，不喜欢吃东西，拉肚子，小便不自觉地流出来，脉沉无力，舌质淡红。

（4）里实　胸中胀痛，肚子痛不可按，大便干结，小便解不出，脉沉实，舌苔黄厚。

3. 实证　实证的"实"是指病邪实。无论病邪在表在里都有实证。

（1）热实　在表的与表热证同，在里的与里热证同。

（2）寒实　在表的与表寒证同，在里的与里寒证同。

此外，由邪气实所引起的疾病，在发展过程中，往往产生一些有害的东西，这些东西也能引起一定的病证，如痰饮、瘀血等。

（3）痰饮　一般以黏稠的为痰，清稀的为饮，实际上同出于一源，都是由于水湿停积于人体所形成的。痰饮有寒痰（饮）和热痰（饮）之分。①热痰（饮）见证：咳嗽痰稠色黄，口干咽燥，脉数，舌苔黄腻。②寒痰（饮）见证：咳嗽痰稀色白，或呕吐清涎，或手臂不能抬举，或皮里有痰核，或胸胁痛，或肠中有水声，脉多沉迟，舌苔白。

（4）瘀血　多由于脏腑血脉损伤或因外伤引起。症见口吐血，鼻出血，面色青紫，皮肤出现瘀斑或青肿作痛，或腹中有块，推按不动，脉多涩，舌质青紫。

4. 虚证 虚是指体质虚。无论表里、脏腑、气血都有虚证。

（1）虚寒 面色白，怕冷，手脚发凉，小便白，腹泻，大便中有不消化的食物，没有精神，脉多沉迟，舌质淡红。

（2）虚热 手足心发热或午后、晚间发热，睡梦中出汗，醒后汗止，脉细数，舌质红无苔。

（3）气虚 呼吸时接不上气，懒说懒动，全身无力，不想吃东西，小便时时要解，大便滑泄，脱肛或子宫脱出，脉虚，舌淡苔白。

（4）血虚 面色苍白，唇舌指（趾）甲色淡红或色白，头晕眼花，心慌，没有力气，或手脚发麻，脉细无力，舌质淡红。

5. 热证 全身发热，口干，面色红，大便结，小便黄，脉数，舌苔干黄或干黑，舌质起芒刺。热证可见于表里、虚实各种类型。

6. 寒证 身寒肢冷，口不干，面色苍白，大便稀，小便多而色白，脉迟，舌苔白滑。寒证也可出现于表里、虚实各种类型。

在临床上，有许多病证是寒热、虚实、表里夹杂的。因此，学习表里、寒热、虚实分证，应该把它们结合起来，灵活掌握。以上是根据证候来分类的辨证方法。

下面再来介绍脏腑辨证法。"脏"包括心、肝、脾、肺、肾；"腑"包括胆、胃，大肠、小肠、膀胱等。所谓脏腑辨证法，就是根据脏腑有病所表现出来的症状进行分析的一种方法。

脏证：（1）心证 心跳，心烦，心绞痛，乱说乱动或不知人事。

（2）肝证 胁痛，眼睛看不见东西，手脚抽筋，睾丸肿痛。

（3）脾证 心窝痛，呕吐，大便泻，不想吃东西，没有力气，或者水肿。

（4）肺证 咳嗽，气喘，胸中痛，背胀。

（5）肾证 腰痛，遗精，阴茎不举（阳痿），脚软没有力，面目浮肿，小便不利。

腑证：（1）胆证 口苦，耳鸣，黄疸。

（2）胃证：心窝胀满，打饱嗝，口臭，牙龈肿痛，呕吐。

（3）大肠证 满肚子痛，大便秘或拉稀，或下鲜血，或下红白冻子，肛门胀急，或脱肛。

（4）小肠证 小便短黄，解小便时尿道灼痛，肚脐下痛，并牵引睾丸也作痛，口舌生疮。

（5）膀胱证 小便不通，小肚子胀满；或小便不自觉地流出来。

这里必须说明，脏腑辨证不能把某一脏或某一腑的症状孤立起来看待，而应看作是有相互影响的。脏与腑在人体内是有密切联系的，它们之间的关系，一般叫做表里关系。如心与小肠相表里，肺与大肠相表里，肝与胆相表里，脾与胃相表里，肾与膀胱相表里。因此不但在某些见证上有它相同的地方，而且在治疗上也可以用治脏证的方法去治腑证，或用治腑证的方法去治脏证。譬如口舌生疮是小肠的病证，在临床上往往用清心火的药来治疗，道理就在于此。

由于病证的表现很复杂，在许多情况下，需要上述两种辨证方法结合起来运用。举例来说，如咳嗽一证发生在不同患者身上，情况往往不完全相同。有的咳嗽吐白色稀痰，流清鼻涕，打喷嚏；有的咳嗽吐黄色稠痰，流黄鼻涕，口干。因此，如果单用脏腑辨证法来辨证。只知道是肺脏受邪引起的"肺证"是不够的，必须结合表里、寒热、虚实来辨证，才能进一步知道前者是表寒证，后者是里热证。把两种辨证方法结合起来运用，这样的辨证才是比较全面的，得出的诊断也就比较正确了。

四、选择治法

上面我们谈了三个方面，还只是介绍了如何"辨证"的问题，现在就要来谈谈如何"论治"的问题了。关于"论治"，也就是采取什么方法和用什么药物的问题，辨证是为论治提供可靠的根据，而论治必须以辨证为前提。辨证论治的目的，就在于祛除病邪，恢复体质、消除症状，治好疾病。这里只扼要介绍几种治法和药物。

1. 解表法 主要是把侵入体表的外邪驱逐出去，使从表入的外邪仍从表出。多用于表证，常用的解表法主要有两种。

（1）辛温解表 适用于表寒、表实证。常用辛温的药物如葱白、紫苏、麻黄等。

（2）辛凉解表 适用于表热证。常用辛凉的药物如薄荷、桑叶、菊花等。

2. 攻下法 用药物把在里的病邪驱出体外的一种方法。多用于里证、实证。常用的攻下法有以下两种。

（1）寒下 用寒凉的药攻下，多用于实热证。常用药物如大黄、芒硝等。

（2）温下 温燥的药与攻下药同用，多用于寒实证。如附子与大黄同用。

3. 温法 用温燥的药物驱除寒邪，主要用于寒证，常用药物如附子、干姜、肉桂等。

4. 催吐法 用具有催吐作用的药物引起患者呕吐的方法，多用于伤食、痰阻喉间及中毒等证。但体质虚的人不能用。常用药物如瓜蒂、明矾，任选一味，研末灌服，再以鸡毛扫喉催吐。

5. 清热法 用药物清除热邪，多用于热证。常用的有以下几种方法。

（1）清气热 清除气分的热邪，常用生石膏、竹叶、山栀。

（2）凉血热 凉血的药物，常用生地黄、牡丹皮、地骨皮。

（3）清脏腑热 多用于脏腑热证，如心热用黄连、连翘；肺热用黄芩、知母；肝热用柴胡、龙胆草；脾热用鲜石斛；肾热（肾阴虚的发热））用黄柏；胆热用龙胆草，山栀；胃热用生石膏；大肠热用地榆、槐花；小肠热用木通；膀胱热用车前子、金钱草。

6. 补虚法 用补药内服来增强体质，战胜病邪的方法，多用于虚证。常用的补虚法有以下几种：

（1）补气 多用于气虚证。常用药物如党参、黄芪等。

（2）补血 多用于血虚证。常用药物如当归、熟地黄等。

（3）补五脏 多用于五脏虚证。补心用当归、龙眼肉；补肝用山茱萸、白芍；补脾用白术、大枣、甘草；补肺用黄芪、百合、沙参；补肾用肉苁蓉、枸杞子、巴戟天等。

7. 消法 包括消痰、消食、消水、消瘀等法。消痰用于痰饮证，常用药物如半夏、白芥子、胆南星、贝母等；消食法用于伤食证，常用药物如神曲、山楂、麦芽、鸡内金等；消水法用于小便不利的患者，常用药物如猪苓、茯苓、木通、车前子、滑石等；消瘀法用于瘀血证，常用药物如桃仁、红花、赤芍等。

8. 和法 多用于半表半里证。所谓半表半里证，就是具有寒热往来、胸胁胀满疼痛、口苦咽干等。这种病证，发汗攻下都不适宜，只有使用和解表里的方法，一般简称为"和法"。常用柴胡、半夏、黄芩等药物组合成方来治疗。

（黄　姍）

第二部分

中医学对老年体质生理及 ◄◄◄ 病理特点的认识

中医学中有关老年体质及病理特点的论述，不仅实践性很强，而且蕴藏着丰富的理论知识，是中医理论体系的重要组成部分。研究老年体质及病理特点，对于提高老年人的智力、体力和寿命，减少各类疾病的发生率，提高治愈率，使之晚年保持最佳状态，进行有效的工作和学习，具有十分重要的意义。

一、老年体质的生理特点

要搞清老年体质的生理特点，首先必须弄清楚体质的含义。何谓体质呢？有人指出："体质是人群中的个体，在其生长发育过程中形成的代谢、功能与结构上的特殊性。这种特殊性往往决定其对某种致病因素的易感性，及其产生病变类型的倾向性。"可见所谓老年体质是指人体在逐渐衰老过程中形成的代谢、功能与结构上的特殊性。如皮色的苍老、头发颜色的花白、形态的逐渐改变、行动的迟缓，以及牙齿的脱落、性情的变化等都有其一定的特殊性。从某种意义上说，体质也包含人体正气之盛衰和抗衰老及抗病能力的强弱，这些特殊性的形成，是由于肾精亏损、真气耗伤、神气不足、脏腑功能活动低下的结果。

（一）精血亏虚，脏腑失养

精气由水谷精气所化生，是维持人体生命活动必需的物质，故《素问·金匮真言论》说："精者，身之本也。"《管子·内业》亦说："精成自生，其外安荣，内脏以为源泉……渊之不涸，四体乃固，泉之不竭，九窍遂通。"精气足则人之生源充足，生源足则体自康强，精足则人体精力充沛，活动轻劲有力，思维敏捷；精虚则出现头晕耳鸣、精神不振、腰膝痿软、失眠健忘等早衰现象。精血同源，在正常情况下可以相互转化，故《张氏医通》说："气不耗，归精于肾而为精；精不泄，归精于肝而化清血。"精血循行周身，内注五脏六腑，外达皮肉筋骨，对全身起着营养和滋润作用，心受血而血运有常，肝受血而视物清晰，足受血而足履稳健，掌受血而握物有力，指受血而摄取灵活。老年人随着年龄的增长，精气的耗伤积微成损，积损成衰，以致精不化血，精血亏虚，精血不足则脏腑失于濡养。各脏腑组织器官功能必然减退，精血失养于上可见头晕、头痛、耳鸣、眼花；精血失养于肝，则眼目干涩、视力减退，甚则出现夜盲症；精血失养于筋，血虚生风而见抽掣、肢体麻木等；精血失养于心，则神不守舍而见惊惕、善恐、失眠、多梦、健忘；老年妇女精血亏虚，冲任气血无源，故经少或停经，老年脱发、便秘、目睛瞤动、皮肤瘙痒等，亦都与精血亏虚有关，肾精肾气亏损是衰老的根本原因。

（二）正气内虚，肺脾气弱

气是构成人体的基本物质，气的运动变化产生了生命活力，人以气生，气以人成，故《素问·宝命全形论》说："人以天地之气生""天地合气，命之曰人。"气由肾中精气、水谷精气和清气三者构成，其生成与肺、脾、肾三脏有关，其中尤以肺、脾关系最为密切。老年人由于肾中精气亏虚，精虚则气弱。气弱则激发和推动五脏六腑的功能活动低下，继则影响肺主气、脾主运化的功能，致使水谷之气及清气的吸入不足，造成后天之精气不能滋生先天的局面，由此而导致老年人正气内虚，失去推动、温煦、防御、固摄、气化之功能，发为种种老年病。我们知道，人体血液之运行，汗液、尿液、糟粕之排泄有常，皮毛开阖有度，肺气清肃，脾胃升降有序，全赖气之推动、温煦、气化等功能。老年人若肾精亏虚，肾气不固，可出现遗精、遗尿、小便不禁；肾气不足，膀胱气化不利，则尿闭；如脾气虚，则固摄无权，引起气不摄血和气虚血脱的病变，如血溢、老年血崩等；若肺气虚，则卫外功能不固，可出现自汗、盗汗、易感外邪等，肺气虚则清肃无力，气之出入受阻，可引起咳嗽、气喘等；气为血之帅，气行则血行，推而广之，气行则水行，气降则痰降，气运则能排泄糟粕。如肺气不足，助心推动血液运行无力，血液滞涩，甚至瘀滞不行，可引起发绀、心悸、气急、胸痛等；若气虚不运，则浊水不去，糟粕停滞，可引起二便不通等；如肺气虚不降，津液运行受阻，水湿停留，溢于肌肤则肿，聚而成痰，壅塞气道则咳喘。如此等等，皆因精气内虚所致，肺脾气弱而成。

（三）神气不足，心肝血虚

神是脏腑功能活动的外在表现，它包括人的感觉、听觉、视觉、动作、思维等一系列的精神活动。神气充足则人精神状态旺盛，反之则萎靡不振。老年人多反应迟钝、动作缓慢、感觉减退、视力下降等，这是由于神气不足的表现，与心肝血虚密切相关。心主血、肝藏血、血旺则神安，血虚则神衰。心血旺盛，心主神明功能正常，则表现为精力充沛、意识清晰、思维发达，对事物感受得快、对问题领悟得深、分析判断力强等。心为五脏六腑之大主，若心血不足，必然导致神气不足、心神涣散，则一切组织器官正常功能活动均遭到损害，表现为精神萎靡、思维不活跃、反应迟钝、语言不清等。肝血充足则贮藏血液和调节血量、疏达气机、发泄壅滞的功能有度，人体的思维意识活动正常，表现为情绪稳定、心情舒畅、耳目清灵、活动自如，反之则情绪急躁、耳目不灵、头晕眼花、肢体麻木、活动不灵活等。这些都是由于心肝血虚、神气不足所造成的，反映了老年病的一个重要体质特点。

如上所述，精、气、神是生命的源泉，为人身之根本。人体之所以衰老，老年病之所以发生，关键在于精、气、神的减退。老年病的发生发展过程，实际上是精、气、神逐渐衰老的过程，而精、气、神的衰退又与脏腑功能活动低下有关。因此说，老年病的体质特点是精血亏虚，脏腑失养；正气内虚，肺脾气弱；神气不足、心肝血虚。

二、老年体质的病理特点

中医学认为，"竭其精，耗其真，伤其神"是衰老的主要原因。老年体质的病理特点大致包括肾精亏损、真气耗伤和神气不足。

（一）肾精亏损

"精"是人体生命的基本物质，由肾所藏。肾所藏之精，包括五脏六腑之精和生殖之精。五脏六腑的精，来源于脾胃运化之水谷精微，是维持人体生命活动的基本物质，储藏于肾，随时供应五脏六腑的需要；生殖之精，又称"先天之精"，它来源于先天，有赖于脾胃运化饮食水谷精微的营养，即所谓"后天养先天"。它和人的生殖、生长、发育、衰老有关。不论肾藏五脏六腑之精和本身之精，均包括肾阴、肾阳两个方面，为人身生命的根本，既为生育繁殖后代的基础，又为全身脏腑组织功能活动的动力，故有"五脏之阴气，非此不能滋；五脏之阳气，非此不能发；而脾胃以中州之土，非火不能生"之说。肾精足则人体精力充沛，活动轻劲有力，思维灵敏；肾精虚则出现头晕耳鸣、精神不振、腰膝痿软、健忘失眠等早衰现象。由此可见，人体的生长、衰老、寿夭及生育功能，皆取决于肾精的盛衰。因此中医学认为肾精的逐渐亏虚就意味着人体的逐渐衰老，把肾精亏虚看成是老年体质最基本的病理特点，而顾护肾气、保养肾精则成了中医养生、预防早衰的根本措施。

（二）真气耗伤

真气，又称"正气"，是禀受于先天而赖以后天营养滋生，能推动五脏六腑等一切组织器官活动的基本物质，为生命的动力，生化的源泉。真气充沛则健康长寿，真气虚损则使人发生疾病或早衰。

（三）神气不足

在精和气的基础上产生的知觉、运动等生命活动现象，中医学称为"神"。神是整个人体生命活动的外在表现。神气充旺则人体功能旺盛而协调，表现为精力充沛，意识清晰，思维发达，对事物感受得快，对问题领悟得深，分析判断力强等。神气涣散则一切组织器官正常功能活动均遭到损害，表现为精神萎靡、思维不活跃、对事物反应迟缓、对问题理解不深、分析判断差、耳目不灵、听视觉差、语言不清、口齿不利等。老年体质特点多表现为肾精亏损、真气耗散，所以常以神气不足为特点。

如上所述，精、气、神三者为人身之根本，故被喻为人体之"三宝"，人体之所以衰老，关键在于精、气、神的减退，精、气、神衰退越早则人体衰老就越早，精、气、神减退越快则人体衰老就越快，因此说老年体质的病理特点是：肾精亏损，真气耗伤，神气不足。临床上之所以老年人容易患慢性退行性疾病，这是由于老年人不论在生理还是在病理方面都与青壮年不同，各器官功能都呈现着不同程度的退行性变化，可见是由体质因素和病理特点所决定的。有人调查发现，老年病临床以冠心病、慢性支气管炎、脑动脉硬化、颈椎病、糖尿病、前列腺肥大、恶性肿瘤等最常见，中医辨证以虚证居多。这些都是由于老年人体质的特殊性所决定的，从而也印证了"竭其精，耗其真，伤其神"这一老年体质的病理特点。

（周天寒）

第三部分

中医学预防思想与老年疾病 ◀◀◀

医学包括预防和治疗两个方面。所谓"预防"即预先防御之意，当然是针对疾病而言，我们知道，防与治是针对疾病的两种不同手段，任何一种疾病的发生，患病的是少数，不受病的是大多数，治疗是对少数而言，是人体已遭受疾病折磨后进行治疗，因此是消极的、被动的，而防病则针对多数人，是积极主动地向外界环境对人体的致病因素作斗争，从根本上保护人体健康的重要手段。中华人民共和国成立后没用太长时间，就消灭了严重危害人民健康的天花、鼠疫、霍乱等烈性传染病，就是全国人民在"预防为主"方针指引下，加强预防措施，积极治疗患者的结果。可见预防医学在消灭疾病、保障健康方面，显示了非常重要的作用。同样，它对老年医学的发展也起着不可低估的作用，推动着老年医学"未病先防，既病防变"等预防医学思想的发展，从而形成了中医学独特的老年医学预防思想，丰富了中医老年医学的内容。

一、中医学预防思想及主要内容

（一）中医学预防思想的起源及理论基础

相传"燧人氏始钻木取火，炮生为熟，令人无腹疾"，此记载说明人工取火发明后，减少了胃肠道疾病。这可以说是古代预防思想的萌芽。早在两千多年前，中医学最早的典籍《内经》即提出"不治已病治未病"的名言，《周易·既济》要人们"思患而预防之"，直接提出了"预防"这个概念，为中医学的预防思想奠定了基础。自此以后，历代医家对中医学的预防思想十分重视，特别是金元时期，中医更是特别强调预防的重要性，指出"与其救疗于有疾之后，不若摄养于无疾之先"，并积累了丰富的经验和方法。随着历史的发展，中医学已经逐渐形成一套完整的预防医学体系。

中医学预防思想理论可以说是由来已久。《内经》指出："正气存内，邪不可干""邪之所凑，其气必虚。"正由于古人认识到疾病的发生发展过程就是"正气"与"邪气"相互斗争的过程，疾病的发生与否，取决于正气的强弱。所谓正气，即人体对各种致病因子的抵抗能力。正气强盛之人，抵抗能力较强，病邪是难以侵入的；正气虚弱的人，抵抗力下降，病邪就极易侵犯。因此要使人不患病，就得采取各种预防措施，提高人体的抗病能力，以达到战胜疾病的目的。由此可见，中医学预防思想理论是建立在"正气"与"邪气"相互斗争的基础上的，要达到预防疾病的目的，一是要扶植正气，二是要避除邪气，而从疾病的发生而言，正气是主要的，邪气是次要的，因而预防手段又以增强正气为主要目的。要达到这一点，中医除强调通过劳动和体育锻炼来达到增强体质的目的外，还特别重视饮食、起居、气候等对疾病的影响。如《素问·上古天真论》云："上古之人，其知道者，法于阴阳，和于术数，食饮有节，起居有常，不妄作劳……"文中明确指出了要保持身体健康就必须做到适应自然界气候的变化，加强身体的运动锻炼，生活要有规律，饮食要有节制，劳动要做到不要过度疲劳，使内外环境互相适应，从而达到预防疾病，使人们健康长寿，这是中医预防思想的基本精神之一。此外，早期预防、早期治疗在中医学中体现是非常充分的，《内经》有"虚邪贼风，避之有时"的记载，要人们注意预防之。应当指出，中医学认为风为百病之始，所以着重强调了风邪，然而并没有忽略其他原因对疾病的影响，同样也指出了预防之，如"冬伤于寒，春必温病；春伤于风，夏生飧泄；夏伤于暑，秋必痎疟；秋伤于湿，冬生咳嗽"。这些均提示人们要及早预防之。

在病后防止疾病向严重和复杂的方向发展，即既病防变，也是中医学预防思想的内容之一。《素问·八正神明论》说："上工救其萌芽……下工救其已成，救其已败。"《素问·阴阳应象大论》又说："善治者治皮毛，其次治肌肤，其次治筋脉，其次治六腑，其次治五脏。治五脏者，半死半生也。"这些都包含有预防性治疗和早治之意，早治则治于病始，可防止病变恶化，预防性治疗则可使病中止，防止其败。以上说明，中医学预防思想的基本精神包括未病预防和已病防变两个方面，预防疾病的发生是主要的，但已病防止疾病恶化也不可忽略。这种寓预防于治疗之中的医疗方法，是中医治病的重要特色之一。

（二）中医学预防思想的主要内容

早在两千多年前商代的甲骨文中，已有许多关于讲究卫生的记载，如已知用"洒""扫""火燎"等方法防病与驱虫，并开始了人畜分居。牛有棚、马有厩、猪羊有栏。这可以说是中医学预防措施的萌芽。随着人们生活的不断改进，预防思想已扎根于人们的头脑中，预防疾病的方法亦日渐增多，归纳起来有以下方面可具体体现中医学的预防思想。

1. 重视个人卫生　《备急千金要方·月令》载："凡衣服、巾、栉、枕、镜，不宜与人同（共）之。"《医说》中亦提道："早漱口，不若将卧而漱，去齿间所积，牙亦坚固。"又如"鸡初鸣，咸盥漱""凡如厕必去上衣，下必浣手"等记载提倡衣物分用，不乱用他人手巾和便后洗手，以及经常漱口、洗澡等，几千年来已成为我国人民日常生活中的良好卫生习惯。

2. 注意营养及饮食卫生　中医学历来重视营养卫生，很早就认识到许多疾病的发生原因与饮食营养有着密切的关系。一个人要健康地成长，营养物质是必不可少的。《素问·脏气法时论》说："五谷为养，五果为助，五畜为益，五菜为充，气味合而服之，以补精益气。"此充分证明了早在两千多年前古人已认识到各种营养物质对人体的影响。并指出了合理使用这些营养物质和注意饮食卫生对预防疾病的重要意义。如《金匮要略》指出："秽饭、馁肉、臭鱼，食之皆伤人……六畜自死，皆疫死，则有毒，不可食之。"又云："果子落地经宿，虫蚁食之者，人大忌食之。"告诉人们不要吃陈腐、污染的食物以预防疾病。《备急千金要方·养性序》也指出："勿食生肉，伤胃，一切肉惟须煮烂。"又云："原霍乱之为病者，皆因饮食，非关鬼神。"《奇效良方》对蛔虫病的病因指出："杂食生冷甘肥油腻等物……或食瓜果畜兽内脏遗留诸虫子类而生。"这些都从不同的角度认识到营养及饮食卫生对预防疾病的重要意义。

3. 重视情志和劳倦因素　在预防疾病中，人的精神面貌、思想状态对疾病的发生发展影响极大。早在《内经》一书中，古人就指出了"百病生于气也。怒则气上，喜则气缓，悲则气消，恐则气下，寒则气收，炅则气泄，惊则气乱，劳则气耗，思则气结"。说明古人早已认识到许多疾病的发生与情志、劳倦有关，这就提示人们要保持情绪稳定、精神愉快、劳逸结合；否则，病则生矣。

4. 重视体育锻炼　中医学非常强调通过劳动、体育锻炼来提高人体自身的抗病能力，把劳动和体育锻炼看成是增强体质、预防疾病最积极的措施。据《三国志·魏志》中华佗传记载，名医华佗对其弟子吴普说："人体欲得劳动，但不当使极尔，动摇则谷气得消，血脉流通，病不得生，譬犹户枢不朽是也。"又说："吾有一术名五禽之戏，一曰虎、二曰鹿、三曰熊、四曰猿、五曰鸟，亦以除疾……体中不快，起作一禽之戏，沾濡汗出，因上着粉，身体轻便，腹中欲食。"吴普坚持这一锻炼，活到九十余岁，耳不聋，眼不花，冠齿也没脱落。这是锻炼身体、预防疾病、保护健康的经验总结。后来的八段锦、太极拳，更是广泛流传于民间，成为群众性体育活动的项目之一。

5. 重视环境卫生及卫生保健　中医学从古至今都十分重视环境卫生对疾

病的影响。汉代的"都厕",是世界上第一批公共厕所。公元2世纪,古人就发明了用翻车、渴乌等工具,供街道洒水之用。到了宋代,一些城市已设有专门从事扫街和搬运垃圾的人,注意"沟渠通浚,屋宇清洁,无秽气,不生瘟疫病"。说明已知道预防疾病要排除污水,搞好环境卫生。清代明文规定"京师二月淘沟"。古代还知道要适当地选择住地。如《左传》记载:"土厚水深,居之不疾;土薄水浅,其恶易觏。"说明古人早就认识到居住潮湿之地是可以致病的。在劳动卫生保健方面,中医学很早就认识到有害物质对人体健康的影响,并采取了一些预防措施。如明代《天工开物》一书中,记载了开矿时的防护方法及处理矿井毒气的措施等。书中有"采煤时将巨竹凿去中节,插入炭中,其毒烟从中透上……"的记载,说明我国古代已知道用较原始的办法排除矿井中的有害气体。

6. 重视疾病的传染 中医学重视传染病的发生发展,对其病因及流行情况有较明确的认识。如《素问·刺法论》云:"五疫之至,皆相染易,无问大小,病状相似。"古人对其流行的严重危害也有记载。如曹植《曹集诠评》载:"建安二十二年,疠气流行。家家有僵尸之痛,室室有号泣之哀,或阖门而殪,或覆族而丧。"此外,中医学逐步对天花、霍乱、疟疾、痢疾等多种传染病都有详细记载。在宋代《仁斋直指方》明确指出了"传染"这个医学概念,并设有传染病学专科,当时称为"伤寒科"。以后各代均有关于传染病的专书出版,如明代吴又可著的《温疫论》,清代叶天士著的《临证指南医案》,吴鞠通著的《温病条辨》等,均从不同角度认识到"戾气"是引起急性传染病的原因,也认识到它们具有流行性、传染性的特点,即提示人们要预防之。在预防接种方面,中医学的发明也是很早的。晋代葛洪《肘后方》中记载了"疗犬咬人方,乃杀所咬犬,取脑传之,后不复发",是狂犬病预防接种的先驱。明代张琰《种痘新书》发明了接种人痘预防天花的方法,比英国琴纳发明牛痘接种至少早一百年,曾广泛地流传到日本、朝鲜、俄国、土耳其等许多国家,是现代人工免疫的起源。新中国成立后,在"预防为主"方针指引下,加强了公共卫生和饮食卫生的管理,开展了大量种痘工作、预防性注射工作,使我国的预防医学取得了显著成绩。

综上所述,自古至今,我国广大劳动人民和历代医家十分重视预防医学,积累了丰富的预防理论及措施,大大地丰富了中医学的内容,对中华民族的繁荣昌盛和世界医学的发展作出了突出的历史贡献。

二、中医学预防思想对老年疾病的影响

如前所述,中医学预防理论始终指导着医学实践,老年医学的不断发展

同样受到该理论的影响。中医学认为，人的体质强壮与否是发病的重要依据，即是说外因是变化的条件，内因是变化的根据，外因通过内因而起作用。中医学很早就认识到疾病的发生发展是以人体内部阴阳矛盾的倾向性，亦即体质的特殊性为主要依据。体质的强弱决定着外邪的感受与否，具体的体质条件又决定着发病的类型。精、气、神为人体三宝，而老年体质的生理病理特点则在于精、气、神的逐渐衰老，防治老年病就必须以保精、益气、养神为基本大法。中医关于预防老年疾病和既病防变的内容是非常丰富的，但都以积养肾精、保全正气、调养神气为特点。

（一）天人相应，未病先防

1. 顺应四时，预防邪侵 中医学认为，人与自然是一个统一的整体，强调养生防病、却老延年，都必须取决于自然界的阴阳变化规律和对四季反常气候的防御。故《素问·上古天真论》说："提挈天地，把握阴阳，呼吸精气，独立守神……和于阴阳，调于四时，去世离俗，积精全神……"还特别指出"处天地之和，从八风之理""虚邪贼风，避之有时"；要人们从春温、夏热、秋凉、冬寒四时气候变化的不同特点，与之相应；指出了天地间四时气候变化对人体的重要影响。《素问·四气调神大论》从顺应四时的具体方法上进行了十分生动的描述。古人在养生防病的方法上是非常强调四时气候变化与人体的关系，即内在环境必须与外界环境相适应，因此，注意适应四时气候的变化，对于保持人体健康有着重要的意义。

2. 动静结合，积极锻炼 活动与静养是养生防病的重要措施之一。运动能促进人体各组织器官的功能，促进新陈代谢，增强体质，防止早衰。"养生十六宜"首见于明代冷谦撰的《修龄要旨》中，后经清代汪昂加以修订，对人体各组织器官运动的方法进行了更详细的描述："发宜多梳，面宜多擦，目宜常运，耳宜常弹，齿宜常叩，舌宜抵腭，津宜常咽，腹宜常摩，浊宜常呵，背宜常暖，胸宜常护，皮肤宜常干浴，肢节宜常摇，足心宜常擦，谷道宜常撮，大小便宜闭口勿言。"中医学在强调动的同时，也十分重视静的一面。如《内经》"恬惔虚无，精神内守"，要"独立守神"，才能做到"真气从之，病安从来"，从而保持健康，延长寿命。张南轩《摄生四要》亦说"少思以养精，少言以养气"，强调了静养对摄养精、气、神的重要意义。此外，运动不可过量。如清代袁昌龄《养生三要》中说"养生以不伤为本"，并主张以"行不疾步，耳不极听，目不极视，坐不至久，卧不及疲"来保精养性。这一点对老年人来讲尤为重要，值得重视。

3. 生活有节，起居有常 正常的生活规律是预防疾病、养生防老的重要措施，它主要包括生活起居、饮食劳逸诸方面。《内经》有"食饮有节，起居有常，不妄作劳"。这样才能常"持满"而时"御神"；反之，若"起居无节""以酒为浆，以妄为常，醉以入房，以欲竭其精，以耗散其真"，则不能尽终其天年，半百而衰。这就强调了正常的生活规律可使气血流畅、阴阳调和；反之，生活失调，起居失常，则可损伤五脏，引起疾病。在饮食方面，清代医学家黄凯钧指出"老人切不可以饥腹多食，以快一时之口"，并主张饭后要根据不同的性格、体质，做到动静结合，如"最静之人，食后亦宜散步，以舒调气血；好动之人，亦宜默坐片时，以凝形神"。此外，老年人的饮食宜清淡，膏粱厚味之品不可多吃，这是由老年人体质的特殊性所决定的，因老年人体内各组织器官和功能逐渐退化，呼吸功能减弱，心脏肌肉萎缩，血管壁弹性减低而硬变，各种腺体分泌功能减弱等，其体内代谢过程以分解代谢为主，蛋白质消耗量大，故宜多吃含蛋白质食物及维生素含量丰富的食品。而动物脂肪可使血脂浓度增高，导致老年人动脉粥样硬化，故不宜多吃。这些观点与中医学认为老年人饮食宜清淡的传统观念是一致的。

（二）补肾益精，益气调神

疾病和早衰的根本原因就在于人体自身体质的不断变化。老年人的体质特点及病理特点均证明，肾精亏虚、真气耗散、神气不足是老年人最根本的特点，是早衰的主要原因。一切养生长寿、预防老年病及治疗老年病的方法都应围绕这些特点来进行，因此补肾填精、益气调神构成了治疗老年病的重要原则，综观历代医家，无不着眼于此。例如，清代名医叶天士就主张治疗老年病以补肾、健脾、益胃为主。黄凯钧指出，养生的关键在于"颐体养精，惜气存神"。近几年报道的能补益长寿、防治老年病的中药，如灵芝、人参、刺五加、枸杞子、补骨脂、黑豆子、黄芪、旱莲草、黄精、玉竹、天冬、麦冬、党参、大枣、山茱萸、熟地黄、石斛、女贞子、何首乌、肉苁蓉、牛膝、杜仲、胡桃仁、生地黄等，方剂如养心延龄益寿丹、保元益寿丹、菊花延龄膏、益寿膏、薯蓣丸等，无不与补肾益精、益气调神有关。

（三）扶正为主，攻伐适宜

中医治病常以患者的体质情况作为立法处方的重要依据。《内经》对此论述颇详，如《素问·三部九候论》说："必先度其形之肥瘦，以调其气之虚实，实则泻之，虚则补之……无问其病，以平为期。"从患者的体质特点出发，总结了脏腑气血虚实补泻的一般治疗原则，而根据老年人抗病能力低下，临床表现以虚证居多的体质特点，治疗常以"扶正"为主，或补精，或益气，或调神，总宜审证求因，以平为期。清代医家叶天士认为，六旬以后主要为下元肾衰，如谓"男子向老，下元先亏""高年下焦阴弱"等，因此在治疗上很注重扶正，即调补肾阴、肾阳。他对老年病的治疗，总的原则是审体质、保真元、慎劫夺。近代医家张锡纯认为，老年病的治疗以温阳益气为大法，故创升陷汤、理饮汤等，主张调虚实以护脾为先，善用甘药补脾，推崇药粥、药饼，如治虚泻久不愈者，用薯蓣鸡子黄粥；老人气虚痰郁者，以期颐饼治之等。近现代著名医家岳美中继承和阐发了前贤论点，结合亲身经验，提出诊治老年病要"细观察，勤分析，慎下药，常总结"，认为应了解老年人体质差异、饮食偏好；治疗老年疾病以补为主，创立"平补、调补、清补、温补、峻补、食补"6种补益方法；对有病需要祛邪者，不宜用峻猛燥烈之剂，如用补中益气丸二三钱加苏叶一钱同服，或用少量参苏饮治感冒，主张"祛邪扶正"并行，攻伐适量。总之，对老年病的治疗，应力图做到补勿过偏，攻勿太过，祛邪不忘扶正，而扶正又以补肾益精、益气调神为大法。如在治疗老年慢性支气管炎时，当其急性发作时，在祛邪的同时，常配党参、黄芪、补骨脂、淫羊藿等扶正之品，在缓解期，更着重扶正培元，可用肾气丸、六君子汤之类双补脾肾，增强体质，防止和减少复发。有人采用"冬病夏治"的方法，即在伏天期间，给患者服用补益脾肾之剂，作预防治疗，收到较好的效果。这些都是根据老年的体质特点，从而制订的防治方法。必须指出，老年人体质以虚为主，其疾病应根据不同体质，以扶正方法为主，但不能依赖于药物，药物只能起到辅助作用。健康长寿应来自平时身体锻炼，促成气血流通，并注意调摄饮食、情绪，才能却病延年，健康长寿。

（黄　姗）

第四部分

老年人常选保健中药常识 ◀◀◀

随着经济与文化生活的不断繁荣，人民群众对于防病、治病、康复、健身比历史上任何时期都更为关注。于是，保健品（尤其是中药保健品）的研制与开发已经成为当今最热门的课题之一。老年人如何才能更合理正确地选择保健中药呢？我们从"保健"的现代含义、保健中药的内涵及配方原则、保健中药的适用范围和煎服方法、常用保健中药及配方四个方面来进行介绍。

一、"保健"的现代含义

基于联合国世界卫生组织全球卫生策略——"人人享有卫生保健"的提法，"保健"包括了所有的医事活动。它是一个广义的概念，从理论与现实出发，"保健"的定义应该是"在医生指导下防病治病的群众性医事活动"谓之保健。这个定义有三方面的内涵。

第一，明确规定"保健"是"防病治病"的"医事活动"。因为从保健的范围讲，既包含了预防疾病也包含了病后康复，不同疾病有不同的预防方法和康复治疗方法。所以保健是以医药科技为基础的防病治病的一部分。这既体现了保健的科学性，也体现了其行业性的特点。

第二，强调"保健"必须有"医生指导"的原则。保健的对象是人，它与医院进行的医事活动同样具有严肃性。所以，即使全民的医药卫生知识得到空前的普及与提高，保健仍必须在医生的指导下进行，保健方法的选择必须以医生诊断为前提。

第三，"保健"的群众性，是与在医院的医事活动相对而言的。一方面，医药卫生事业是一项为人民大众服务的事业，它需要全体受益者共同支持与合作；另一方面，群众性的医事活动是对医院内医事活动的必要补充。一般来讲，群众性的医事活动包括6个方面：①局部性小伤小病的防治，如五官科、眼科、皮肤科、小型外科及跌打损伤等。②病理机制单一的常见病、慢性病的预防及简单治疗，如无并发症的四时感冒、消化不良、营养不良等。

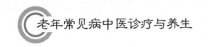

③急性创伤及急性病的家庭救护。④病后康复阶段的慢性养护及治疗。⑤为增进心身健康而进行的体育活动和功能训练。⑥传染病、流行病的预防和疫苗接种等。

二、保健中药的内涵及配方原则

凡具有协调阴阳、保肾藏精、补益脾胃、益气生津、扶正祛邪、延年益寿等作用的药品称保健中药。其与保健食品有着本质的区别。

1. 普通食品 具有食品的基本特征（色香味、外观、可食用、不限量等），以补充人体生理需要的各种营养元素为目的，不具有或不强调特殊保健功能，未取得市场监督管理部门保健食品生产证书者。

2. 保健食品 普通食品经过特殊加工，或加入某些食药两用之品或功能性成分，使其具有某些特殊保健功能，适用于某些生理功能减弱或有特殊需要的人群（亚健康人群为主，也包括部分健康人群及某些患者），并经卫生部门批准，发给保健食品生产证书者。

3. 保健药品 具有药品的基本特征，有一定的针对性和选择性，有预防疾病和调节机体内环境作用。

三者的主要区别在于配方、使用目的及对象不同，用法用量亦不相同。有时三者界限不清，或有交叉重叠，在理论上、技术上区分有困难时，应借助行政、法律手段加以区分。中国保健食品的最大特点是传统中医药理论与食品相结合，特别是在养生学说指导下，组成合理配方，达到普通食品无法达到的保健作用。

其配方的原则：①应以滋补强壮品为主，如益气养血、滋阴补阳之品；②安全、无毒、作用缓和、无毒副作用者为宜；③禁用作用猛烈及有毒副作用者；④禁用含有致病原、农药或重金属超标物；⑤禁用国家保护及稀有珍贵的动植物；⑥禁用激素、化学药及其他不宜食用的物质。

三、保健中药的适用范围和煎服方法

（一）保健中药的适用范围

保健中药一般具有益气、保精、安神等作用，故适用于气短懒言、疲乏无力、头昏耳鸣、自汗，或毛发早白、脱发、听力减退、记忆力减退、性欲低下、夜尿多、腰膝酸软、行动迟缓，或思维呆滞、反应迟缓、语言不利、失眠多梦、健忘心悸等早衰现象。

（二）保健中药的煎服方法

1. 药材在煎煮前先用冷水浸泡 30 分钟左右。

2. 药材的加水量：一般加至超过药物表面 3～5cm（第一煎），第二次煎可超过药渣 1～2cm。

3. 煎药的火候：一般在未沸之前用武火，沸后改为文火保持微沸状态即可。

4. 煎煮时间：一般方剂头煎 20～25 分钟，二煎 15～20 分钟；解表药头煎 10～15 分钟，二煎 10 分钟；滋补药头煎 30～40 分钟，二煎 25～30 分钟。

5. 服用时间及服药剂量：一般汤剂可分早、中、晚三次服用，特殊方剂请遵守医嘱。

四、保健中药的注意事项

传统中药确实能够起到增强体质、纠正阴阳气血偏差、协调脏腑、疏通经络的作用，在一定程度上也可达到防病延年的目的。但是，一定要用之得当，不可乱用，应遵循如下原则。

1. 不无故进补 补药并非人人可吃。无病体健之人一般不需服用，倘若贸然进补，很容易导致机体的气血阴阳平衡失调，不仅无益，反而有害。因此进补应在医生指导下进行。

2. 要因人进补 这是指要根据人的年龄、性别、体质乃至生活习惯等不同特点，有针对性地选用补药。如少年儿童属纯阳之体，生机旺盛，但气血未充，脏腑娇嫩，不胜补药，恐有拔苗助长之虑；然禀赋不足，生长发育迟缓者，亦可稍进补品，以壮根基。青壮年时期，机体发育成熟，大多无须进补，即使用补，亦以平缓少量为宜。人至老年，精血亏耗，必须进补，但选择补药一定要对证，并注意少量频用，持之以恒，切忌重剂骤补。

3. 要因时进补 药物养生要根据四季阴阳盛衰消长的不同，而采取不同的方法。这是因为四时不同，机体的新陈代谢水平也不同。如春天进补，可适当服以辛散升提之品，但南北不同，北方可服当归、熟地黄、人参等；南方可服玉竹、生地黄、沙参等。夏天天气热，汗液多，可选用一些性微凉，有益气生津、健脾胃作用的滋补品，如菊花、藿香、佩兰、西瓜、绿豆等，也可以根据人体虚弱情况选用人参、党参、黄芪、银耳、山药、白术等，但不宜选用过于温热、厚腻的滋补品。秋天燥气盛行，易伤津液，故秋季进补，宜以滋阴润燥为主，如沙参、石斛、玉竹、百合等。冬季是进补的最好时机，北方气候严寒，宜用温补，如鹿茸、首乌、龙眼、肉桂等；南方冬季严寒而干燥，进补宜用温润之品，如熟地黄、菟丝子、桑寄生、人参等。

4. 要对证进补　此指气虚补气、血虚补血、阴虚补阴、阳虚补阳，切不可乱补。此外，不要补之太过，如气虚，若一味地大剂补气而不顾其他方面，补之太过，反而导致气机壅滞，所以补勿过偏，适可而止。

5. 注意虚不受补　此指脾胃虚弱之人，在施补时，当先健运脾胃，因脾胃不健，可致气机壅滞，加重脾胃之虚，致使药力难行，体虚愈甚。故此时用补，当以健脾为先，即使补脾，亦当用平补不滞之品。

总之，药物养生是益寿延年的法宝，但一定要遵循进补的原则，切不可乱补。

五、老年人常用保健中药及配方

（一）益气药

益气药是指具有增强机体活动能力，补益肺脾功效的药物。适用于因肺脾功能低下所引起的气虚证。

1. 人参　人参为常用保健药。其处方用名为野山参、园参、生晒参、边条参、红参、糖参、吉林参、辽参、高丽参。

[性能] 人参味甘微苦性温，入脾、肺经。其成分含人参皂苷、人参酸、糖类、挥发油、维生素、胆碱、烟酸、泛酸等。

[作用] ①补益强壮作用较强，对五脏之气血虚弱均有补益功效。可用于虚损，有较强的抗疲劳之效，以提高工作效率；可用于人体正气不足，抵抗力下降，有增强抗病能力的功效；可增强心脏功能，治疗心衰。对气不足者，常用可以轻身延年。现代研究证明，人参皂苷为蛋白质促进因子，有提高机体代谢与免疫功能的作用。②补气固脱。治疗元气虚极或气虚欲脱所致的休克、大出血。③补肺健脾。治疗肺气虚的声低、自汗、呼吸弱、脉虚；治疗脾气虚的食欲不振、消化不良、腹泻等。

[配方和用法]

（1）生脉散　人参6~9g，麦冬15g，五味子10~12g。具有益气养阴、敛汗安神之功。可治疗热病后或久病气阴虚所致的心悸气短、汗出口干、脉无力，亦治疗低血压、冠心病属气阴虚证者。

（2）参麦五味丹金汤　人参6g，丹参10~12g，郁金9g，麦冬12g，五味子10g。具有益气养阴、理气活络之功。用于治疗冠心病胸闷痛有气阴虚之证者。

（3）益气养阴止渴饮　人参6g，黄芪24g，怀山药30g，玄参15g，天花粉 15g，知母 12~15g。具有益气养阴、止渴缩尿之功。用于治疗气阴虚有热所致的口渴思饮、尿多、气短乏力，亦治糖尿病（消渴病）具有气阴虚证者。

（4）参附萸草汤　　人参 9~15g，炮附子 10g，山茱萸 9~12g，炙甘草 6g。人参、附子先煎 2~3 小时，不能饮者亦可鼻饲法。具有温阳益气、固脱回厥之功。用于治疗休克具四肢厥冷、呼吸微弱、少气、脉微者。

（5）参茸巴戟丸　　人参 15g，鹿茸 15g，山茱萸 24~30g，巴戟天 30g，肉苁蓉 30g，麦冬 30g，杜仲 30g，柏子仁 30g，菟丝子 60g，熟地黄 60g，枸杞子 30g。具有补肝肾、壮元阳、强腰膝、振精神之功。用于治疗肾虚所致的阳痿、畏寒，以及肝肾虚所致的腰膝酸痛、神疲易倦。

（6）参术茱萸诃子汤　　人参 6g，白术 9g，吴茱萸 9g，诃子 9g。具有温补脾胃、止泻之功。用于治疗脾胃阳气虚所致的泄泻。

（7）人参灵芝丹参散　　人参 30g，灵芝 60g，丹参 90g，以上三味共研细末，每服 3g，1 日 2 次，温开水送下。治疗心气虚夹瘀的冠心病。

［注意和禁忌］①人参与藜芦相反，不宜同用。②水煎人参忌用铁器。③实热证和湿热证不宜用；④人参作补益时，要去参芦。因参芦有涌吐的功效，故易致呕吐。

2. 西洋参　西洋参为名贵补药，主产于美国、加拿大，我国移种在北京、吉林、辽宁等地有栽培。处方用名为西洋参、花旗参。

［性能］西洋参味甘苦性凉，入肺、胃经。其成分主要含人参皂苷、树脂、挥发油等。

［作用］①益气补阴。治疗少气、口干、乏力、咽干、声音嘶哑、干咳等。②养阴清热。治疗午后潮热、干咳、咯血等。本品对肺结核、冠心病、热病后气阴伤均可使用。

［配方和用法］

（1）洋参灵芝香菇散　　西洋参 30g，灵芝 30g，香菇 30g，石斛 30g，白木耳 30g，怀山药 30g。将上药焙干，共研细末，每服 2g，温开水送服，1 日 2 次。具有益气滋阴、补益脾胃、和血抗癌之功。用于治疗胃阴虚所致的胃脘痛、食欲不振，亦用于治疗萎缩性胃炎，并具一定的防止胃炎恶变的作用。

（2）洋参灵芝三七散　　西洋参 30g，灵芝 60~90g，三七 30g，丹参 45g。将上药焙干，共研细末，每服 3g，温开水送服，1 日 2 次。具有益气养阴、通络止痛之功。用于治疗心气阴虚兼瘀血所致的心悸、胸痛、气短、口干等，亦治冠心病具气阴虚有瘀之证。

（3）二参化痰止血汤　　西洋参 3~6g，北沙参 9~12g，川贝母 9g，白及 12~15g。具有补气阴、化痰浊、止咯血之功。用于治疗肺气阴虚有痰热所致的久咳、痰中带血、咽干燥、乏力，亦治支气管扩张、肺结核具该证者。

[注意和禁忌]①注意辨别药品的真伪：真品其质轻，切片内层有微细菊花形纹路，味清香；伪品其质重，切片内层多实心，无菊花心纹路，无清香味。②禁忌证：西洋参性寒凉，体质虚寒忌用，腹冷痛，寒性腹泻者忌用。

3. 太子参　太子参处方用名为太子参、孩儿参、童参。

[性能]　太子参味甘性平，入脾、肺经。其成分含人参皂苷、果糖、淀粉等。

[作用]　既补气，又生阴液。可用于治疗气虚所致的自汗、气短、食欲不振，亦可用于治疗气阴不足所致的干咳、气短、乏力、咽干等。

[配方和用法]

（1）童参乌梅甘草汤　童参15g，乌梅10g，甘草3g，适量冰糖，可代茶或饮料饮之。童参益气养阴，具有补气养阴、生津止渴之功。

（2）童参石斛滋胃汤　童参15～24g，石斛12～15g，玉竹12g，怀山药12g，乌梅3枚，大枣6枚。具有滋阴健胃之功。用于治疗胃气阴不足所致的食欲不振，亦治萎缩性胃炎属气阴不足所致的纳少、胃脘不舒。

4. 党参　党参为桔梗科植物党参的根。其处方用名为党参、潞党参、台党参、野台党等。

[性能]　党参味甘性微温，入脾、肺经。其成分含人参皂苷、生物碱、蛋白质、淀粉、糖类、挥发油、树脂等。

[作用]①补中益气。治疗脾胃气虚所致的纳少、食欲不振、体倦乏力、食后腹胀、便溏、腹泻、内脏下垂等。②补气养血。治疗贫血、白细胞减少症等。党参对消化功能不足，红细胞和白细胞低均有治疗作用。

[配方和用法]

（1）党参大枣饮　党参30g，大枣15g。具有健脾胃、补气血之功。治疗脾胃气虚所致的食纳减少、食欲不振、消瘦乏力，亦治疗贫血。

（2）党参粟米茶　党参20～30g，粟米（小米）100g，将党参轧碎，小米炒熟，两味共加水1000mL煮，煎剩一半时，可代茶饮用。具有补益脾胃之功。治疗脾胃虚弱、食欲不振，亦可用于慢性肥厚性胃炎、萎缩性胃炎、胃及十二指肠溃疡属脾胃气虚者的辅助治疗。

（3）参术山药汤　党参15g，白术10g，怀山药15g，豆蔻3g，生姜3片，大枣3枚。具有补益脾胃之功，增加食欲，加强消化。用于治疗脾胃虚弱所致的食欲不振、腹胀、便溏等。

（4）党参灵脂汤　党参20g，五灵脂9g，豆蔻3g。具有补气活血止痛之功。用于治疗气虚血瘀的胃痛。

5. 黄芪　黄芪属豆科植物黄芪的根。黄芪，古称为黄芪、戴糁、戴椹、芰草、百本、王孙。黄芪又为黄耆。其处方用名为黄芪、北芪、生黄芪、炙黄芪、绵黄芪。

[性能]　黄芪味甘性温，入脾、肺经。其成分含蔗糖、葡萄糖、黏液质、氨基酸、胆碱、甜菜碱、叶酸等。

[作用]　①补气固表，用于表虚自汗易外感者的补益。黄芪有明显提高白细胞和单核巨噬细胞系统吞噬功能的作用，能增加抗体，故可增强人体抵抗能力。②补气养血，治疗气血两虚之证，亦治疗贫血和白细胞减少。③补气益脾，用于治疗心气虚的心悸，肺气虚的呼吸微弱、声低、气短，脾胃气虚的消化不良、腹泻、消瘦。有很好的强心、保肝作用。④升提作用，治疗中气下陷所致的胃下垂、子宫下垂、脱肛，宗气下陷所致的呼吸微弱。⑤生肌托毒，治疗疮疡久不愈、疮口不易收口等。⑥补中利水，治疗气虚水肿。

[配方和用法]

（1）黄芪当归大枣汤　黄芪 30g，当归 9g，大枣 10 枚。具有补气养血之功。用于气血不足的补养，贫血的治疗。

（2）玉屏风散　黄芪 12g，白术 9g，防风 4g。具有益气固表、扶正抗邪之功。用于治疗气虚易感冒者，常服有预防作用。

（3）黄芪升举汤　黄芪 24～30g，党参 15g，升麻 6～9g，柴胡 3～6g，炒枳壳 6g，炙甘草 6g。具有补气升举之功。用于治疗气虚所致的子宫脱垂、脱肛、胃下垂等。

（4）黄芪白术云苓汤　黄芪 20～24g，白术 12g，云苓 15～30g，泽泻 10g，防己 9g，桂枝 9g。具有益气利尿消肿之功。用于气虚水停所致的水肿、小便短少。

（5）黄芪淮山玄参汤　黄芪 18～24g，怀山药 30g，玄参 15g，麦冬 15g，生地黄 30g，天花粉 15g，五味子 9g。具有益气养阴、止渴缩尿之功。用于治疗消渴病具口渴思饮、尿多、乏力者。

（6）黄芪萸肉汤　炙黄芪 24～30g，山萸肉 10g，怀山药 30g，党参 15g，芡实 15g。具有补脾胃、固精气、化浊气之功。用于治疗慢性肾小球肾炎因脾肾虚而有蛋白尿者。

（7）芪附生脉汤　黄芪 24g，炮附子 9g，人参 9g，麦冬 12g，五味子 9g。具有补阴阳、敛阳气之功。用于治疗阴阳两虚的厥证及阴阳两虚所致的休克。

（8）黄芪升麻防风汤　黄芪 24g，白术 12g，升麻 6g，防风 6g。具有补中益气升阳之功。用于治疗气虚所致的胃下垂、脱肛等。

（9）黄芪建中汤加减　炙黄芪 18～24g，桂枝 6～9g，杭白芍 12g，炙甘草

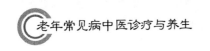

6g，瓦楞子15g，饴糖2~3匙。具有补气温中、缓急止酸之功。用于治疗脾胃虚寒所致的胃痛，亦治胃及十二指肠溃疡属虚寒证者。

[注意和禁忌]①药物制法不同，作用有异，选用时需要注意。生黄芪走表、生肌，炙黄芪补内脏。②高热属实热者忌用。

6. 山药　山药属薯蓣科植物薯蓣的根。古时亦称为薯、土薯、山芋、山药、玉廷。处方用名为生山药、生怀山药、怀山药、淮山药、炒山药、薯蓣。

[性能]　山药味甘性平，入肺、脾、肾经。其成分含胆碱、皂苷、淀粉、糖蛋白、自由氨基酸、多酚氧化酶、维生素C、淀粉酶、尿囊素等。

[作用]①补益强壮，强先后天之本，久服强身壮体、益寿延年。②补益脾胃，助消化、止泻、益气力。用于脾胃气虚或脾胃气阴不足所致的食欲不振、消化不良、泄泻、乏力、消瘦等。③补肺止咳。治疗肺气阴两虚的咳嗽，常用于慢性支气管炎的治疗。④补肾益精。治疗肾气、肾阴虚所致的小便频数、遗精、带下等。⑤治疗消渴。

[配方和用法]

(1) 山药芡实薏米粥　山药30g，芡实15g，薏米30g，小米或大米250~300g。具有补脾肾、止泻去浊之功。治疗脾肾虚所致的便溏、遗精、带下、白浊等。

(2) 淮山内金粥　怀山药15~20g，鸡内金9g，小米或大米150g。具有补脾胃强消化之功。用于脾虚所致的消化不良、腹泻，尤其对小儿最宜。

(3) 淮山党参内金汤　怀山药30g，台党参15g，焦白术9g，鸡内金10g。具有补脾健胃之功。用于治疗脾胃虚弱所致的食欲不振、消化不良。

(4) 淮山芡实沙参汤　怀山药20g，芡实15g，北沙参12g。具有补脾肺、益气阴之功。用于治疗脾肺气阴两虚所致的便溏、口干、气短。

(5) 淮山益智五味汤　怀山药24g，益智仁15g，五味子9g。具有补肾健脾、收敛小便之功。用于治疗脾肾气虚所致的小便多。

(6) 山药黄连花粉汤　怀山药30g，黄连6g，天花粉15g。具有补脾肾、止渴减食之功。用于消渴病食多饮多为主症者。

[注意和禁忌]　本品以坚实、粉性足、色洁白为佳。

7. 白术　白术古称为杨枹、枹蓟、马苏、山姜、乞力伽。处方用名为白术、炒白术、焦白术、土炒白术、于术、冬术、制白术。

[性能]　白术味甘性温，入脾、胃经。其成分含维生素A、挥发油、苍术醇、苍术酮等。

[作用]①健脾燥湿，常服用补益人体，增强正气。②补中益气。治疗气虚自汗及脾胃气虚所致的腹胀、食少、便溏，脾虚有湿所致的泄泻、水肿、胀满。

[配方和用法]

（1）白术膏　白术 500g。将白术切片，或购饮片，加清水煎，水沸 1 小时后，取药液，药渣再煎，如此水煎 3 次，再将 3 次所煎药液加在一起，再煎，熬至成膏，放凉后贮于玻璃瓶中备用，每日服 3 次。每次取 2 汤匙，加糖调服。白术膏补气健脾，治疗脾虚泄泻。

（2）术枳内金汤　土炒白术 12g，炒枳壳 9g，鸡内金 10g，荷叶 1 角。具有健脾胃、开胃增食、消痞满之功。用于治疗脾胃气虚，胃气不和所致的胃脘痞满、食欲不振。

（3）术枣饼　生白术 200g，大枣 200g。将白术研为细末，焙熟。再将大枣煮熟取出，去核，捣如泥，与白术末混合，做成小饼，烘干后食用，用怀山药水送下。具有健脾止泄之功。用于治疗脾胃气虚所致的泄泻。

（二）养血药

养血药是指具有生血、养血功效，能增加血液质和量的药物。适用于治疗各种原因所致的血虚病证。

1. 当归　当归是伞形科植物当归的根，以甘肃岷县所产为佳。当归古称为干归、文无。其处方用名为当归、全当归、当归身、当归头、油当归、酒当归、土炒当归。

[性能]　当归味甘辛性温，入肝、心、脾经。其成分含挥发油、生物碱、蔗糖、谷甾醇、维生素 B_{12}、烟酸、亚叶酸等。

[作用]　①养肝补血。治疗肝血虚所致的头晕、目花、乏力、月经延后或量少色淡等。②和血调经。治疗经血不调、痛经等。③润肠通便。治疗产后或老人便秘。

[配方和用法]

（1）当归生姜羊肉汤　当归 15g，生姜 15g，羊肉 100～200g。将生姜切片，羊肉切块，当归切为片，三味共煮汤，待羊肉熟烂后，取汤服用食肉。具有补血通经、散寒开胃之功。治疗产后血虚腹痛、头晕，血虚有寒所致的腹痛、月经不调。

（2）归身黄花菜根猪肉汤　当归身 15g，黄花菜根 15g，瘦猪肉 150g。三味共煮汤，待肉熟烂后，取汤服用食肉，具有补血通脉之功。用于治疗血虚所致的经闭、身体瘦弱。

（3）当归猪胫骨汤　当归 15～20g，猪胫骨 500g。具有补肝肾、强筋骨之功。治疗肝肾虚的筋骨酸痛、贫血。

[注意和禁忌]　①当归以肥大、身长、支根少、断面黄白色、气味浓厚者为佳。②当归滋润通便，性温热，阴虚火旺者、腹泻者忌用；湿重者有腹胀、

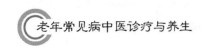

食欲不振者少用。

2. 熟地黄　熟地黄是地黄的根加工蒸制而成。其处方用名为熟地、熟地黄。

[性能]　熟地黄味甘，性微温，入肝、肾、心经。其成分含梓醇、地黄素、糖类、维生素 A、氨基酸、甘露醇、生物碱、脂肪酸。

[作用]　①补血养阴。用于血虚所致的心悸、失眠、头晕、月经量少色淡的治疗。②补益肾精。用于阴精不足所致的遗精、盗汗、脱发、腰膝酸痛的治疗。

[配方和用法]

（1）补肾延寿酒　熟地黄 100g，全当归 100g，川芎 40g，菟丝子 120g，川杜仲 50g，泽泻 45g，淫羊藿 30g，石斛 100g，白酒 1500g。将诸药放于瓷坛中，加入酒，封盖半个月，即可取服。具有补精血、益肝肾、通脉降浊、疗虚损之功。用于老年人补养，治疗精血虚所致的早衰、阳痿、腰膝酸痛、消瘦等。

（2）熟地枸杞沉香酒　熟地黄 60g，枸杞子 60g，沉香 6g，白酒 1000g。将诸药放于瓷坛中，加入酒，封盖 10 天，即可取服。具有补益肝肾之功。用于治肝肾虚所致的脱发、健忘、不孕等。

（3）熟地补血汤　熟地黄 24g，当归 12g，杭白芍 10g，鸡血藤 15g。具有补益精血之功。治疗血虚证，亦治疗贫血。

[注意和禁忌]　①本品补阴血而滋腻，痰湿所致的食欲不振、胀满、苔厚腻者忌用。②本品忌用铜器煎药，忌与萝卜、葱、蒜、猪血、薤白等同食。

3. 何首乌　何首乌是蓼科植物何首乌的块根。何首乌，古称为夜合、地精、陈知白、马肝石、桃柳藤、赤葛、红内消、疮帚。

[性能]　何首乌味甘苦微涩，性微温，入肺、肾经。其成分含大黄酚、大黄素、大黄酸、大黄素甲醚、脂肪油、淀粉、糖类、土大黄苷、卵磷脂等。

[作用]　①补益肾精，促进新陈代谢，抗衰老。用于早衰的补养。《本草纲目》说它能"益精髓，延年不老"。②滋补肝肾。治疗肝肾精血不足的发白、头晕、目花、健忘、失眠等。③补肾涩精。治疗肾虚所致的遗精、带证。④补阴通便。药理实验证明，首乌能刺激肠道，加强排泄作用，用于久患便秘者的治疗。⑤解毒止痒。治疗皮肤瘙痒。

[配方和用法]

（1）首乌鸡蛋汤　何首乌 50g，鸡蛋 2 只，共放于清水中煮，煮沸 10 分钟，取出鸡蛋去壳，蛋再入煮，50 分钟后，取汤温服，食鸡蛋。具有补肝肾、益精血之功。治疗精血不足所致的头晕、目花、遗精、早衰等。

（2）首乌山楂汤　何首乌 15g，山楂 12g。具有补肝肾、降血脂、降血压之功。用于治疗高血压、动脉硬化、高脂血症属肝肾虚证者。

（3）首乌苁蓉汤　何首乌 15g，肉苁蓉 15g，牛膝 12g，炒枳壳 9g。具有滋润通便之功。用于治疗老人、产妇及阴血虚者的便秘。

（4）首乌蛋汤送补中益气丸　何首乌 30g，鸡蛋 2 个，补中益气丸 10g。具有补脾肾安胎之功。用于治疗脾气虚、肾虚所致的子宫脱垂。

（5）首乌金樱汤　何首乌 15g，金樱子 15g。具有补肾固涩之功。用于治疗肾虚所致的遗精、白浊。

（6）首乌决明子汤　何首乌 15g，决明子 10g，山楂 10g，泽泻 10g，牛膝 12g。具有补肝肾、降血脂、降血压之功。用于治疗肝肾虚证及血脂高、血压高具肝肾虚、大便不通者。

［注意和禁忌］①本品因有通便作用，故泄泻者忌用。②本品滋腻，湿痰重而纳少、胀满、苔腻者忌用。③本品忌萝卜、蒜、葱、铁器。

（三）滋阴药

滋阴药是指具有滋养阴液，用以补充津液，适用于治疗阴虚证的药物。

1. 枸杞子　枸杞子为茄科植物枸杞的成熟果实。枸杞古称为枸棘、苦杞、天精、地骨、地仙、却老、羊乳、仙人杖、西王母杖。其处方用名为枸杞、枸杞子、甘枸杞。

［性能］枸杞子味甘性平，入肝、肾经。其成分含甜菜碱、胡萝卜素、维生素、烟酸、谷甾醇、亚油酸、酸浆红素。

［作用］①枸杞子能抗衰老，常用能耐早衰、健脑。②滋补肝肾，用于肝肾虚者的补养，治疗肝肾阴虚头晕、腰膝酸痛或酸软。本品有保肝、降血糖作用，用于治疗慢性肝炎、糖尿病属肝肾阴虚之证者。③养肝明目。用于治疗肝阴血虚的目昏花、夜盲、视力下降、迎风流泪等。

［配方和用法］

（1）枸杞子酒　枸杞子 100g，捣烂，置于清洁玻璃瓶中，用好酒 500g 浸泡，封盖，7 日后可饮用。具有养肝明目、滋阴补肾之功。用于治疗肝肾虚所致的夜盲症、遗精、眩晕、迎风流泪等。

（2）枸杞子粥　枸杞子 30g，大米 100g。具有补益肝肾之功。用于肝肾不足的补养，并可治疗肝肾虚证。

（3）杞子鸡蛋汤　枸杞子 30g，鸡蛋 2 个。将枸杞子、鸡蛋放清水中煮，蛋熟后取出去壳再煮，饮汤食蛋。具有养肝肾、益精血、补气血之功。治疗神经衰弱、贫血、慢性肝炎、视力减退等。

（4）杞地二花散　枸杞子 200g，熟地黄 200g，杭菊花 100g，密蒙花

150g。具有补肝肾、明目之功。用于治疗肝肾虚所效的视力下降、目花。

（5）杞地人参酒　枸杞子 80g，熟地黄 80g，红参 15g，茯苓 20g，首乌 50g，好白酒 1000g。将前五味药共浸于酒中，封盖半月后饮用。具有补肝肾、益精血、补五脏、益寿延年之功。用于治疗肾精不足所致的阳痿、耳鸣、目花、早衰等。

［注意和禁忌］本品滋腻、便溏、腹泻者少用。

2. 北沙参　北沙参为伞科植物珊瑚菜的根。其处方用名为北沙参、北条参、条参。

［性能］北沙参味甘、微苦，性微寒，入肺、胃经。其成分含挥发油、香豆素、淀粉、生物碱、三萜酸、五甾醇、谷甾醇、沙参素。

［作用］①增强正气。适用于阴虚而正气不足者，可提高和促进免疫功能。②滋阴润肺。治疗肺阴不足之咳嗽、咯血。③滋阴养胃。治疗胃阴不足之口渴、食欲减退。

［配方和用法］

（1）沙参糖蛋汤　北沙参 20g，鸡蛋 2 个，冰糖适量。具有滋阴润燥之功。治疗肺胃虚的咳嗽、咯血、咽痛、口渴，亦治肺结核属肺阴虚证者。

（2）沙参淮山汤　北沙参 15g，怀山药 15g，炒扁豆 12g，莲子 10g。具有补气阴、养脾胃之功。用于治疗脾胃气阴虚之食欲减退、消化不良、乏力等。

（3）沙参百合汤　北沙参 15g，百合 15g，罗汉果 1/4 个。具有滋阴润肺、止咳利咽之功。用于治疗肺阴虚之咳嗽、咽痛。

（4）沙参百合鸭汤　北沙参 10g，百合 30g，肥鸭肉 150g。具有滋阴清热、润肺止咳之功。用于治疗阴虚所致的咯血、咳嗽，亦治疗肺结核属阴虚证者。

［注意和禁忌］①北沙参以条细长、圆柱形、均匀、质坚、味甘为佳。②注意南北沙参的区别：北沙参滋阴作用强，南沙参清肺作用强。③寒性咳嗽者忌用。④反藜芦，不宜同用。

3. 玉竹　玉竹为百合科植物玉竹的地下根状茎。玉竹，古称为女萎、葳蕤、委萎、萎香、荧、玉竹、地节。其处方用名为肥玉竹、玉竹、葳蕤。

［性能］玉竹味甘性平，入肺、胃经。其成分含铃兰苷、铃兰苦苷、生物碱、黏液质、糖类、烟酸、维生素 A 等。

［作用］①滋补强壮，虚损之人服之补益。常人服之亦可补益，久服可强身。故《本草纲目》：“久服去面黑，好颜色润泽，轻身不老。”②滋润心肺。治疗心阴虚之心悸、心绞痛。亦治疗肺阴不足之咳嗽。药理实验证明，玉竹所含的铃兰苷有强心作用，小剂量使心搏加强、加速，大剂量则相反。③养

胃止渴。治胃阴不足之口渴、易饥，亦治消渴病。药理实验证明，玉竹有降血糖作用，可用于糖尿病的治疗。

［配方和用法］

（1）玉竹杞子膏　玉竹、枸杞子各等分，水煎，熬至成膏，加蜜调匀。具有滋补强身、益寿延年之功。用于阴虚及早衰之人的调养。

（2）玉竹沙参五味汤　玉竹 10g，北沙参 15g，麦冬 10g，五味子 9g。具有滋阴强壮、安神止咳之功。治疗精神不振、失眠及肺气阴两虚所致的咳嗽、自汗。

（3）玉竹三七汤　玉竹 12g，丹参 9g，三七粉 3g。将玉竹、丹参水煎，取汤送服三七粉。具有养心通络止痛之功。治疗心阴虚夹瘀所致的心悸、胸痛。

［注意和禁忌］①本品畏碱卤，忌铁器。②本品滋阴，湿痰盛时少用。

4. 麦冬　麦冬为百合科植物沿阶草和麦门冬的块根。其处方用名为寸冬、麦门冬、麦冬、朱麦冬、朱寸冬。

［性能］麦冬味甘微苦，性微寒，入肺、心、胃经。其成分含甾体皂苷、β-谷甾醇、氨基酸、葡萄糖和维生素 A 等。

［作用］①滋补强壮，对阴虚者有补益作用。《本草纲目》说："久服轻身，不老不饥。"现代药理证实，麦冬还有增强正气、提高免疫功能的作用。②滋补阴液。治疗胃阴虚之口渴、便秘，亦治疗肺阴虚所致的咳嗽、咽痛及心阴不足之心悸、失眠等。

［配方和用法］

麦冬射干汤　麦冬 15g，射干 8g，桔梗 9g，生甘草 6g。具有滋阴润燥、利咽止痛之功。用于治疗慢性咽喉炎属阴虚有热者。

［注意和禁忌］①因本品滋腻，故湿痰盛者忌用。②因本品性偏寒，故寒性病者不宜用。

5. 女贞子　女贞子为木犀科植物女贞的成熟果实。处方用名为女贞子、熟女贞、制女贞。

［性能］女贞子味甘、苦、性平，入肝、肾经。其成分含葡萄糖、齐墩果糖、甘露醇、棕榈酸、脂肪酸、苹果酸等。

［作用］①滋补强壮，常服可健身益寿，可增强正气，少生疾病。实验证明，女贞子有升白细胞和延长抗体存在时间的作用，提高机体免疫能力。《本草纲目》说其"安五脏，养精神，除百病。久服，肥健轻身不老"。②滋补肝肾。用于肝肾阴虚所致的发白、腰膝酸软、目花、视力下降、精少、头晕等。

［配方和用法］

（1）女贞桑椹子丸　女贞子 2 份，桑椹 2 份，旱莲草 1 份。研为细末，炼蜜为丸，每丸重 10g。具有滋补肝肾之功。治疗肝肾阴虚之头晕、目花、发早白、劳伤之症。

（2）女贞决明子汤　女贞子 12～15g，黑芝麻 10g，桑椹 10g，决明子 10g，泽泻 9g。具有补肝肾、养头目、润肠通便之功。用于治疗肝肾阴虚所致的头晕目花、便秘及动脉硬化症。

［注意和禁忌］本品与鸦胆子形状相似，作用不同，应注意区别。女贞子为椭圆形或卵圆形，两端钝圆，表面粗细皱纹或松泡显光滑面；鸦胆子为卵圆形，两端稍尖，表面有隆起的不规则多角形的精细网纹。女贞子破开后仁表面紫黑色，味甘，微苦。鸦胆子破开后仁表面为黄白色，味极苦。

6. 冬虫夏草　冬虫夏草是麦角菌科真菌冬虫夏草菌寄生在蝙蝠蛾科昆虫幼虫上的子座及幼虫尸体的干燥复合体。其名是因冬季绿蝙蝠蛾幼虫蛰居土里，菌类寄生其中，幼虫体内充满菌丝而死，夏季自幼虫头部生出菌座似草，故名曰冬虫夏草。

［性能］冬虫夏草味甘性平，入肺、肾经。其成分含冬虫草酸、冬虫草菌素、蛋白质、脂肪油、维生素 B_{12} 等。

［作用］①补益虚损。用于劳损所致的虚证及病后精气不足，皆可补之。以其含有多种氨基酸，故对人体补益作用较好。②补益心肾。治疗心肾不足之失眠。药理实验证明，冬虫夏草有镇静催眠作用，对神经衰弱者为很好的补益良药。③补肺肾，止咳喘。治疗肺虚或肺肾两虚咳喘。药理实验证明，其有扩张支气管作用。④补肾填精。治疗阳痿、遗精、腰膝酸软。

［配方和用法］

（1）蒸冬虫草雄鸭　冬虫夏草 4～6 枚，老雄鸭 1 只。将老雄鸭去毛和内脏，将头劈开，纳冬虫夏草于腹中，用线扎好，放大碗内，加生姜和调料，放锅内蒸，蒸烂后食用。冬虫夏草、老雄鸭两者同用其味鲜美，功似人参，用于治疗病后体虚证及气阴虚者的补养。

（2）炖鸡肉冬虫草　冬虫夏草 10g，鸡肉 200g。两味共炖，加少量调味品。鸡肉熟烂后，食用。冬虫夏草、鸡肉两味同用补肾填精，治疗肾虚阳痿、遗精、腰痛。

（3）冬虫虾仁汤　冬虫夏草 9～12g，虾仁 15～30g。两味共水煎，加少许生姜，水沸 30 分钟后取汤温服。冬虫夏草、虾仁两味同用补肾之阴阳，且味鲜美，治疗肾虚之阳痿。

［注意和禁忌］①本品以色黄亮泽、肥满、断面黄白色、菌座短小、味香

者为佳。②本品为贵重补品，应注意与伪品区别。真品为虫体与菌座相连而成，长6~12cm，虫体似三眠的老蚕，长3~6cm，直径3~6mm；伪品没有虫体和菌座连接，不似如眠的虫体。真品腹部有足8对，其中腹中部4对足微突起易见；伪品没有4对明显的足。真品味微香、微酸；伪品味稍甜。③冬虫夏草为补品，外感初起有表证时禁用。

7. 百合　百合属百合科植物。其处方用名为百合、野百合、甜百合。

[性能]百合味甘，性微寒，入心、肺经。其成分含蛋白质、脂肪、秋水仙碱、淀粉、钙、磷、铁等。

[作用]①滋阴润肺。治疗肺阴不足之咳嗽、咯血，常用于肺结核、慢性支气管炎属肺阴虚证者。②养心安神。治疗心阴虚之潮热失眠、心烦、精神不安、惊悸等。百合有镇静作用，故对神不安所致之症有治疗效果。对神经衰弱、癔病凡具有阴虚有热证者，皆可应用。③滋养脾胃。用于胃痛、干呕病证。

[配方和用法]

（1）百合粥　百合30g，大米130g，适量白糖。具有滋阴液、养心肺、安神止咳之功。治疗肺阴虚所致的干咳，亦治疗心阴虚有热所致的失眠。

（2）蜂蜜百合汤　百合50g，蜂蜜20g。具有滋润心肺之功。治疗肺阴虚之干咳，亦治心阴虚之失眠，或治疗肺结核和神经衰弱属阴虚有热者。

（3）百合生地龙齿汤　百合20g，生地黄18g，生龙齿18g。具有滋阴清热安神和滋润养心、镇静安神之功。用于治疗心阴虚所致的失眠、心烦。

（4）百合子参银耳汤　百合15g，太子参15g，银耳12g。具有滋阴益气之功。治疗肺胃气阴不足之咳嗽、少气、口干，用于气阴虚者的补益。

（5）百合荸荠梨羹　百合15g，荸荠30g，雪梨1个。具有润肺清热化痰之功。用于治疗慢性支气管炎属阴虚痰黏滞之证。

[注意和禁忌]①本品以瓣肉厚、色白或黄白、味甘者为佳，色灰黑、味苦者质差。②风寒外感者忌用。

8. 黄精　黄精为百合科植物黄精的根茎。黄精，古称为戊己芝、仙人余粮、救穷草、鹿竹、野生姜、米脯。

[性能]黄精味甘性平，入脾、肺、肾经。其成分含烟酸、黏液质、淀粉、糖分、醌类等。

[作用]①滋补强壮，补益强身，补养虚损，有助于强身延年。黄精能提高机体免疫功能，故能增强人体抗病能力。②滋阴养血。治疗肺阴虚之咳嗽，亦治疗肾精不足之腰膝酸软、健忘或治疗心肝阴血虚所致的头晕、目眩、心悸。③补中益气。治疗脾胃气阴虚之纳少、疲倦。

［配方和用法］

（1）黄精鸡　黄精100g，鸡1只。具有滋补肝肾、补益脾胃之功。用于肝肾虚者或脾胃虚者调补。

（2）黄精首乌杞子酒　黄精50g，首乌30g，枸杞子30g，米酒或白酒1000g。将三味药浸泡于酒中，封盖，浸泡7日后可饮用。具有滋补肝肾、增强正气之功。用于肝肾虚者，或久病肝肾阴虚者补益；亦用于神经衰弱、高血压、糖尿病属肝肾虚证者。

（3）黄精花粉汤　黄精15g，怀山药15g，花粉15g，知母12g，麦冬12g。具有滋阴益气、清热止渴之功。用于治疗消渴病。

（4）黄精二子丸　黄精、枸杞子、女贞子、泽泻各等分，干燥后研为细末，炼蜜为丸，每丸重10g。具有滋补肝肾之功。治疗肝肾虚所致的头发早白、疲劳、目花、健忘，亦治动脉硬化属肝肾虚者。

［注意和禁忌］本品滋阴，痰湿盛者不宜用。消化不良，腹胀满者少用。

9. 灵芝　灵芝属担子菌类多孔菌科植物。灵芝，古称为芝、灵芝草、赤芝、红芝。

［性能］紫芝味甘性温，赤芝味苦性平，黑芝味咸性平，青芝味酸性平。入心、肝、脾、肺、肾经。其成分含糖类、水溶性蛋白质、有机酸、甘露醇、树脂、麦角甾醇、生物碱、内酯、香豆精、酶类等。

［作用］①补益强壮，益寿延年。用于体弱者的补养，常服可益寿。《本草纲目》说其"久食，轻身不老"。灵芝有提高免疫功能的作用，实验证明灵芝有提高T细胞比值，增强巨噬细胞吞噬能力的作用，能减少疾病发生，增强抗病能力。②补气益阴、补益肺脏。治疗肺虚所致咳嗽气喘，对慢性支气管炎、支气管哮喘属气虚、阴虚者效佳。③补益肝肾。治疗肝肾阴虚所致耳鸣、腰膝酸软、胁痛、尿多。灵芝有保肝、降血糖、降低胆固醇作用。对慢性肝炎、糖尿病、高胆固醇症属肝肾虚证者适用。④养心安神。治疗心气血虚之心悸、失眠、健忘。药理实验证明，灵芝有镇静作用，对神经衰弱有较好的治疗作用。⑤补益脾胃。治疗脾胃气虚之食欲不振、纳少、消化不良。

［配方和用法］

（1）灵芝酒　灵芝100g，白酒或米酒1000g。将灵芝洗净切几块，浸泡于酒内，封盖，放置7日后饮用。具有补益内脏、强身壮体之功。用于体虚者的补益。

（2）灵芝三七饮　灵芝30g，三七粉4g。具有养心通脉之功。治疗冠心病和心绞痛属心虚夹瘀证者。

（3）灵芝女贞丹参汤　灵芝10~12g，女贞子15g，丹参9g，鸡内金9g。

具有补肝肾、和血助消化之功。用于治疗肝肾不足所致的胁痛、疲劳、纳差，对慢性肝炎伴胁隐痛，劳则痛重，疲劳纳少者适用。

［注意和禁忌］①灵芝临床应用的疗效特点为：疗效产生慢，少则1周，多则数周方见显著疗效。②少数患者在用药初期有口干、便秘等副作用，但多随用药时间延长而自行消失。

10. 五味子 五味子属木兰科植物五味子的成熟干燥果实。五味子之名，以其皮肉甘酸，核苦辛，皮肉核都有咸味，故五味俱而称之五味子。处方用名为五味子、北五味子。

［性能］五味子味甘、酸，性温，入肺、心、肾经。其成分含柠檬酸、苹果酸、酒石酸、单糖、树脂、挥发油、五味子素、叶绿素、甾醇、维生素等。

［作用］①补益五脏，强壮身体。现代药理研究认为五味子能兴奋中枢神经，提高机体防御能力，可用于体质虚弱的补养。②养心安神，补益心气。用于心气虚所致心悸。药理研究其有强心作用，还能养神敛神，治疗心虚所致的失眠、健忘等。③补气益肺。治疗肺气虚之咳喘。药理研究，五味子有很好的兴奋呼吸作用。④补肾益精。用于肾虚精少、遗精、尿频、五更泻、瞳孔散大等。⑤养肝。治疗肝阴不足之胁痛，亦治慢性肝炎属肝虚者。

［配方和用法］

（1）五味子膏 北五味子500g，洗净水浸去核，取肉放入砂锅中，水煎过滤取汁，加冬蜜1000g，文火熬成膏，贮于瓶中。具有补肾敛精之功。用于治疗肾虚所致的遗精、尿频等。

（2）五味子酒 北五味子100g，米酒或黄酒1000g。将五味子浸泡于酒中封盖，10日后可服用。具有养心补肾之功。治疗心虚之心悸，肾虚所致的遗精及心肾虚所致的失眠。

（3）五味糯稻根汤 北五味子12g，糯稻根15g。具有补阴敛汗之功。用于治疗阴虚盗汗。

（4）五味女贞子汤 北五味子10~12g，女贞子12g。具有补益肺肾之功。治疗肺肾虚所致的咳喘、盗汗、遗精。

（5）五味酸枣仁汤 北五味子12g，酸枣仁12g，茯神10g。具有补心肝、安神志之功。用于治疗心肝阴血不足之失眠。

［注意和禁忌］①本品以皮色紫红、粒大、肉厚、有光泽者佳，色白皮干肉硬者质差。②本品收敛，外感发热、内热盛、麻疹初起者忌用。

11. 柏子仁 柏子仁为柏科植物柏树的种仁。处方用名为柏子仁、柏实。

［性能］柏子仁味甘性平，入心、肝、肾、大肠经。其成分含侧柏油、龙脑酯、皂苷、挥发油等。

[作用] ①柏子仁滋补阴液、润五脏、润肌肤、强身体。《本草纲目》说它能"安五脏，久服，令人润泽美色，耳目聪明……轻身延年"。②养心安神。治疗心阴血虚之失眠、心悸、恍惚。③滋肾益志。治疗肾阴不足所致的腰膝酸软或酸痛、健忘。④滋阴润肠通便。治疗阴虚便秘。

[配方和用法]

（1）四子滋补丸　柏子仁、松子仁、枸杞子、女贞子各等份，干燥后研为细末，炼蜜为丸，每丸 10g。具有强身壮体、益寿安神之功。用于老年人补养、阴虚者补益及神经衰弱属阴虚证者的治疗。

（2）三仁丸　柏子仁、松子仁、胡桃仁各等份，干燥后研为细末，炼蜜为丸，每丸 9g。具有滋润通便、补肾养心之功。用于治疗阴虚肠燥便秘或阴虚失眠。

（3）柏子仁饮　柏子仁 15g，白芍 15g，炙甘草 6g。具有养肝缓痛之功。治疗肝虚之胁痛。

[注意和禁忌] 本品滋腻通便，痰湿重、腹泻者忌用。

（四）助阳药

助阳药是指具有温补肾阳、填精补髓，以振奋人体阳气作用的药物。适用于治疗性欲低下、阳痿不举、遗精滑泄、腰腿酸软、精神不振等肾阳不足证。

1. 鹿茸　鹿茸为梅花鹿、马鹿的雄鹿带茸的幼角。鹿，古称为斑龙。处方用名为鹿茸、黄毛茸、青毛茸。

[性能] 鹿茸味甘咸，性温，入肝、肾经。其成分含骨质、胶质、雌酮、蛋白质、钙、磷、镁等。

[作用] ①补益正气，增强抗邪之能。实验证明，鹿茸有促进正常人淋巴细胞转化和升高白细胞的作用。阳虚之人常用，可减少疾病产生。②补益肾阳。治疗肾阳不足之眩晕、阳痿、滑精、尿频尿多、崩漏、宫寒不孕、疲劳、心悸等。③补益精血。治疗贫血、小儿发育不良、腰膝酸软等。鹿茸可用于多种疾病，凡属肾阳虚或阳虚而同时精血不足之证者皆可应用。

[配方和用法]

（1）鹿茸酒（《本草纲目》）　嫩鹿茸 30g，山药 30g，白酒 1000～1500g。将鹿茸去毛切片，山药研为末，用绢布袋装药，扎口，放入酒中封盖，7 日后开盖，取出鹿茸，鹿茸干燥后可另作丸药时用。具有补肾阳、益精血之功。治疗肾虚所致的阳痿、小便频数。

（2）鹿茸菟丝子丸　鹿茸 15g，菟丝子 30g，川杜仲 30g，小茴香 15g。研细末，过筛，炼蜜为丸，每丸 9g 重。具有补肾强腰、养肝壮筋之功。用于肾阳虚腰痛证。

（3）鹿茸杞子首乌丸 鹿茸 15g，人参 32g，枸杞子 100g，何首乌 100g，山萸肉 50g。共研细末，炼蜜为丸，每丸 9g。具有补肝肾之功。用于治疗肾气虚之眩晕、阳痿、早泄、滑精，亦治疗肝肾虚所致的腰痛膝软、贫血、月经不调。

［注意和禁忌］①火热证者忌用。②本品不宜煎，宜研末吞服，或入丸、散中用。

2. 鹿角胶 鹿角胶为鹿角加工煎熬成的胶体物，又称白胶。

［性能］鹿角胶味甘咸性平，入肾、肝经。其成分含胶质、磷酸钙、碳酸钙、氯化物等。

［作用］①补益强壮，对早衰者有强身益寿的功效。鹿角胶还有提高机体免疫系统功能的作用。②壮阳补精。治疗肾虚之阳痿、腰膝痛、不孕、带下。③补肾止血。治疗阳虚出血。

［配方和用法］

（1）鹿角胶蜜奶 鹿角胶 6g，牛奶 250g，适量蜂蜜。先将鹿角胶放入开水溶化，待用。将牛奶煮沸，放入溶化后的鹿角胶液，混合后调入蜂蜜，饮用。具有补肝肾、益阴阳之功。用于肝肾虚的补益，亦治疗肝肾虚之贫血、腰脊痛、乏力、早衰。

（2）二胶参补丸 鹿角胶 30g，阿胶 30g，红参 30g，熟地黄 60g，当归 50g，白芍 45g，牡丹皮 30g。共研细末，炼蜜为丸，每丸 10g。具有补阴阳、益气血、止血之功。治疗精血不足证，亦治血小板减少性紫癜。

［注意和禁忌］①本品畏大黄。②本品以整齐、平滑、色棕黄、半透明、味甘、无腥气者为佳。③本品偏温，火热证明显者忌用。

3. 蛤蚧 蛤蚧为壁虎科动物蛤蚧去内脏的干燥体，蛤蚧尾药力最强。蛤蚧，别名蛤蟹、仙蟾、蛤蛇。处方用名蛤蚧、蛤蚧尾。

［性能］蛤蚧味咸性平，入肾、肺经。其成分含氨基酸、微量元素、胆固醇、磷脂等。

［作用］温肾补肺。治疗肾阳虚的阳痿，亦治肺肾阳虚、气虚之喘咳。

［配方和用法］

（1）蛤蚧酒 蛤蚧 1 对，白酒 1000g。将蛤蚧去头、足、鳞，浸于酒中封盖，30 天后饮用。具有温肾阳之功。治疗阳痿、虚性咳喘，亦治慢性支气管炎属肾阳虚证者。

（2）蛤参散 蛤蚧 1 对，人参 30g。共研为细末，两末混合均匀。每日早晚空腹服用各 1 次，每次 3g，温水送服。具有温肾益气、纳气止喘咳之功。治疗肺气肿、肺源性心脏病、慢性支气管炎属肺肾气虚之咳喘、浮肿者。

（3）蛤参二母丸　蛤蚧 1 对，人参 30g，知母 30g，川贝母 30g，杏仁 50g，炙甘草 20g。共研为末后炼蜜为丸，每丸 9g。具有补肺肾、化痰热、止咳喘之功。用于治疗久咳不愈，肺肾两虚者。

[注意和禁忌] ①本品眼有毒，用时须去除。②本品性温热，故火热证忌用。

4. 肉苁蓉　肉苁蓉是列当科植物肉苁蓉带鳞叶的肉质茎。处方用名肉苁蓉、淡苁蓉、咸苁蓉、大芸、淡大芸、咸大芸。

[性能] 肉苁蓉味甘咸，性温，入肾、大肠经。其成分含甜菜碱、胡萝卜苷、谷甾醇、甘露醇等。

[作用] ①肉苁蓉温而不燥、补而不峻，常服强身益寿、增强正气。有提高细胞免疫和体液免疫能力的作用，可增强抗病能力。②温补肾阳。治疗肾阳虚之阳痿、遗精、早泄、尿多、遗尿等。③补阴润燥。治疗肝肾虚之筋骨痿软，亦治疗阴虚肠燥之便秘。

[配方和用法]

（1）肉苁蓉羹　嫩肉苁蓉 200g，山芋 50g，羊肉 100g。具有补肾养肝之功。用于阳虚血少之人的补益，亦治疗阳痿、腰痛、畏寒。

（2）苁蓉羊肉粥　肉苁蓉 20~40g，羊肉 100~150g，大米 150g。具有补肾阳益精血之功。用于肾阳虚之人的补养，亦治疗肝肾虚之阳痿、遗精、腰膝酸痛、月经不调。

（3）苁蓉麻仁润肠汤　肉苁蓉 15~20g，火麻仁 12~15g，瓜蒌仁 15g，郁李仁 9g，炒枳壳 9g，升麻 3g，怀牛膝 10g。具有滋阴润肠通便之功。治疗老年人便秘或阴虚肠燥便秘。

[注意和禁忌] ①本品润肠通便，便溏者忌用。②本品性温，火旺及阳强易举者忌用，忌用铁器。

5. 巴戟天　巴戟天为茜草科植物巴戟天的干燥根。处方用名为巴戟、巴戟天、巴戟肉。

[性能] 巴戟天味辛、甘，性温，入肾、肝经。其成分含糖类、黄酮类、氨基酸、蒽醌类等。

[作用] ①补肾壮阳。治疗肾阳虚之滑精、阳痿、腰痛、尿多、宫寒不孕。②强筋壮骨。治疗肝肾虚的腰膝酸软。③通络祛风湿。治疗肾阳不足感风湿的腰腿痛。④巴戟天有提高免疫作用，增强正气，健身强神。

[配方和用法]

（1）巴戟益智仁汤　巴戟天 10g，益智仁 9g，覆盆子 9g。具有温肾固摄之功。治疗肾阳虚之尿频、夜尿多、遗精。

（2）巴戟黄芪汤　巴戟天 10g，何首乌 12g，黄芪 15g，党参 12g，炙甘草 3g。具有补肝肾、健脾胃之功。用于治疗脾肾虚之头晕、乏力、畏寒、食欲不振。

（3）巴戟菟丝子酒　巴戟天 25g，菟丝子 25g，白酒或米酒 500g。将巴戟和菟丝子浸泡于酒中封盖，7 日后可开封饮用。具有温补肾阳之功，治疗肾阳虚之阳痿、小便频数、夜尿多、头晕。

（4）巴戟苁蓉鸡肠汤　巴戟天 12g，肉苁蓉 12g，鸡肠 1~2 具。具有温肾固摄之功。治疗肾阳虚之阳痿、遗精、遗尿、夜尿多、早泄等。

［注意和禁忌］本品性温，凡火热证忌用。

6. 杜仲　杜仲为杜仲科植物杜仲的干燥树皮。处方用名为杜仲、川杜仲、炒杜仲、盐杜仲。

［性能］杜仲味甘、辛，性温，入肝、肾经。其成分含杜仲胶、杜仲苷、杜仲醇、黄酮类等。

［作用］①杜仲能补，老年人尤宜，有强身耐老的功效。益寿的方剂多用杜仲。《本草纲目》说其"久服，轻身耐老"。②温补肾阳。治疗肾阳虚之小便多、腰痛。③补益肝肾。治疗肝肾虚之腰膝酸痛、下肢痿软、头晕。杜仲有降压作用，治疗高血压属肝肾虚之头晕、腰酸痛、夜尿多者。亦治疗肝肾虚所致的胎动不安、先兆流产。

［配方和用法］

（1）杜仲酒　杜仲 50g，白酒或米酒 500g。将杜仲切碎，放入酒中浸泡封盖，浸 10 日后可开封饮用。具有补肝肾强腰膝之功，治疗肾虚之腰酸痛。

（2）杜仲续断固胎饮　川杜仲 12~15g，川续断 12g，菟丝子 12g，怀山药 15~30g，阿胶 6g。具有补益肝肾、养胎固胎之功。用于治疗习惯性流产。

（3）杜仲牛膝夏枯草汤　川杜仲 12~15g，怀牛膝 18g，夏枯草 9g，钩藤 15~18g，白芍 15g，玄参 15g，生牡蛎 18~24g，炙甘草 3g。具有补益肝肾、滋阴潜阳、平肝降压之功。治疗高血压属肝肾虚热，神不安者。

［注意和禁忌］本品性温，火热内盛之证忌用。

7. 菟丝子　菟丝子为旋花科植物菟丝子的干燥成熟种子。菟丝子，别名菟缕、菟芦丘、赤纲、玉女唐蒙。处方名菟丝子、盐菟丝子、酒菟丝子。

［性能］菟丝子味甘、辛，性微温。入肝、肾经。其成分含胆甾醇、菜油甾醇、谷甾醇、树脂、糖类等。

［作用］①本品补阳滋润，温而不燥，补益人体，增强正气。实验证明，菟丝子有增强免疫功能的作用。菟丝子是老年人益寿常服用的药品。②补肾固精。治疗肾精气虚之阳痿、遗精、白浊、小便多。③补益肝肾。治疗肝肾虚之筋骨酸痛、头晕、目花等。

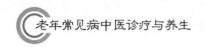

[配方和用法]

(1) 菟丝五味子酒　菟丝子30g，五味子30g，米酒或黄酒500g。将菟丝子、五味子同放入酒中浸泡，封盖7日后可饮用。具有补益肝肾、养心安神、收敛精气之功，治疗肝肾虚之腰痛、头晕、目花、遗精、失眠，亦治神经衰弱属肝肾虚者。

(2) 菟丝螵蛸止遗汤　菟丝子12g，桑螵蛸10～12g，覆盆子10g，五味子9g。具有补肾固摄之功，治疗肾虚遗尿、遗精。

(3) 菟地茯味丸　菟丝子、熟地黄、茯苓、五味子各等份。共研细末，炼蜜为丸，每丸10g。具有补肾养肝、安神养头目之功。用于治疗肝肾虚所致的遗精、尿频、头晕、目花、失眠，亦治疗神经衰弱属肝肾虚证者。

[注意和禁忌] ①实热证不宜用本品。②本品酒制药效佳，宜酒浸后应用。

8. 淫羊藿　淫羊藿为小檗科植物淫羊藿、心叶淫羊藿、箭叶淫羊藿的茎叶。淫羊藿别称为仙灵脾、弃杖草、千两金、千鸡筋、刚前、黄连祖。处方用名为淫羊藿、仙灵脾。

[性能] 淫羊藿味辛、甘，性温，入肾、肝经。其成分含淫羊藿苷、生物碱、挥发油等。

[作用] ①增强正气，提高免疫力，阳虚者用之为宜。实验证明，淫羊藿有增强免疫功能的作用。②温肾壮阳。治疗肾阳虚之阳痿、尿频、精神不振、气喘等。③祛风除湿。治疗顽固性风寒湿痹、麻木等。

[配方和用法]

(1) 淫羊藿酒　淫羊藿100g，白酒500g。将淫羊藿切碎，纱布包扎好，放入净器中，加入酒封盖，7日后可饮用。具有温补肾阳之功。治疗肾阳虚之阳痿、早泄、精神不振、性欲低下等。

(2) 淫羊藿苁蓉酒　淫羊藿100g，肉苁蓉50g，白酒或米酒1000g。将前二药浸入酒中封盖，7日后可饮用。具有补肾壮阳之功。治疗肾阳虚之阳痿、宫寒不孕、腰膝酸痛。

(3) 灵脾血藤酒　淫羊藿100g，鸡血藤80g，白酒或米酒1000g。将切好的前两味药放入酒中浸泡封盖，10日后可饮用。具有补肾温经、通络养筋之功。治疗肾阳不足之腰膝酸痛、筋骨酸痛。

[注意和禁忌] ①本品性温热，故火热证、阳强易举者忌用。②肾阳虚需久服者，应配补阴药同用。

（杨倩玫　黄　姗）

第五部分

老年人常用中成药 ◂◂◂

医院中药房、市面上的中西药店，放满了各种各样的中成药，例如一捻金、二至丸、三妙丸、四神丸、五子丸、六味地黄丸、七厘散、八珍益母丸、九一丹、十全大补丸等，包装上有的是纸包，有的是瓶装，剂型有的是片剂，有的是丸剂，还有散剂、冲剂、酒剂、膏剂、注射剂、气雾剂等等，品种繁多，琳琅满目。那么究竟什么叫中成药呢？顾名思义，所谓中成药就是指用中草药经过加工炮制，按照一定的规范而制成的"成药"。中成药作为颇受临床医生和患者欢迎的成药，有其自身优势与特点。

我国劳动人民用中成药来治疗疾病的历史悠久。早在2000多年前，《内经》就记载用"四乌鲗骨一藘茹丸"治血枯经闭，《伤寒论》记载用乌梅丸治疗蛔厥腹痛、用五苓散来治小便不利，《金匮要略》中用鳖甲煎丸治疟母等。随着医学的发展，中成药的生产及应用逐渐普遍，品种和剂型不断增加，工艺也不断改进，产量不断提高，质量也越来越好，对于推动我国医药事业的发展起到了积极作用。纵观中成药之优点，有"三小"（毒性小、剂量小、副作用小）、"三效"（高效、长效、速效）、"五方便"（生产方便、使用方便、保管方便、运输方便、携带方便）、"两节约"（节约药材、节约时间）、"四利于"（有利于战伤急救、有利于常见病与多发病、有利于国家建设和巩固城镇医疗制度、有利于家庭备用）。正是由于中成药有以上优点，因而它能受到广大人民群众的欢迎。

临床合理使用中成药确有疗效，但并非一切病均能治，而且每样中成药功效不一、适应证不同。疾病是千变万化的，就像一个感冒，因人而异，因时令不同，表现是不一样的。这就需要我们针对不同的疾病、不同的患者、不同的表现，在中医之精华"辨证施治"的原则下灵活使用中成药，选择与病情相适应的中成药，才能收到满意的效果。在服用中成药时，要注意标签上注明的服用量、服用法、服药时间、禁忌证等。例如中成药用量太小不能起到治疗作用，用量过大又反伤正气，特别是有些有毒药物，剂量更宜审慎；用法中要分清是内服药或外用药，一般外用药，切勿入口，以免中毒；服药时间也很重要，如平喘的黑锡丹宜哮喘发作时服，驱虫药宜清晨空腹服等；

也要注意禁忌证，如感冒不能服滋补药等。老年人因肾精亏虚、真气耗散、神气不足的体质和病理特点，若中成药选择失宜更易耗损正气，因此更应合理选择中成药。

一、中成药的命名

中成药是我国医药宝库中的重要组成部分。了解中成药的命名规律，对掌握药物的组成、功效、主治病证，具有一定的意义。中成药的一般命名主要根据以下几个方面。

1. 按药物组成命名 由单味药制成的成药，直接以药名命名。如板蓝根冲剂、丹参片、人参精、玄胡索片、竹沥水、牡荆油丸等。两种以上中药组成的成药，一般取主要药物名称其中的一个字组合而成，如木香、黄连组成的丸药叫香连丸，冰片、硼砂、朱砂、玄明粉制成的散剂叫冰硼散等。

2. 按药物功效、主治命名 如治感冒发热的感冒退热冲剂、治声音嘶哑的清音片和咳嗽气喘的止咳定喘丸等。

3. 按主药和功效命名 如以金银花、连翘为主药，功效为祛风清热解毒的银翘解毒丸；以当归为主药，滋营养血的当归养血膏等。

4. 按方剂来源、药物产地命名 如源于《金匮要略》的肾气丸，称为金匮肾气丸；而始于《济生方》的肾气丸，药物组成比前者多车前子、怀牛膝等药，称为济生肾气丸；再如局方至宝丹、万氏牛黄丸、南通蛇药、云南白药等多以此加以区分。

5. 按成药外观、色泽命名 如金黄散、红棉散、碧玉散、桃花散、一捻金、紫雪丹等药，均以此取名。

6. 按服用方法命名 少数内服药以临床一次内服剂量命名，便于患者掌握药物剂量，如清热祛暑的十滴水，一次服用十滴；伤药七厘散，每次服用七厘等。

7. 按中医术语命名 按照中医理论、术语确定药名，具有独特的含义。如清热泻肺火的泻白散，因肺属金，色白而成名；主治心悸不寐的交泰丸，因证属心肾不交而成名。

8. 按典故、传说、比喻命名 如根据传说中的人物、地名命名的冯氏了性药酒、史国公酒、都梁丸等。根据"河图洛书"中"天一生水，地六成之"命名的天一散、六一散，其意主治病证与水有关，有利尿作用。对治疗患者难以直言病证的药物，有时常以含蓄的比喻，如把小便比作泉水，治疗尿频、遗尿的药物称为缩泉丸。

二、中成药的给药方法

中成药的给药方法一般分为 3 种：口服、局部用药、注射。口服用药是常用最方便的给药方法，它是经过胃肠道吸收而作用于全身，中成药中的大多丸剂、散剂、片剂、冲剂、糖浆、酒剂、膏剂等均是通过胃肠道吸收而发挥治疗作用的。

1. 口服给药

（1）丸剂　丸剂是根据配方研成粉末，用蜜水、面糊、酒、醋等为赋形剂制成的药丸。丸剂一般吸收缓慢，药效持久，服用方便，所以多用于慢性、虚弱性疾病。

（2）散剂　散剂是将药物研成细粉，混合均匀后的制剂。散剂具有吸收快，发挥药效迅速的优点，适用于急性病。

（3）片剂　片剂是将药物研成细粉，或提取物的细粉，和赋形剂混合后压片而成的。片剂具有剂量准确、体积小、服用方便的特点，适用于各种急慢性病。

（4）冲剂　冲剂是将药物用水煎煮或用其他提取法提取药液后，再经浓缩，加入原药粉和辅料制成的颗粒散剂。用开水冲泡烊化即可服用，冲剂具有作用迅速、体积小、重量轻、服用简便的优点，适用于多种疾病。

（5）糖浆　糖浆是将药物用水煎煮或煎煮后再经浓缩的药液，加入适量糖分而制成的液体。糖浆可改变中药的苦味，患者易于接受，尤其适合儿童服用。

（6）酒剂　酒剂是将药物用白酒或黄酒浸泡适当时间，使药物的有效成分溶于酒中，然后去渣取酒的制剂。酒剂多用于体虚养、延年益寿、风湿疼痛及跌打损伤等。

（7）膏剂　膏剂是将药物用水浸出液经浓缩后加糖所得的稠厚半固体制剂。膏剂具有浓度高、体积小、剂量少的特点，且含有大量蜂蜜或糖，味甜营养丰富，故适宜于久病体虚者服用。

2. 局部用药　局部用药的目的主要是达到局部治疗效果。中医常用的局部用药分擦剂、贴剂、粉剂等。擦剂是将药物用水浸泡、煎煮浓缩的液体，或用酒浸泡后提取的药液，适用于皮肤病、局部跌打扭伤等。贴剂大都是将药物用植物油浸泡，煎熬成近固体的药膏，用来摊在油纸或布上外贴，多用于跌打损伤、风湿骨痛、痈疡等。粉剂是将药物经过碾细、水飞、炼煅等制成的粉末，大多具有清热解毒、活血化瘀、化腐生肌、除湿止痒、干燥收敛

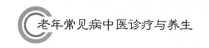

等作用，适用于局部炎症、溃疡、湿疹等。

3. 注射给药 注射剂是通过皮下、肌肉、静脉给药而达到治疗目的的方法。中药注射剂是将药物用水煎、蒸馏或酒精浸泡后提取的药液，再经灭菌处理后的制剂。其具有作用迅速、给药方便、药物不受消化液和食物的影响，能直接进入人体组织等优点，故适用于急救、患者昏迷、不能口服给药者。

综上所述，中成药的剂型是根据不同的治疗要求而制成的，与疾病相适应的剂型。它具有严密的科学性、适应性。因此，在选用中成药时，要注意剂型上的科学性，切忌盲目滥用中成药。

三、中成药的慎用、忌用及禁用

有些药品包装或说明书上常常可以看到注有"慎用""忌用""禁用"的字样，这三者虽然只是一字之差，但含义却截然不同，切不可混淆，而应该正确掌握使用。

1. 慎用 慎用即谨慎应用的意思，并不是绝对不能用。当用药者在"慎用"范围内时，用药时要注意观察有无不良反应，发现问题应立即停药。此类药通常是指小儿、老年人、孕妇及心、肝、肾功能不好的患者。如阿司匹林类药物对胃刺激性大，有溃疡病的患者应慎用；庆大霉素对肾功能减退的患者应慎用；中成药天麻丸、六神丸等药对孕妇应慎用。因这部分人由于生理上的特点和病理的原因，体内解毒功能低下，在使用某种药物时容易发生不良反应。若病情急需，一定要在医生指导下用药。

2. 忌用 忌用即指尽量避免应用的意思。有的药品的不良反应比较明确，对某些用药者可能会造成不良反应。凡属忌用药品者，应尽可能避免使用。如孕妇服用非那根（异丙嗪），可使胎儿畸形；肝功能不良者服用雷米封（异烟肼），可使谷丙转氨酶升高，使肝病加重；婴幼儿长期应用四环素抗生素，可因其能与新形成的骨、牙中所沉积的钙结合，从而影响小儿牙齿发育，并易致龋。

3. 禁用 禁用指某些患者用药后会出现严重的不良反应或中毒。如青霉素，对青霉素过敏者应禁用；吗啡有呼吸抑制作用，对支气管哮喘持续状态或心源性心脏病患者禁用；中药牛黄解毒丸、冠心苏合丸等是孕妇禁用药物。由于这些药品的毒副作用对这类人会构成危害，甚至危及生命，故禁用。

四、中成药的注意事项

中成药多为丸剂、散剂、膏剂，时间久了易于变质。如滋补丸药的品种繁多，且多为蜜丸，表面致密而滋润，有浓厚药香气味。倘若出现严重皱缩，无滋润光泽，潮湿发黏，嗅之有酸性异味，说明药物已发生酸败或霉变，便不宜再服用。

膏滋又称煎膏剂，常用的有参鹿膏、参杞膏、十全大补膏等。正常的膏滋表面光滑，油润细腻。如果存放过久，或保管不当，瓶口及膏滋表面产生白色或黑绿色毛状霉菌斑块、膏滋膨胀翻泡、有异样酸败气味等现象，则已变质，便不可再服。

酒剂是民间常用的滋补饮品，不仅厂家生产，民间亦常自制。酒类一般不易变质，但若包装不严，酒精挥发，出现严重的沉淀或酸败变质，不可再服。

滋补类糖浆品种也很多，常见的有人参五味子糖浆、人参银耳浆等。倘若瓶口封装不严，产生絮状块状沉淀物，甚至出现发酵、变酸、翻泡、瓶塞顶出等现象，表明已经酸败，不可再服。

将补药配制成颗粒状，也称为冲剂，如杜仲冲剂、参七晶等。如果发生严重软化，泛潮发霉，则不能再服。

口服液是近年来发展较快的新剂型，常见的有人参蜂王浆、生脉饮等。若贮存过久，可产生块状沉淀、发霉、发酵或服用时有刺激性气味，便不宜再服用。

有些中成药为片剂或胶囊剂型，如人参鹿茸片、湿毒清胶囊等，当出现霉变、发黏、潮解结块、变色、虫蛀等现象时，表明已经变质，便不能再服。

五、老年人常用中成药

（一）保健类中成药

1. 代参膏

［组成］党参、黄芪、白术、桂圆肉各 1 斤。

［剂型］膏剂。

［服法］日服 1~2 次，每次 3~5 钱（约 1 羹匙），开水化服。

［功效］补中益气。

［适应证］脾胃虚弱，疲倦乏力，气虚低热，心悸自汗，以及疮疡溃破，气虚不能外托，排脓不畅或脓水淡薄等。

［解说］代参膏用党参、黄芪、白术、桂圆肉四药，都具有健脾补中益气的功效，配合应用更加强了它们的作用，一般认为本方和人参的功效相仿，所以取名为代参膏。代参膏虽然具有良好的补益作用，但方中缺乏和胃理气

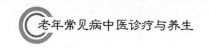
的药物，因此对于具有消化不良、脘腹胀满症状的患者不宜服用，如必须服用，最好配合陈皮、砂仁等药同用。此外，代参膏虽然可治疗气虚低热的病证，但阴虚火旺、潮热盗汗则不宜服用。在服药期间遇有感冒发热也应暂时停服。对阳证疮疡，局部红肿，溃破后脓多质稠腥臭等应忌服。

2. 归脾丸

［组成］党参、黄芪、白术、茯苓、酸枣仁、龙眼肉、生姜各4两，当归、远志各2两，甘草、青木香各1两，红枣6两。

［剂型］小粒丸剂，1斤袋装。

［服法］日服2~3次，每次3钱；吞服。

［功效］补益气血，健脾安神。

［适应证］气血虚弱，体倦乏力，失眠健忘，妇女经水过多等。

［解说］归脾丸也是补益气血的成药，这是因为它既有补气的党参、黄芪、白术、茯苓等，又有补血的当归、龙眼肉等药的缘故。由于方中还有酸枣仁、远志等滋养安神、补益心脾的药物，因此可用于气血两虚的失眠健忘病证。归脾丸功能补益气血，对于妇女气血不足、月经过多也有良好作用。

3. 补中益气丸

［组成］党参、黄芪、甘草各3两，白术9钱，当归、升麻、柴胡、陈皮各6钱，红枣9两，生姜6两。

［剂型］小粒丸剂，60克瓶装。

［服法］日服2次，每次2~3钱，吞服。

［功效］补中益气。

［适应证］气虚发热，疲倦乏力，久泻脱肛，子宫脱垂等。

［解说］补中益气丸里的党参、黄芪、白术、甘草具有健脾补气作用，柴胡、升麻有退热作用，黄芪能补气，还能治气虚发热，所以在治疗上可用于气虚发热、疲乏无力等。补中益气丸里的黄芪还能补气升提，柴胡、升麻也有升提的性能，故又具有补气升阳作用，是治疗气虚下陷、脱肛、子宫下垂等的常用成药，现在临床上往往用补中益气丸治疗胃下垂等内脏下垂的病证，久服有一定疗效。

4. 黄精丸

［组成］黄精、当归各1斤。

［剂型］大粒（蜜）丸剂，每粒重3钱。

［服法］口服2次，每次1粒，化服。

［功效］补益气血。

［适应证］精神疲倦，腰膝酸软，面黄肌瘦，自汗盗汗等。

［解说］黄精丸原名"九转黄精丹"。黄精一药有人认为它"功同地黄而不腻，效如参芪而不燥"，说明具有补益气血的作用，且药性平和，没有滋腻或辛燥的缺点。现在让它和当归配合，补益气血的作用就更加显著了，所以能治疗气血不足、精神疲乏、面黄肌瘦等。

5. 复方胎盘片

［组成］胎盘粉16两，党参、黄芪各4两，陈皮、麦芽各1两。

［剂型］片剂，100片瓶装。

［服法］日服3次，每次4片，吞服。

［功效］补益气血。

［适应证］疲乏无力，血虚眩晕等。

［解说］复方胎盘片是以胎盘粉作为主药制成。胎盘具益气血功能，配合党参、黄芪健脾益气，陈皮、麦芽健脾益胃，不但在补益气血方面可以加强疗效，而且还能促进吸收，补气血而不碍胃。

6. 滋补片

［组成］鸡血藤6两，仙鹤草5两，制狗脊、夜交藤各4两，菟丝子、墨旱莲、女贞子、桑寄生各3两，合欢皮2两，白术、生地黄、熟地黄、川续断各1.5两，人参3钱。

［剂型］片剂，100片瓶装。

［服法］日服3次，每次3~4片，吞服。

［功效］补气血，强筋骨，安心神。

［适应证］气血两亏，精神疲倦，失眠健忘，头昏眼花，腰膝酸软，四肢无力等。

［解说］滋补片原名"人参滋补片"。以人参、白术补气，生地黄、熟地黄、鸡血藤补血，狗脊、川续断、菟丝子、桑寄生补肝肾、壮筋骨，旱莲草、女贞子滋阴补肝肾，夜交藤、合欢皮滋阴安神。具有补气血、益肝肾、壮筋骨、安心神的作用，可用于气血两亏，肝肾不足，以及筋骨痿软、夜眠不安等。

7. 两仪膏

［组成］熟地黄100斤，党参50斤。

［剂型］膏剂。

［服法］日服2次，每次3~5钱（约1羹匙），化服。

［功效］补益气血。

［适应证］气血不足，精神疲怠，头昏眼花，面色萎黄，肢软乏力等。

［解说］两仪膏里的熟地黄补血，党参补气，二药配合有补益气血的作

用，主要用来治疗气血不足的病证。在服两仪膏的过程中，如遇感冒、发热、胃口不好等情况，要暂停服用。

8. 河车丸

［组成］熟地黄、龟甲各2两，杜仲、党参、黄柏各1.5两，紫河车、怀牛膝、麦冬、天冬各1两，茯苓6钱。

［剂型］小粒（蜜）丸剂，8两袋装。

［服法］日服2次，每次3~4钱吞服。

［功效］补气血，益肝肾。

［适应证］虚损劳伤，神疲乏力，腰酸腿软，潮热，梦遗等。

［解说］河车丸原名"河车大造丸"。紫河车就是胎盘，具有补益气血作用，又配合党参、茯苓健脾益气，熟地黄补血，可用于气血两亏，神疲乏力的病证。同时，其中又有龟甲、天冬、麦冬、黄柏等滋阴清虚热药物和杜仲、牛膝补肝肾、强筋骨的药物，因此，对于潮热、遗精、腰酸腿软等也可应用。

9. 六味地黄丸

［组成］熟地黄8两，山茱萸、山药各4两，茯苓、泽泻、牡丹皮各3两。

［剂型］小粒丸剂（水丸或蜜丸），1斤袋装。

［服法］日服2次，每次2~3钱，吞服。

［功效］滋补肝肾。

［适应证］精神疲倦，面色萎黄，头昏眼花，腰膝酸软，遗精，盗汗等。

［解说］六味地黄丸具有"三补三泻"的作用，就是熟地黄能补肾阳，泽泻清热利水；山茱萸补肝，牡丹皮清肝火；山药补脾，茯苓渗脾湿。上药看似作用相反，却有相互配合作用。它的主要功效是滋阴、补肝肾，适用于肾阴虚的遗精盗汗，以及肝肾不足的头昏眼花、腰膝酸软等。

【附】

（1）归芍地黄丸　由六味地黄丸加当归、白芍各3两组成。功能滋阴补血，适用于阴虚血少、头昏眼花、潮热、盗汗、两胁疼痛等。小粒（蜜）丸剂。日服2次，每次2~3钱，吞服。方源：验方。

（2）参麦六味丸　由六味地黄丸加沙参、麦冬各3两组成。功能滋肾润肺，适用于肺肾阴虚，低热颧红，久咳无痰，咽干口燥等。小粒（蜜）丸剂。日服2次，每次2~3钱，吞服。方源：验方。

（3）麦味地黄丸　原名八仙长寿丸。由六味地黄丸加麦冬3两，五味子2两组成。功能滋补肺肾，适用于肺肾阴虚，久咳气喘等。

10. 鹿茸片

[组成] 鹿茸。

[剂型] 片剂，50 片瓶装。

[服法] 日服 2 次，每次 3~5 片，吞服。

[功效] 强壮滋补。

[适应证] 神经衰弱，体虚怕冷，劳伤虚损，腰膝痿弱等。

[解说] 鹿茸片是由一味鹿茸制成。鹿茸是补肾助阳作用良好的中药，制成片剂，便于服用，适用于阳虚怕冷、手足不温、腰膝痿弱等。鹿茸片药性温热，对于阴虚火旺，肝阳亢盛的患者不宜服用。在临床应用上一般以年老、阳虚者服用较宜；如年轻而没有阳虚症状者误服后可能有出鼻血、内热等副作用。

11. 参茸片

[组成] 人参、鹿茸。

[剂型] 片剂，100 片瓶装。

[服法] 早晚各服 1 次，每次 3~5 片，吞服。

[功效] 补气助阳。

[适应证] 体虚怕冷，精神疲倦，腰膝酸软，阳痿，遗精等。

[解说] 参茸片共两味药，人参能大补元气，鹿茸能补肾助阳，所以适用于气阳两虚，怕冷、四肢不温、疲乏无力、气喘、遗精等，功能补气助阳。参茸片不适用于阴虚火旺、肝阳亢盛的患者；同时对感冒发热、湿阻脾胃或食积停滞引起的脘腹胀满、大便秘结等也不宜应用。

12. 人参鹿蓉丸

[组成] 人参、鹿角胶、肉苁蓉、菟丝子、补骨脂、巴戟天、当归、茯苓、五味子、怀牛膝、杜仲、香附、甘草、黄柏、黄芩、桂圆。

[剂型] 大粒（蜜）丸剂。

[服法] 日服 1~2 次，每次 1 粒，化服。

[功效] 补气血，助肾阳。

[适应证] 神经衰弱，腰腿酸软等。

[解说] 人参鹿蓉丸里人参、茯苓、当归、桂圆能补益气血，鹿角胶、肉苁蓉、菟丝子、巴戟天能温肾助阳，杜仲、牛膝、补骨脂能补肝肾，五味子、桂圆能养心安神。可用来治疗气血不足，肾阳亏损之腰酸腿软、睡眠不安等。

13. 全鹿丸

[组成] 鹿 1 只，下列药物每料用鹿 10 斤：党参、山药、白术、黄芪、

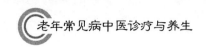

茯苓、杜仲、甘草、续断、当归、巴戟天、川芎、苁蓉、生地黄、锁阳、熟地黄、芡实、天冬、胡芦巴、麦冬、补骨脂、五味子、覆盆子、陈皮、菟丝子、枸杞子、楮实子、牛膝各 1 斤，花椒、小茴香、青盐、沉香各 8 两。

［剂型］小粒（蜜）丸剂，4 两盒装。

［服法］日服 2 次，每次 3 钱，吞服。

［功效］温肾助阳，补益阳气。

［适应证］老年阳虚所致的腰膝酸软、畏寒肢冷、尿频。

［解说］全鹿丸中鹿、杜仲、续断、巴戟天、苁蓉、锁阳、补骨脂、小茴香等补肾助阳，五味子、菟丝子、麦冬、熟地黄等滋阴，党参、黄芪、茯苓、白术、甘草、川芎、当归、生地黄、熟地黄等补益气血。诸药合用，共奏温肾助阳、补益阳气之功。

（二）感冒类中成药

1. 藿香正气片

［组成］苍术、陈皮、厚朴（姜制）、白芷、茯苓、大腹皮、生半夏、甘草浸膏、广藿香油、紫苏叶油。

［剂型］片剂，24 片塑料袋装，36 片瓶装，每片约含生药 5 分。

［服法］日服 3 次，每次 4 片，吞服。

［功效］发散风寒，化湿和胃。

［适应证］伤风感冒，怕冷发热，呕吐腹泻，胸闷腹胀等。

［解说］藿香正气片是一种治疗感冒的常用中成药，其中紫苏、藿香、生姜都是发散风寒、解表的药物，又能和胃治呕吐、泄泻，再加上苍术、厚朴、陈皮、半夏等燥湿和胃的药物，它的作用就更加明显了。在临床上主要用来治疗呕吐、腹泻兼有发热怕冷的病证，对风寒感冒同时有呕吐泄泻的也可应用。藿香正气液与该片作用相同。

2. 参苏丸

［组成］党参、苏叶、前胡、葛根、茯苓各 3 两，甘草、枳壳、陈皮、姜半夏、桔梗、木香各 2 两，生姜、红枣各 1 两。

［剂型］小粒丸剂。

［服法］日服 2 次，每次 3~9g，吞服。

［功效］益气解表，化痰和胃。

［适应证］虚症感冒，怕冷发热，胸闷不舒，咳嗽痰多等。

［解说］参苏丸是由"参苏饮"改制丸剂的成药，又叫"参苏理肺丸"。本方的特点是用补气的党参和发表的苏叶、葛根等药同用，主要用以治疗体

质虚弱，感冒风寒的病证。本品中包含了化痰和胃的"二陈汤"（陈皮、半夏、茯苓、甘草），配合前胡、桔梗，可以治疗咳嗽痰多；配合苏叶、枳壳又可以治疗胸闷不舒。所以对虚证的感冒风寒，兼有咳嗽痰多、胸闷，用之最为适宜。

3. 复方柴胡注射液

［组成］北柴胡、细辛（量10∶1）。

［剂型］注射剂，每支2mL，含北柴胡5g，细辛0.5g。

［用法］肌内注射，每日1~2次，每次4mL，以后每次2mL。儿童每日1~2次，每次2mL。

［功效］解表，退热，止痛。

［适应证］感冒、流行性感冒、上呼吸道感染等。

［解说］复方柴胡注射液里的柴胡能解表、退热，细辛能解表、止痛、镇咳，所以主要适用于风热感冒、头痛、身痛、咳嗽等。无论流行性感冒、上呼吸道感染，只要出现发热较高、头痛、身痛等，大都可应用。复方柴胡注射液里的柴胡有明显的退热作用，剂量和细辛比例是10∶1，所以它的作用主要是能退热。据报道，用复方柴胡注射液后体温下降恢复正常的大都在12~48小时以内，甚至对水痘、疱疹性咽峡炎、病毒性肺炎、腮腺炎、麻疹等也都具有一定的疗效。

4. 感冒宁

［组成］四季青叶、大青叶各1两，防风、紫苏、荆芥各5钱。

［剂型］冲剂，20g塑料袋装。

［服法］日服3~4次，每次1袋，开水冲服。

［功效］退热，解表。

［适应证］感冒引起的发热、头痛、鼻塞、流涕等。

［解说］感冒宁一方面用紫苏、防风、荆芥等发散风寒的药物，同时又选用了四季青、大青叶清热解毒作用比较强的药物。因此，它既能用来治疗感冒风寒而体温较高的病证，又可用以治疗风热感冒、身不出汗的病证。如果风寒感冒而体温不太高，或风热感冒身有出汗及平素有自汗、盗汗的患者，就要慎用。

5. 银翘解毒片

［组成］金银花、连翘各10两，板蓝根、桔梗各6两，豆豉、甘草各5两，淡竹叶、荆芥各1两，薄荷脑1钱。

［剂型］片剂，16片塑料袋装，每袋约含生药5钱。

［服法］日服2次，每次4片。

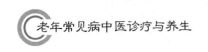

［功效］发散风热，清热解毒。

［适应证］风热感冒，头痛、鼻塞、咽喉肿痛等风热证。

［解说］银翘解毒片是根据"银翘散"改制而成的成药。适用于流感、上感、急性扁桃体炎等。银翘解毒丸与该片作用相同。

6. 桑菊感冒丸

［组成］桑叶、菊花、杏仁、桔梗、连翘、薄荷油、芦根、甘草。

［剂型］丸剂，每袋20粒。

［服法］口服，每次20~30粒，日服2~3次。

［功效］疏风清热，宣肺止咳。

［适应证］感冒发热、头昏、咳嗽、口干、咽痛。

［解说］桑菊感冒丸具有疏风热、止咳嗽作用，适用于治疗流感、上感以咳嗽为主的证候。

7. 感冒退热冲剂

［组成］大青叶、板蓝根各1两，草河车、连翘各5钱。

［剂型］冲剂，18g塑料袋装，每袋约含生药4.7钱。

［服法］日服3次，每次1袋；体温在38℃以上者日服4次，每次2袋。开水冲服。

［功效］清热解毒。

［适应证］感冒发热、上呼吸道感染、急性扁桃体炎、咽喉炎等。

［解说］感冒退热冲剂里的四味药物，都是清热解毒作用较强的中草药，用来治疗感冒是突破了中医用发散解表药的旧框框，在临床上确也收到良好的疗效。感冒退热冲剂主要适用于风热感冒的病证，对于风寒感冒并不适宜。由于感冒退热冲剂的作用是清热解毒，所以除了用来治疗感冒风热的病证以外，对于热毒引起的疮疡、疖肿、扁桃体炎、咽喉炎等也是适宜的，不要为了它的名称而局限性地只用于感冒。

8. 防风丸

［组成］防风、川芎、当归、白芍、大黄、薄荷、麻黄、连翘、玄明粉各5钱，生石膏、黄芩、桔梗各1两，滑石3两，甘草2两，荆芥、白术、栀子各2.5钱。

［剂型］小粒丸剂。

［服法］日服2次，每次2~3钱，用生姜片、葱白3~5根，煎汤送服。

［功效］发散解表，清热，通便。

［适应证］怕冷发热，热势较高，头痛，咽痛，小便赤涩，大便秘结，或疮疡初起，发热、便秘等。

　　［解说］防风丸，又称"防风通圣丸"。用防风配合荆芥、麻黄、薄荷发散解表，生石膏、黄芩、连翘、栀子清热泻火，组成了发散风热的方剂，主要适用于表证怕冷发热而热势较高的病证。其中又用大黄、玄明粉，有泻火通便作用，对热高而便闭的病证是适宜的。另用滑石、甘草清热利水，可协助排除热邪。本方既能解表，又能清热、通便，所以过去一般说它是"表里双解"的方剂。疮疡初起，往往有怕冷发热、大便秘结的症状。本品除上述解表、清热、通便作用以外，又有川芎、当归、白芍等活血散瘀的药物，服后可有消散退肿的功效，所以疮疡初起的病证，防风丸也是可以用来治疗的。

9. 川芎茶调散

　　［组成］薄荷 8 两，荆芥、川芎各 4 两、羌活、防风、白芷、甘草各 2 两，细辛 1 两。

　　［剂型］小粒丸剂，8 两袋装。

　　［服法］日服 2 次，每次 2 钱，吞服。

　　［功效］散风止痛。

　　［适应证］风寒头痛，偏正头痛等。

　　［解说］川芎茶调散虽然药名叫"散"，但实际上是一种丸剂。川芎茶调散以川芎为主药，川芎功能"上行头目、下行血海"，既能活血调经，又能治头痛；配合羌活、白芷、细辛，是散风止头痛的要药；再用荆芥、防风、薄荷增加疏散风邪的功效。川芎茶调散除川芎、甘草外，其余药物都能发散风寒，解除表证，因此用来治疗风寒感冒、头痛、身痛也具有一定疗效。川芎茶调散药性辛散，如果平常容易出汗的患者不宜服用；又由于药性大都辛燥，对于阴虚患者，如有口渴、眼睛干涩、容易升火及有低热等的，都要慎用。

10. 清眩丸

　　［组成］川芎、白芷各 200 两，生石膏、薄荷、荆芥穗各 100 两。

　　［剂型］大粒（蜜）丸剂，每粒重 2 钱。

　　［服法］日服 2 次，每次 2 粒，化开吞服。

　　［功效］散风热，止头痛。

　　［适应证］风热头痛，头昏眼花等。

　　［解说］清眩丸用薄荷、荆芥穗发散风热，生石膏清热泻火，配合起来散风清热的作用增强了，再加川芎、白芷能上行头部制止头痛，所以适用于风热头痛。清眩丸里荆芥、白芷、薄荷又都具有解表作用，因此风热感冒、头痛较剧的患者也可服用。本品和川芎茶调散区别在于：清眩丸用了石膏，所以着重在治疗风热头痛；川芎茶调散用细辛、羌活，止痛力较佳，着重用于风寒头痛。

（三）清热解毒类中成药

1. 黄连上清丸

［组成］黄连、黄芩、黄柏、山栀子各4两，连翘、姜黄各3两，薄荷、玄参、桔梗、川芎、葛根、天花粉各1两，菊花、当归各2两，大黄6两。

［剂型］小粒丸，1斤袋装。

［服法］日服1~2次，每次1~3钱，吞服。

［功效］清热解毒，泻火通便。

［适应证］风火赤眼，咽痛，口舌生疮等。

［解说］黄连上清丸以清热解毒为主，方用黄连、黄芩、黄柏、栀子、连翘都是治疗热毒病证的要药，配合玄参、桔梗、薄荷能清热利咽；又用菊花、薄荷能清热明目；还有葛根、天花粉既能清热生津，又能清胃热治口舌生疮。此外，大黄一药功能清热解毒、泻火通便，如兼大便秘结，可以达到通大便、泻热毒的目的；当归、川芎、姜黄有活血行瘀作用，能起到消肿、止痛的效能。

2. 牛黄上清丸

［组成］黄连8两，大黄25两，连翘、黄芩、荆芥穗、栀子、桔梗、蔓荆子、白芷各64两，薄荷、防风、生石膏、黄柏、甘草、川芎各32两，旋覆花16两，菊花128两。以上共研细粉，每16两粉中再加牛黄5分，冰片3钱。

［剂型］大粒（蜜）丸剂，每粒重2钱。

［服法］日服2次，每次1粒，化服。

［功效］疏风清热，明目利咽。

［适应证］风火赤眼，咽喉肿痛，口舌生疮，牙龈肿痛，大便燥结等。

［解说］牛黄上清丸与黄连上清丸在组成上是基本相同的，减去了当归、玄参、葛根、姜黄、天花粉，加用了牛黄、防风、白芷、荆芥、石膏、甘草、旋覆花等，增强了清热祛风、泻火解毒方面的功效。

（四）化痰止咳类中成药

1. 杏苏二陈丸

［组成］杏仁、苏子、陈皮、半夏、茯苓各2两，甘草1两。

［剂型］1粒丸剂。

［服法］日服2次，每次3钱，吞服。

［功效］化痰，止咳，平喘。

［适应证］咳嗽气喘，痰多色白，胸闷不舒，脘腹作胀等。

［解说］杏苏二陈丸是在"二陈丸"的基础上加杏仁、苏子配制的成药。二陈丸用陈皮、半夏、茯苓、甘草，具有燥湿化痰、理气和胃的作用。对咳嗽痰多、胃脘胀闷等具有较好的作用；但止咳平喘的功效较弱，现加上杏仁、苏子，都是化痰止咳、降气平喘的药物，加强了止咳平喘的功效，因此，对痰多的咳嗽、气喘患者是适宜的。咳喘痰多，往往兼有胸闷的症状，本方又有理气的功效，对消除胸闷症状也有一定的作用。杏苏二陈丸化痰止咳作用较好，但其中药物大都偏于温燥，所以对痰多色白、舌苔白腻等属于寒痰咳嗽的病证较为适宜。如果痰热咳嗽则不宜应用。

2. 半贝丸

［组成］川贝母6两，半夏4两，生姜汁。

［剂型］小粒丸剂，8两袋装。

［服法］日服1~2次，每次1~2钱，吞服。

［功效］化痰止咳。

［适应证］痰多咳嗽。

［解说］半贝丸用川贝母润肺止咳，用半夏燥湿化痰，组成化痰止咳的成药，对于痰多咳嗽确实有较好的疗效。川贝母性能润肺，可以防止半夏辛燥耗伤阴津；而半夏的辛燥，又能防止川贝母的滋润助湿；两药看来在药性上有矛盾的地方，但恰恰又能达到"相反相成"作用。至于生姜既有化痰作用，又能解半夏的毒性。半贝丸又能化痰散结消瘰，可用治痰核、瘰疬等。

3. 宁咳露

［组成］百部5两，麻黄4两，生紫苑3两，生甘草1.5两，杏仁水27mL。

［剂型］糖浆，100mL瓶装。每瓶约含生药1.6两。

［服法］日服3次，每次15mL。饮服。

［功效］止咳。

［适应证］慢性支气管炎等。

［解说］宁咳露用麻黄、杏仁宣肺止咳；百部、紫苑润肺止咳，所以不论新咳、久咳都可应用。在治新咳方面，由于主要药物的药性是温性的，所以适用于寒性咳嗽；在治疗久咳方面，由于麻黄、杏仁又有平喘的功效，所以还可用于咳嗽气喘患者。宁咳露的作用着重在于止咳，所以临床应用当以咳嗽痰少的患者为宜，如果痰多咳嗽，就该选用化痰止咳的其他中成药来治疗。

4. 养阴清肺丸

［组成］生地黄5两，玄参4两，麦冬3两，浙贝母、白芍、牡丹皮各2

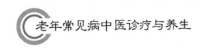

两，薄荷 1.3 两，甘草 1 两。

[剂型] 大粒（蜜）丸剂，每粒 3 钱。

[服法] 日服 2 次，每次 1 粒，化服。

[功效] 清热润肺止咳。

[适应证] 咳嗽痰少，咽干口渴，痰中带血等。

[解说] 养阴清肺丸用生地黄、白芍、玄参、麦冬养阴清肺，配用牡丹皮清热泻火，贝母止咳平喘，适用于阴虚肺热的燥咳痰少等证。

5. 雪梨膏

[组成] 鲜梨。

[剂型] 膏剂，8 两瓶装。

[服法] 日服 2 次，每次 3~5 钱（约 1 羹匙），化服。

[功效] 清热润肺止咳。

[适应证] 咳嗽痰少，口渴津少。

[解说] 雪梨膏用鲜梨制膏服用，具有养肺阴、清肺热的作用，适用于燥咳痰少、津少口渴的病证。本品润肺作用很好，止咳功效较弱，适用于津少咳嗽者。

6. 琼玉膏

[组成] 生地黄 40 斤，蜂蜜 20 斤，茯苓 7 斤 8 两，党参 3 斤 2 两。

[剂型] 膏剂。

[服法] 日服 2 次。每次 3~5 钱，（约 1 羹匙），化服。

[功效] 养阴润肺。

[适应证] 肺虚久咳，干咳无痰等。

[解说] 琼玉膏又名"滋润琼玉膏"，是用生地黄补肾阴，蜂蜜润肺燥，合而成为养阴润肺的方子。由于肺阴虚往往兼有肾阴虚，所以在滋养肺阴的同时，加用补肾阴的生地黄，可使它的补益作用有所增强。其中党参、茯苓具有健脾作用，中医学认为培补了脾胃，可以使原来肺虚的病证也能得到改善，在肺虚而同时有脾虚症状的时候，这种治疗方法是经常应用的，它的目的主要还是治疗肺虚。琼玉膏和二冬膏都是养阴润肺止咳的成药，它们不同的地方在于：二冬膏有清热润燥作用，可治疗肺虚久咳、虚热口燥；琼玉膏功能润肺健脾，可治疗肺虚久咳，兼有脾虚的病证。此外，这两种成药都是着重治疗肺阴虚的，如果咳嗽咯血、虚热等症状比较突出，应该配合或改用其他有关成药服用。

7. 二母安嗽丸

[组成] 款冬花 18 斤，浙贝母 3 斤，知母、玄参、麦冬、杏仁、紫菀、

百合各 6 斤，罂粟壳 12 斤。

［剂型］大粒（蜜）丸剂，每粒 3 钱。

［服法］日服 2~3 次，每次 1 粒，化服。

［功效］清热止咳。

［适应证］虚劳久咳，口燥舌干等。

［解说］二母安嗽丸以知母和贝母二味药为主药，因能治疗咳嗽而命名。方中知母和玄参、麦冬、百合等配用，有清肺热、养肺阴的功效；贝母配杏仁、款冬花、紫菀、御米壳（罂粟壳）等有润肺敛肺、止咳平喘的作用。本方着重治疗肺虚久咳，兼有肺热口燥舌干等。如果外感咳嗽或咳喘痰多则不宜应用。

8. 桂龙咳喘宁胶囊

［组成］桂枝、龙骨、白芍、牡蛎、黄连、法半夏、瓜蒌皮、苦杏仁（炒）、大枣、生姜、甘草（炙）。

［剂型］胶囊，塑料瓶装，每瓶 60 粒。

［服法］口服，1 次 5 粒，1 日 3 次。

［功效］止咳化痰，降气平喘。

［适应证］久咳，久喘，痰多气急。

［解说］桂龙咳喘宁具有化痰除饮、温肺止咳、降气平喘的功效，适用于慢性支气管炎、肺气肿患者发作期的治疗。服药期间忌烟、酒及生冷、油腻食物。本品可用于风寒咳嗽，其表现为咳嗽声重，气急，咽痒，咳痰稀薄色白，伴鼻塞，流清涕，头痛，肢体酸痛，恶寒发热，无汗。若服药后患者出现高热，体温超过 38℃，或出现喘促气急者，或咳嗽加重，痰量明显增多，或痰由白转黄者，应到医院就诊。

（五）调理脾胃类中成药

1. 平胃丸

［组成］苍术 8 两，厚朴 5 两，陈皮、甘草各 1 两。

［剂型］小粒丸剂。

［服法］日服 2 次，每次 6g，吞服。

［功效］燥湿健脾。

［适应证］湿阻脾胃，脘腹胀闷、舌苔厚腻、大便泄泻等。

［解说］平胃丸用苍术燥湿健脾，厚朴、陈皮燥湿理气，甘草和缓药性，组成了以燥湿为主，兼能健脾理气的方剂。适用于寒湿阻于脾胃，气滞脘腹胀闷，或寒湿腹泻等。

2. 香砂平胃丸

［组成］苍术 5 两，厚朴、陈皮、香附各 4 两，砂仁、甘草各 2 两。

［剂型］小粒丸剂，4 两袋装。

［服法］日服 2 次，每次 2 钱，吞服。

［功效］燥湿健脾，理气宽中。

［适应证］湿阻脾胃，脘腹胀满。

［解说］香砂平胃丸是由平胃丸加香附、砂仁组成。也是燥湿健脾，治疗湿阻脾胃、脘腹胀满的成药，但由于增加了香附、砂仁等理气药，故消除胀满的功效更加明显。

3. 保和片

［组成］山楂片 32 两，制半夏、茯苓各 16 两，莱菔子 8 两，陈皮油 28 两，白地酵母 72 两。

［剂型］片剂，80 片瓶装。每片约含生药 5 分。

［服法］日服 3 次，每次 4 片，吞服。

［功效］健脾胃，助消化。

［适应证］食物积滞，嗳气吐酸，消化不良等。

［解说］保和片用山楂、莱菔子、酵母等助消化药物为主要组成部分，适用于食物积滞、消化不良的患者。消化不良往往胃中嘈杂不舒，所以又加用了半夏、陈皮和胃；同时陈皮和茯苓又有健脾作用，可以帮助消化功能的恢复。

4. 开胸顺气丸

［组成］大黄、莱菔子、乌药、青皮各 24 两，槟榔、广木香、山楂、六曲、麦芽、厚朴、枳实各 1 斤，甘草 8 两。

［剂型］小粒丸剂，2 钱袋装。

［服法］日服 2 次，每次 6g，吞服。

［功效］消积，顺气。

［适应证］食物积滞，脘腹胀满，呕吐恶心，便秘等。

［解说］开胸顺气丸用山楂、六曲、麦芽消化食积，也是一种治疗食物积滞病证的成药。食积停滞多有脾胃气滞而出现脘腹胀满的症状，所以配伍了木香、厚朴、乌药、青皮等理气药来解除胀满。食积停滞后，往往会出现大便秘结的症状。大便越是不通，气滞胀满的症状也越是明显，这时用通大便药来治疗，可使食滞排除而使胀满轻减。因此，开胸顺气丸就用大黄、槟榔、枳实等药物来通下大便。开胸顺气丸适用于食积停滞的实证，如属消化不良而脾胃虚弱，或已有大便溏薄的患者则不宜应用。开胸顺气丸通下大便，消

除食积，减轻胃脘胀满等作用是较好的，服药后大便通畅，就应该停止服用，以免损伤脾胃的正常功能。

5. 香砂养胃丸

［组成］白术 120 两，香附、砂仁、茯苓、厚朴、枳壳、藿香、半夏各 40 两，陈皮、甘草、豆蔻、木香各 20 两，大枣 16 两，生姜 4 两。

［剂型］小粒丸剂，2 钱袋装。

［服法］日服 2 次，每次 9g，吞服。

［功效］健脾和胃，理气化湿。

［适应证］湿阻气滞，胃脘胀满疼痛等。

［解说］香砂养胃丸以香砂枳术丸配合二陈丸（陈皮、半夏、茯苓、甘草）健脾和胃，化湿理气；又加用藿香、厚朴、枳壳、豆蔻、香附等化湿理气的药物，用于治疗湿阻脾胃、气机阻滞脘腹胀满的病证。本品以化湿理气为主，脾胃湿能化除，功能自可恢复，虽然没有用大量健脾养胃的药物，却有恢复脾胃功能的效能，所以命名为"香砂养胃丸"。

6. 当归龙荟丸

［组成］当归、龙胆草、栀子、黄连、黄柏、黄芩各 1 两，芦荟、大黄、青黛各 5 钱，木香 2.5 钱，麝香 5 分。

［剂型］小粒（蜜）丸剂或大粒（蜜）丸剂，每粒重 2 钱。

［服法］日服 1~2 次，每次 1~3 钱，吞服。大粒丸每次 1 粒，化服。

［功效］泻肝火，通大便。

［适应证］肝火炽盛，头昏眼花，神志不安，甚则惊悸抽搐，或脘腹胀痛，大便秘结，小便黄赤等。

［解说］当归龙荟丸用龙胆草、山栀、黄连、黄芩、黄柏、青黛等清肝泻火，大黄、芦荟既能清肝火，又能通大便，这两部分的药物是本方的主要部分；又用当归养肝血，木香疏肝气，麝香开窍，都是辅佐部分。由上可知，当归龙荟丸主要用于肝火炽盛的病证。对由于肝火旺而引起的头昏眼花、神志不安、惊悸抽搐等有一定的治疗作用，同时对大便秘结、脘腹胀痛而出现头昏眼花、面红目赤、舌质红等肝火亢盛的病证，也有泻肝火、通大便的功效。

7. 麻仁丸

［组成］火麻仁、杏仁、大黄、厚朴各 4 两，白芍 3 两，枳实 2 两。

［剂型］小粒（蜜）丸剂，1 斤袋装；大粒（蜜）丸剂，每粒重 3 钱。

［服法］日服 2 次。小粒丸每次 2~3 钱，吞服；大粒丸每次 1 粒，化服。

［功效］润肠通便。

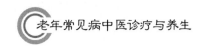

［适应证］肠燥便秘。

［解说］麻仁丸，又叫"脾约麻仁丸"。它以火麻仁、杏仁滋润肠燥而通大便为主要药物，适用于津液不足的肠燥便秘病证；另配用了大黄、枳实、厚朴等药，一方面加强了通大便作用，另一方面又可消除因便秘而出现的腹胀症状；白芍在本方中有缓和药性作用，可以减少肠管痉挛而引起的腹痛。

8. 复方罗布麻片

［组成］罗布麻、野菊花、汉防己、硫酸胍生、肼苯哒嗪、双氢氯噻嗪、异丙嗪、利眠宁、维生素 B_1、维生素 B_6、泛酸钙、三硅酸镁等。

［剂型］片剂。

［服法］高血压Ⅰ期和Ⅱ期的患者日服 3 次，每次 2 片，吞服。效果不明显而无副作用出现，可增至每次 3 片，疗程最短为 1 个月，最长为 2 个月。

［功效］降低血压。

［适应证］高血压病。

［解说］复方罗布麻片又叫"复方降压宁片"，采用中西药物相结合而制成。罗布麻是一种具有降压作用的草药，并能改善由高血压引起的头晕、心悸、失眠等症状，野菊花、汉防己也都具有一定的降压作用，同时又配合了降压、镇静、利尿等西药。据报道，本品具有良好的降压作用及改善高血压症状的作用，能使头痛、头晕、肢麻等症状消失，患者服后较舒服。尤其适用于对西药利血平有禁忌的溃疡病、哮喘、慢性鼻炎、精神抑郁症等的高血压病患者。本品由于采用中西药物结合，副作用较小，少数患者在开始服用的第 1 周内可能出现头晕的情况，但 2~3 天后即可减轻以至消失；个别患者也可能出现嗜睡感。

9. 朱砂安神丸

［组成］生地黄 5 两，黄连 1.5 两，当归、朱砂各 1 两，甘草 5 钱。

［剂型］小粒（蜜）丸剂，4 两盒装。

［服法］日服 2 次，每次 3 钱，吞服。

［功效］清心养血安神。

［适应证］血虚火盛，心神不宁，烦躁不眠等。

［解说］朱砂安神丸里的朱砂具有清心安神的作用，配合黄连清泻心火，生地黄、当归补血养血，因而组成了清心养血安神的成药。在临床上多用于血虚不足，心火亢盛的心神不宁、烦躁失眠病证。

10. 磁朱丸

［组成］磁石 2 两，朱砂 1 两，六曲 3 两。

［剂型］小粒丸剂，8 两盒装。

［服法］日服2次，每服3钱，吞服。

［功效］明目，安神。

［适应证］心悸失眠，视物昏糊等。

［解说］磁朱丸用朱砂、磁石重镇安神，主要用于心神不宁所致失眠。磁朱丸又因磁石能养肝阴，朱砂能清心火，所以还可治疗阴虚火旺之视物模糊，有明目的功效。由于磁石和朱砂都是矿物药，配用六曲有助消化、健脾胃的作用，可以预防二药影响胃口的副作用。

11. 复方丹参片

［组成］丹参、三七、冰片。

［剂型］片剂，每瓶60片装。

［服法］口服，一次3片，1日3次。

［功效］活血化瘀，理气止痛。

［适应证］用于胸中憋闷，心绞痛。

［解说］复方丹参片具有活血化瘀、理气宽胸的功效，是治疗老年心血管系统病常用药物之一。但年老多虚，病多积渐而成，辨证多以虚、虚实夹杂证居多，而本品以三七、丹参、冰片为主药组成，治实不治虚，治标不治本，故老年患者服用复方丹参片有三忌：①忌误服：老年心血管系统疾病病因复杂，变化多端，发展迅速，不少老年病确诊较难，而复方丹参片只适用于冠心病心胸憋闷、疼痛不适的患者，非治疗老年心血管系统疾病的万能药，误用本药有延误诊断，延长病程，耗气伤正之弊。②忌过服：本品常用剂量为每次3片，日服3次，若擅自加大剂量，过服本药，老年心血管病患者服后可见脘腹不适、恶心呕吐、食欲不振，甚至腹泻等副作用。③忌久服：老年心血管疾病大都具有病程较长、病情较重、反复较大的特点，因此常常需要长期用药，不少老年病患者常数年数月服用复方丹参片。但本品药性偏于寒凉，长于治标，故久服有耗伤正气，损脾伤胃之弊。如病情需要长期服用，也当辨证配用扶正之品。如用人参10g泡水，送服复方丹参片，有益气化瘀、标本兼治的功效，能避免久服的不良反应。

12. 通天口服液

［组成］川芎、白芷、细辛、羌活、薄荷、天麻等。

［剂型］口服液，每支10mL。

［服法］口服。第1日服法：分即刻、服药1小时后、2小时后、4小时后各服10mL，以后每6小时服10mL。第2日、第3日服法：1次10mL，1日3次。3天为1个疗程，或遵医嘱。

［功效］活血化瘀，祛风止痛。

［适应证］用于瘀血阻滞，风扰清空所致的偏头痛发作期。症见：头部胀痛或刺痛，痛有定处，反复发作，头晕目眩或恶心呕吐，恶风或遇风加重。

［解说］通天口服液源于中医经典名方"川芎茶调散"，是太极集团，四川太极制药有限公司独家研制生产的纯中药制剂，具有显效快、长期服用安全、无毒副作用等特点。经北京中医药大学等多家医院临床验证，通天口服液对感冒引起的头痛、紧张性头痛、偏头痛、脑血管性头痛、颈椎病痛、脑梗死等有很好的疗效，且对中风后遗症有明显改善作用，并能预防脑出血发作、脑血栓形成。经华西医科大学主要药效试验研究显示，通天口服液具有以下作用：①明显减轻化学刺激、热刺激导致的疼痛程度，缩短疼痛持续时间，且与剂量呈量效关系；②明显延长凝血时间，降低血液黏度，且与剂量呈量效关系；③延迟和拮抗肾上腺素导致的肠系膜微动脉收缩，改善微循环；④预防和缩小缺血所致的脑组织损伤，对脑缺血有积极的改善作用。

13. 华佗再造丸

［组成］川芎、吴茱萸、冰片等。

［剂型］丸剂，每瓶装80g，铝瓶。

［服法］口服，一次4~8g，一日2~3次；重症一次8~16g或遵医嘱。

［功效］活血化瘀，化痰通络，行气止痛。

［适应证］用于痰瘀阻络之中风恢复期和后遗症，所致半身不遂、拘挛麻木、口眼㖞斜、言语不清等。

［解说］华佗再造丸为中医治疗中风后遗症名方之一。可用于脑血管意外恢复期的治疗。临床常用剂量为每次8g（48~50粒），早晚各服1次。连服10天，停药1天，30天为1个疗程。可连服3个疗程。预防用量与维持量每次4g，早晚各服1次。孕妇忌服。服药期间如有燥热感，可用白菊花蜜糖水送服，或减半服用，必要时暂停服用1~2天。

14. 穿龙骨刺片

［组成］穿山龙、淫羊藿、狗脊、川牛膝、熟地黄、枸杞子。

［剂型］片剂，100片瓶装。

［服法］口服，1次6~8片，1日3次。

［功效］补肾健骨，活血止痛。

［适应证］骨质增生，骨刺疼痛。

［解说］骨质增生是中老年人常见的一种以颈椎、腰椎病变为主的疾病。中医学认为与肾虚有关。本药用补肾的熟地黄、枸杞子、淫羊藿、狗脊、怀牛膝为主，用穿山龙活血通络。诸药合用，共奏补肾壮骨、活血止痛之效。服药期间如遇感冒发烧、腹泻，应暂停服用。

15. 壮骨关节丸

[组成] 狗脊、淫羊藿、独活、骨碎补、续断、补骨脂、桑寄生、鸡血藤、熟地黄、木香、乳香、没药。

[剂型] 丸剂，每瓶装 60g。

[服法] 口服，一次 6g（约一瓶盖），一日 2 次。早晚饭后服用。

[功效] 补益肝肾，养血活血，舒筋活络，理气止痛。

[适应证] 用于肝肾不足，气滞血瘀，经络痹阻；各种退行性骨关节痛，腰肌劳损等。

[解说] 壮骨关节丸有补肾通络、活血止痛的功效，适用于慢性腰腿痛、骨质增生、风湿性关节炎的治疗。30 天为一疗程，长期服用者每疗程之间应间隔 10~20 天。

16. 湿毒清胶囊

[组成] 地黄、当归、丹参、苦参、蝉蜕、黄芩、白鲜皮、土茯苓、甘草。

[剂型] 胶囊，每粒装 0.5g。

[服法] 口服，一次 3~4 粒，一日 3 次。

[功效] 养血润燥，化湿解毒，祛风止痒。

[适应证] 用于皮肤瘙痒症属血虚湿蕴皮肤证者。

[解说] 湿毒清胶囊具有解毒祛风、养血止痒的功效。对老年血虚生风，湿毒内盛所引起的皮肤瘙痒症有很好的疗效。

17. 乌蛇止痒丸

[组成] 乌梢蛇、防风、蛇床子、苦参、黄柏、苍术、人参须、牡丹皮、蛇胆汁、人工牛黄、当归。辅料为滑石粉、黑氧化铁、蜂蜜、糊精。

[剂型] 丸剂，每瓶 30g 装，塑瓶包装。

[服法] 口服，一次 2.5g（约 20 丸），一日 3 次。

[功效] 养血祛风，燥湿止痒。

[适应证] 用于皮肤瘙痒，荨麻疹。

[解说] 孕妇禁用。服本药时不宜同时服藜芦、五灵脂、皂荚或其制剂；不宜喝茶和吃萝卜，以免影响疗效。因糖尿病、肾病、肝病、肿瘤等疾病引起的皮肤瘙痒，不属本品适应范围。感冒时，不宜服用本药。

18. 黄氏响声丸

[组成] 薄荷、浙贝母、连翘、蝉蜕、胖大海、酒大黄、川芎、儿茶、桔梗、诃子肉、甘草、薄荷脑。

［剂型］丸剂，每瓶装 400 丸（糖衣丸）。

［服法］口服，一次 20 丸，一日 3 次。

［功效］疏风清热，化痰散结，利咽开音。

［适应证］用于急、慢喉炎，风热外束，痰热内盛，声音嘶哑，咽喉肿痛，咽干灼热，咽中有痰，或寒热头痛，或便秘尿赤，急、慢性喉炎及声带小结、声带息肉初起见上述证候者。

［解说］黄氏响声丸药味寒凉，脾虚腹泻患者慎用。

19. 消渴丸

［组成］葛根、地黄、黄芪、天花粉、玉米须、南五味子、山药、格列本脲。

［剂型］丸剂，每瓶装 30g。

［服法］口服，一次 5~10 丸，一日 2~3 次，饭后即用温开水送服。服用量根据病情从每次 5 丸逐渐递增，但每日不应超过 30 丸，当增至每日 20 丸时，至少分 2 次服用。至疗效满意时，逐渐减量或减少为每日 2 次的维持剂量，请由医生指导，进行服量控制。

［功效］滋肾养阴，益气生津。

［适应证］用于气阴两虚型消渴病（非胰岛素依赖型糖尿病），症见：口渴喜饮、多尿、多食易饥、消瘦、体倦乏力、气短懒言等。

［解说］消渴丸有降糖作用，适用于糖尿病的治疗。本品服用不当，可能会产生低血糖反应，应予注意，如发生低血糖应立即停药并请医生处理。

20. 三金片

［组成］金樱根、菝葜、羊开口、金沙藤、积雪草。

［剂型］片剂，泡罩包装，每板 18 片。

［服法］口服，一次 3 片，一日 3~4 次。

［功效］清热解毒，利湿通淋，益肾。

［适应证］用于下焦湿热，热淋，小便短赤，急、慢性肾盂肾炎，膀胱炎，尿路感染属肾虚湿热下注证者。

［解说］泌尿系统感染属中医学"淋证"范畴。以湿热下注，膀胱气化失司为主要病机；治宜清热利湿，化气行水。三金片具有该功效，故广泛用于下焦湿热所引起的泌尿系统感染。

（冉　靖　张作文　孙景环　万　飞）

第六部分

老年人常用养生保健疗法 ◀◀◀

一、药茶疗法

药茶疗法具有悠久的历史，是中医学文化遗产的重要组成部分之一，千百年来，为中华民族的健康和繁荣作出了巨大的贡献，当今已为世界上许多国家的人民所接受并使用。目前，茶的种植已在 40 多个国家安家落户，饮用茶的国家就更为广泛了。中医与茶密切相关，用茶与中药相配，形成了中医独特的"药茶疗法"。什么是药茶疗法呢？顾名思义，指用茶叶或含药物泡茶，用以预防或治疗疾病的方法。其制剂原为含有茶叶或不含茶叶的中草药经炮制或经粉碎混合而成的粗末制品，或加入黏合剂制成的块状成品，在应用时仅以沸水冲泡或稍加煎煮即可饮用，因其服用的方法同日常饮茶相同，故名"药茶疗法"。

（一）药茶疗法的特点

药茶疗法不同于单纯的药物治病，它具有用量少、价格低、饮用方便、疗效持久、应用范围广、无毒副反应等特点。

1. 用量少而精　由于药茶疗法大多为单方，选用药品多为气味芳香、含挥发油多、易于溢出的药物，所以，药茶疗法选配药物以两三味居多，而且用量很少，不少品种可自取自备。

2. 价格低廉，疗效明显　药茶疗法所选药物多为常用药，由于药味少、剂量轻，因此价格尤其便宜，既节省了药材，又减轻了患者经济负担，且疗效明显，对某些慢性病作用持久，只要灵活掌握、合理应用，就会收到理想效果。

3. 取材简易，饮用方便　药茶疗法所用的原料，有不少是来自家庭生活和自采自取的，如茶叶、生姜、金银花、菊花、荷叶、茅草根、侧耳根等。也有一些单味的中药或成品药是药铺随时可以买到的，如午时茶、神仙茶等。这些原药材料只要用开水泡或冲后即可服用，因此，药茶疗法不但取材容易，且饮用方便，既适用于人们工余饭后饮用，又能起到防病治病效果。且药茶疗法所选原料大多气味清淡，无怪味，故对于老年人尤为适宜。

4. 应用范围广，安全性高　药茶疗法所选原料涉及品种多，针对性强，既可用于防治急性病，也可治疗慢性病，尤对常见病、多发病的预防与治疗，临床应用较为广泛。由于所选原料多为无毒、性平之品，且用量较轻，故药茶疗法安全性高。

（二）药茶疗法的作用

据初步考证，将中药采用泡服饮用的方法始见于唐代。"药王"孙思邈积有80多年的丰富医疗经验，编著了《备急千金要方》《千金翼方》，在"食治"节中说药茶"令人有力，悦志"，并记载药茶方10余首。之后历代医家均有论述，并广泛用于临床，流传于民间，代有发展。延至近代，药茶方在群众中已广泛流行。随着医药事业的发展，药茶疗法已越来越被人们所重视。然而，中药在茶饮疗法中所起的作用是什么呢？根据目前实验和临床研究，归纳起来主要有以下功用。

1. 发汗解表，祛邪外出　用于发散风寒、清热解表的药茶方，其中药材多为辛味之品。现代药理研究证明凡具有辛味的中药，绝大多数含有挥发油，有发汗、退热、镇痛、抑菌、抗病毒感染等功能；中医学认为，辛能发散，通过发散，使汗液增加，病邪随汗而去，达到治病的目的。如用葱豉茶、姜苏红糖茶、紫苏叶茶治疗冬天的风寒感冒；用薄荷茶、桑菊茶治疗春天的风热感冒；用香薷茶、藿香茶治疗夏天的暑湿感冒；用桑叶枇杷茶、桑梨豆豉茶治疗秋天的秋燥感冒等。

2. 清热解毒，抗菌消炎　用于清热解毒的药茶方，其中药性多为寒凉性质，具有清热泻火、凉血解毒、明目祛风、祛暑化湿等功效。据现代药理研究证明，这些清热茶方中所用中药大多具有抗感染作用，对细菌、病毒、原虫有不同程度的抑制和杀灭作用。如清热药茶中广泛运用的金银花、菊花、连翘、大青叶、板蓝根、贯众等对病毒均有抑制作用；大黄、黄芩、蒲公英等有广谱的抗菌作用。

3. 止咳化痰，利尿渗湿　药茶有止咳化痰作用，如用杏仁茶、止咳茶、款冬花茶、桔梗甘草茶、川贝茶等治疗急、慢性支气管炎和支气管哮喘等。现代药理研究表明，这些药茶方中的中药都具有镇咳祛痰作用，如杏仁、百部、款冬花均能镇静呼吸中枢而有镇咳平喘作用。药茶亦有利尿渗湿作用，如用车前草茶、益母草茶治肾炎水肿，用尿感茶治泌尿道感染，用石韦茶、金钱草茶治尿路结石等。

4. 消食健脾，降脂降压　药茶有消食积、助消化、健脾胃等作用，如用陈皮茶、健胃茶、消食茶等治疗饮食欠佳、消化不良、胃脘疼痛、腹痛腹泻等。这些药茶方中的中药均有消食健脾、行气止痛的功效。据现代药理研究，陈皮、佛手均含有挥发油，能促进胃液分泌，增进食欲，促进气体排出；麦芽、谷芽、建曲均含有淀粉酶等多种消化酶，可促进碳水化合物、蛋白质的分解，有助于饮食物消化。药茶还有除血脂、降血压作用，如用荷叶茶、山楂茶等治疗高血脂、动脉硬化症，用决明子茶、菊花茶、苦丁茶治疗高血压病，这些药茶中的药物均有降血脂、降血压功效。据现代药理研究，荷叶有消肿降脂和扩张血管作用；山楂能促进脂肪类食物的消化，有降低胆固醇作用；野菊花、决明子、苦丁茶有显著的降压作用。

5. 强身健体，延年益寿 根据体质状况，按照不同的季节，有针对性地配制药茶方，长期坚持饮用，有强身健体、消除疲劳、调理脏腑功能、延年益寿的功能，如用人参茶、乌龙茶、龙眼茶、二子延年茶等治疗体质虚弱；用丹参茶、柏子仁茶、首乌茶、安神茶治疗心悸、失眠、健忘等。这些药茶中的中药均有益气血、壮元阳、安心神、扶正气等功效。现代药理研究发现，以补为主的中草药都能提高 T 细胞的数量和功能，调节免疫平衡，而起抗衰老作用。如补气的人参、黄芪能防止细胞衰老、改善心肌营养代谢，从而使心功能得到改善；补阳药菟丝子、桑寄生能增强肾虚患者淋巴细胞的比值；补阴药枸杞子、五味子、黄精等能促进人免疫功能；补血药当归、制首乌对细胞免疫有促进作用。

（三）药茶疗法的适用范围

药茶疗法的适用范围极广，广泛用于内、外、妇、儿、五官各科疾病，更是老年人养生延年、抗病防病的有效方法。总的来讲，药茶疗法适用于以下 3 个方面。

1. 预防疾病 药茶疗法在预防疾病方面古人早有实践。如明代张景岳在《景岳全书》中记载用福建茶饼进行口腔消毒的方法，以预防口腔疾病。在民间，我国人民也习惯用药茶来解暑，以预防中暑的发生。在预防传染病流行方面，药茶在民间就更为盛行了，并取得显著的效果。例如用紫草根茶预防麻疹，其保护率达 90.03%；板蓝根预防流感、流脑、乙脑等。

2. 治疗疾病 药茶对于一些急性病治疗效果明显。例如用姜苏红糖茶、葱豉茶治疗风寒感冒，用薄荷茶、桑菊茶治疗风热感冒，用大青叶茶治疗流感、腮腺炎，用莱菔子茶治疗消化不良，用皂荚子茶治肠风出血，用荷叶茶治疗中暑，用玫瑰花茶治疗胃脘痛，用大青叶茶、板蓝根茶配合治疗乙型脑炎、流脑，用土牛膝茶治疗白喉，用茵陈茶、消黄茶治疗急性肝炎等，都是公认的治疗急性病的有效药茶方。此外，由于药茶处方药味少，作用持久缓和，且几无毒副作用，便于长期饮用，故也适用于慢性病的调理，尤其是素有饮茶习惯的慢性病患者更乐于接受。

3. 抗衰养生，延年益寿 梁代陶弘景说："久喝茶，可以轻身换骨。"唐代王焘在《外台秘要》中说消渴茶"补腰脚，聪耳明目"。《韩氏医通》中首次记载了具有抗衰老作用的"八仙茶"。近代为适应老年保健的需要，开发了一大批具有抗衰养生、延年益寿的药茶方，如人参茶、还童茶、首乌茶、龙眼茶等。这些药茶处方选药精细，组方严谨，大多由具有补益气血、调理脏腑、协调阴阳、保精益智作用的药物组成，若能坚持饮用，在一定程度上能抗衰养生，延年益寿。

（四）药茶的制备和贮存

1. 药茶的制备 药茶的制备是指药物或茶叶在应用前必要的加工过程。根据药茶疗法药物中的不同成分及不同的饮用方法，一般药茶的制作方法主要有以下几种。

（1）粗末茶 是最常用的一种制作剂型，其方法是将处方组成的药物经适当干燥后，粉碎成粗末，置容器中充分搅拌，最后用防潮性能好的纸张，分别包装即得。

（2）细末茶 制作方法与粗末茶的制作基本相同，只是粉碎成细末后，再过 80~100 目筛，然后分包备用。

（3）块状茶 将处方组成的药物晒干或烘干，研成粗粉，加入占药物粗粉量 10%~15% 的面粉，调成稀糊状，用钢模压成块状，置通风处阴干而后再晒干制成茶块。

（4）鲜药茶 将采的新鲜药材，洗净去掉杂质，切细后分次服用。要求无杂质，无腐烂变质之品。如需长期饮用，亦可将鲜药晒干，按要求切断备用。

2. 药茶的贮存 药茶制成后，还需注意贮存保管，应避免虫蛀、发霉变质，以保持药效。可因便选用以下方法。

（1）勤晒干燥 让药茶保持干燥，因为没有水分，许多化学变化就不易发生，微生物也不易生长。经常检查药茶是否受潮，一旦受潮，及时翻晒或烘干，即可防止变质霉变。

（2）低温存放 将药茶存放在低温凉爽处，不但可以防止药物成分变化散失，还可以防止孢子和虫卵生长繁殖。

（3）密闭贮存 有些药茶容易发生氧化变化。故应注意避光，最好存放在密闭容器中。

（五）药茶疗法饮用注意事项

药茶疗法在应用时，应根据患者体质的不同，时令的差异，症状及病候的不同表现，辨证选茶，合理使用，才能取得满意的疗效。使用药茶应注意以下几点。

1. 针对病情，辨证选茶 为了使药茶疗法能发挥它的应有作用，在选用的时候，一定要在中医基本理论指导下，根据病情，客观地进行分析研究，待病名、证候确立后，选购与病证相适应的药茶进行治疗，这就是针对病情，辨证选茶。比如若胃痛日久，缠绵难愈，舌红口干，时有嘈杂便秘，那就是"胃阴不足"型胃痛，应选养阴和胃的石斛茶、麦门冬茶治疗；若胃脘胀痛，嗳腐吞酸，呕吐不消化食物，吐后痛减，这是"食滞胃脘"型胃痛，又当选用具有消食导滞作用的山楂茶、建曲茶治疗。如果不加辨证，寒热虚实不分，胡乱选方配药，药不对证，疗效必然保证不了，甚至带来各种不良反应。

2. 水源选择及饮用方法 陆羽在《茶经》一书中说："其水用山水上，江水中，井水下。"其意思是说，泡茶要用软水、淡水，无污染的优质水。大量研究表明，药茶疗法所用水以泉水最好，它杂质少，水质软，用江水、湖水、河水必须经充分煮沸，使酸性碳酸盐分解、沉淀，使水软化。而自来水由于水中漂白粉过多，可将水贮存过夜或延长煮沸时间。

一般来说，药茶疗法的饮用方法主要有3种：①泡服：将药茶放置茶杯中，用沸水沏入，再用盖子盖好，焖15~30分钟，即可以饮用，以味淡为度。②煎服：部分药茶处方药味多，茶杯内泡不下，或泡服不易使一部分原味药的药性泡出，故可将复方药茶共研成粗末，用砂锅煎取药汁。③调服：有的药茶方为药粉，可加少量白开水调成糊状服，如八仙茶等。

3. 药茶疗法禁忌 为了保证药茶疗法的作用，做到安全无毒，疗效显著，应用时除注意中药"十八反""十九畏""妊娠服药禁忌"外，还须注意以下几点。

（1）饭后不宜马上饮用药茶，以免影响食物中营养成分的吸收。

（2）莫要饮用隔夜药茶（16小时以上），特别是夏天，更应注意。

（3）大便稀溏、腹泻患者慎用含牛蒡子、知母、生地黄、柏子仁、蜂蜜、胡桃肉、熟地黄等的药茶方；自汗患者禁用含麻黄、细辛之类的药茶方；盗汗患者禁用含干姜、麻黄、肉桂等的药茶方；高血压、冠心病患者禁用含麻黄、洋金花的药茶方；哺乳期患者忌用含大黄、番泻叶、麦芽的药茶方；月经过多患者忌用含桃仁、红花、三棱的药茶。

（六）老年人常用药茶方

1. 利咽保健茶 桔梗12g，木蝴蝶6g，胖大海5g，甘草3g，共制成粗末，分两次放入茶杯中，用开水冲泡，代茶频饮。本方有清热利咽、宣肺开音的作用。可用于慢性咽炎、慢性喉炎的保健治疗。

2. 辛夷消炎茶 黄芪 100g，辛夷花 60g，薄荷 90g，白芷 50g，金银花 70g，共制成粗末，每日取 10~15g，沸水冲泡，代茶频饮。有扶正祛邪、芳香开窍的功效。适用于慢性鼻炎、鼻窦炎的保健治疗。

3. 清暑益气茶 参叶 10g，苦丁茶 9g，荷叶 12g，淡竹叶 10g，西瓜皮 30g，共切碎，放入茶杯中，用开水冲泡，代茶饮。有清暑益气、生津止渴的功效。可用于夏季暑热证的保健治疗，亦可用于中暑的预防。

4. 丹参通脉茶 丹参 90g，炒山楂 100g，绿茶 15g，共制成粗，每天取 12~15g，沸水冲泡，代茶饮。有活血化瘀、通络止痛作用。适用于冠心病的保健治疗。

5. 安神宁心茶 夜交藤 12g，合欢花 6g，五味子 5g，冰糖 15g，共放入保温杯中，用开水冲泡，代茶频饮。有滋阴养血、宁心安神作用。适用于神经衰弱、神经官能症、更年期综合征的保健治疗。

6. 益胃消食茶 鱼腥草 15g，陈皮 6g，建曲 10g。共切碎，放入保温杯中，沸水冲泡，代茶频饮。有消食和胃、行气除满的功效。适用于急、慢性胃肠炎（属食积型）的治疗，亦可用于消化不良的保健治疗。

7. 石斛花粉茶 石斛 90g，天花粉 80g，怀山药 100g，共制成粗末，每天取 9~18g，用开水冲泡，代茶频饮。本方适用于糖尿病患者的保健治疗。

8. 菊花降压茶 菊花 10g，钩藤 12g，玉米须 15g，夏枯草 18g，共切细，放入茶杯中，沸水冲泡，代茶频饮。本方有清肝明目、利尿降压作用。适用于高血压病的保健治疗。

9. 山楂降脂茶 山楂肉 90g，乌梅肉 30g，泽泻 60g，共制成粗末，每天取 12~15g，用开水冲泡，代茶频饮。有降低血脂、胆固醇作用，可用于高血脂的保健治疗。

10. 荷叶减肥茶 荷叶 12g，泽泻 10g，佩兰 10g，共放入茶杯中，沸水冲泡，代茶频饮。有芳香化浊、去脂减肥作用。可用于肥胖症的保健治疗。

二、药酒疗法

药酒疗法是我国的一种独特疗法，是指用酒作为主要溶剂，再加入具有滋补、保健及治疗作用的食物、药物，经过一段时间的浸泡后服用，以达到防治疾病、保健强身、抗衰益寿功效的一种疗法。酒，这一日常生活之饮品，早在远古时代，就被用于人体保健、防治疾病了，故有"酒为百药之长"之说。这是因为酒不仅能把一些水所不能浸取出来的药物有效成分浸泡出来，而且其本身有防治疾病的作用。它有通血脉、养脾气、厚肠胃、祛寒气、润皮肤、行药势等功效。先秦时期，医学经典著作《黄帝内经》中有取醪糟（即酒）祛病邪的记载。东汉时期，张仲景《伤寒杂病论》中载药酒3方，为瓜蒌薤白白酒汤、黄芪芍药桂枝苦酒汤和红蓝花酒，分别用于胸痹、黄汗和妇人血气腹痛。唐宋时期，运用滋补药酒保健强身、延年益寿已发展到了一定水平，并产生了较多配伍合理、制法严密的滋补酒方。唐朝著名医家孙思邈《千金方》中收载有较多保健祛病、延年益寿的补益酒方。宋代官方编纂的《太平圣惠方》中设药酒专节，其中记载了具有保健强身功效的滋补酒方30余个。宋代养生学家陈直所著的《养老奉亲书》中还记载了一些适合老年人饮用的补酒，用药温和，着重于保健，对后世补益酒的发展具有一定的启迪作用。清代御医还对药酒的服用方法、原理和疗效均有详细的研究记载。

（一）药酒疗法的特点

时至今日，药酒治疗方法已经完全被中医学运用。药酒最开始是专门用于治疗疾病的，随着人们的运用和不断的发展而日臻完善。现在，药酒更加侧重于日常的养生保健。药酒被广大人民群众喜欢并运用，主要是因为其有着独特的优势，其主要特点有以下几点。

1. 运用广泛 药酒是在酒的基础上增加了药性，能够通过日常饮用达到益寿延年、保健养生、美容健体的效果。它比普通的服药更加完善，吸收了药和酒的长处，不仅针对治愈疾病，对日常保健也功不可没。经研究发现，现在的药酒方剂能够治疗一百多种常见的病证，并且对人体的副作用较小。

2. 药效明显 药酒的吸收是靠酒在人体内的循环作用，以酒为媒介，通过人体内血液的循环直击体内的病灶。所以服入人体中比中药制剂吸收得更快，药效也更加明显。

3. 服用方便 药酒比其他药剂服用起来更加便利，因为药酒是把多种药物溶进酒中保存起来，人们可以根据自身的特点饮用，不像其他药剂的服用剂量控制得那么严格，同时药酒能够减轻人们服药时的心理压力，排除人们服药的恐惧感。

（二）药酒疗法的作用

药酒，是由酒与药物配制而成。药酒包含有"酒的作用和药物功效"的双重作用。

1. 酒的作用 酒为百药之长，具有通血脉、养脾气、厚肠胃、祛寒气、润皮肤、行药势等功效。另一方面，酒入药中，可以反佐或缓和苦寒药物的药性，免除了平时服药的苦涩，也为人们所乐于接受。

2. 药物的作用 由于每种药酒都配入了不同的中药材，因此药酒的作用也随之而异。就其总体而言，药酒的作用非常广泛，既有补益人体之阴、阳、气、血偏虚的补性药酒，也有祛邪治病的药性药酒，其作用也有区别。如以补虚强壮为主的养生保健美容药酒，主要作用有滋补气血、温肾壮阳、养胃生精、强心安神、抗老防衰、延年益寿。以治病为主的药性药酒，主要作用有祛风散寒、止咳平喘、清热解毒、养血活血、疏经通络等。疾病不同，作用亦异。药物的配入，是有针对性的和选择性的，都是按特定要求加入的，配入酒中的药物不同，其作用也不同。

（三）药酒疗法的适用范围

药性药酒，是以防治疾病为主的药酒，在配方上都有严格细致的要求，是专为疾病而设的；补性药酒，虽然对某些疾病也有一定的防治作用，但主要是对人体起滋补增益作用，促进人体健康，精力充沛，预防病邪袭人。因此，每一种药酒都有不同的作用重点，都有其适应范围。概而言之，药酒主要适用于以下几个方面。

1. 能治疗疾病 药酒能治疗之疾病甚多，凡内科、妇科、儿科、骨伤科、外科、皮肤科、眼科和耳鼻喉科各科 190 多种常见多发病和部分疑难病症均可疗之，无论急性疾病还是慢性疾病均适用，而且疗效显著。

2. 能预防疾病 由于药酒有补益健身之功，能增强人体的免疫功能和抗病能力，防止病邪对人体的侵害，故能预防疾病而免于发病。

3. 能美容润肤 常服美容保健酒，可促进人体新陈代谢，使人的皮肤色泽红润，弹性增加，具美容养颜、祛斑抗皱之显著效果。

4. 能养生 保健坚持服用保健药酒，能保持人的旺盛精力，延长人的寿命，使之达到最高极限。对年老体弱者尤为适用。

5. 能促进康复 药酒能帮助病后调养和辅助治疗，促进病体早日康复。

（四）药酒的制备和储存

1. 药酒的制备 主要有以下 7 种方法。

（1）冷浸法 根据病情需要，将所需药物或食物按处方用量进行调配后，将物料择净洗洁沥干，切片或粉碎后，投入到预先准备的器皿内，按比例兑入优质白酒或黄酒，密封浸泡。浸泡期间，经常振摇或翻动药物，贮存一段时间，或三五天，或数月，典籍中亦有浸泡一天时间者。一般来说，新鲜药物时间可适当短些，具有一定毒性的药品或干燥品浸泡时间可长些，短者半月，长者可达半年以上，待药物中的有效成分充分溶出，药性与酒性充分融合时，将酒汁滤出，每天服数次，每次服适量。此种方法操作方便，容易掌握，故最为大众所接受。

（2）热浸法 热浸法是一种古老而有效的制作药酒的方法。通常是将中药材与酒同煮一定时间，然后放凉储存。此法既能加快浸取速度，又能使中药材中的有效成分更容易浸出。但煮酒时一定要注意安全，既要防止酒精燃烧，又要防止酒精挥发。因此也可采用隔水煮炖的间接加热方法。此法适宜于家庭制作药酒，其方法是将中药材与酒先放在小砂锅内，或搪瓷罐等容器中，然后放在另一更大的盛水锅中炖煮，时间不宜过长，以免酒精挥发。一般可于药面出现泡沫时离火，趁热密封，静置半月后过滤去渣即得。工业生产时，可将粗碎后的中药材用纱布包好，悬于白酒中，再放入密封的容器内，置水浴上用 40~50℃低温浸渍 3~7 天，也可浸渍 2 次，合并浸液，放置数日后过滤即得。此外，还可在实验室或生产车间中采用回流法提取，即在浸药的容器上方加上回流冷却器，使浸泡的药材和酒的混合物保持微沸，根据不同的中药材和不同的酒度，再确定回流时间。回流结束后即进行冷却，然后过滤即得。

（3）煎煮法 此法必须将中药材粉碎成粉末，全部放入砂锅中，加水至高出药面约 10cm，浸泡约 6 小时，然后加热煮沸 1~2 小时，过滤后，药渣再加水适量复煎 1 次。合并两次药液，静置 8 小时后，再取上清液加热浓缩成稠膏状，待冷却后，再加入等量的酒，混匀，置于容器中，密封，约 7 天后取上清液，即成。煎煮法用酒量较少，服用时酒味不重，便于饮用，尤其对不善于饮酒的人尤为适宜。但含挥发油的芳香性中药材不宜采用此法。

（4）煮酒法 此法将药物按所需药味和用量配制后，将药物置煮锅中，加入酒或酒、水各适量，对药物进行煎煮，乘温热服的方法。这种方法一般即煮即饮，药性温和，可加快药力的宣散，达到温中散寒、活血止痛等作用。

（5）酿酒法 此法即根据需要按比例取新鲜或干燥的药物，将药物洗净沥干后，鲜者可捣取汁，干者可将药物粉碎后，加水煎取药汁，将药汁过滤后与蒸熟的糯米饭拌匀，待其变凉后加入酒曲，甘味补益药物还可将药物捣碎后，直接与糯米同煮，同置器皿中如酿甜酒法让其发酵，至酒香味甜时，即可取出饮用。此法所制药酒既有酒体的香甜，又有药物成分而具备治疗作用，药借酒力通行全身，故其疗效可靠，又因其乙醇度不高，而具有补益气血作用，广泛适合各类人员服用。但因其酿制工艺技术要求较高，不易掌握，稍不注意酒即变老发酸，有一定酿制经验的人酿制才易达到质量要求，故此种制法虽受大众欢迎，但因条件所限，目前不及上述浸酒法广泛被大众所采用。

（6）淋酒法　将药物经炒制或蒸熟后，用酒淋洗，可淋洗一遍，亦可淋洗数遍，然后去滓取酒饮用，如《本草纲目》中豆淋酒法等。

（7）渗滤法　渗滤法适用于药厂生产。先将中药材粉碎成粗末，加入适量的白酒浸润2~4小时，使药材粗粉充分膨胀，分次均匀地装入底部垫有脱脂棉的渗滤器中，每次装好后用木棒压紧。装完中药材，上面盖上纱布，并压上一层洗净的小石子，以免加入白酒后药粉浮起。然后打开渗滤器下口的开关，再慢慢地从渗滤器上部加进白酒，当液体自下口流出时关闭上开关，从而使流出的液体倒入渗滤器内，继续加入白酒至高出药粉面数厘米为止，然后加盖，放置24~48小时后打开下口开关，使渗滤液缓缓流出。按规定量收集滤液，加入矫味剂搅匀，溶解后密封，静置数日后滤出药液，再添加白酒至规定量，即得药酒。

2. 药酒的储存　药酒制成后，不可能很快饮完，为防止污染和变质，必须妥善地储藏。

（1）从开始选择原料时即应注意，切不可用霉烂之品，以防带来污染源。装酒的容器一定要洗净、经水煮沸消毒、晾干或烤干，也可用75%的酒精冲刷消毒。

（2）将药酒灌入时选择环境清洁、空气清新之处。灌入后应密封，写好标签贴上，注明药酒名称和灌入日期，置阴凉、干燥处，温度最好在10~15℃之间，避免日光直接照射，避免与有机溶剂（香蕉水、苯、甲醛等）、煤油、汽油、化妆品、沐浴露等气味浓烈、刺激性大的物品放置一处。

（3）黄酒、糯米酒、低度白酒浸泡的药酒不宜久置，最好在半个月内饮完，夏季则应置于冰箱内，以防馊败。

（五）药酒疗法饮用注意事项

1. 饮用药酒有讲究。有些人总认为骨折后大量饮用药酒可活血化瘀，对骨愈合会起到良好的治疗作用，其实这是一种误解。骨折后饮酒过多，会损害骨骼组织新陈代谢，使其表面失去生长发育和修复损伤能力。同时，酒精还能影响药物对骨骼的修复作用，对骨折的愈合十分不利。

2. 饮用药酒须对症，还要考虑不同的人对酒的耐受力。为使药物迅速吸收，较快地发挥治疗作用，药酒通常应饭前饮用，每次10~30mL，早晚各1次，以温饮为佳，不宜佐膳饮用，不可多饮滥用，否则会引起不良反应。例如，多服了含人参的补酒可造成胸腹胀闷、不思饮食；多服了含鹿茸的补酒可造成发热、烦躁，甚至鼻出血等。此外，饮用药酒时，应避免与不同治疗作用的药酒交叉饮用。

3. 用于治疗的药酒在饮用过程中应病愈即止，不宜长久服用。

4. 药酒不是人人都宜饮。比如孕妇、乳母和儿童等就不宜饮用药酒。年老体弱者因新陈代谢相对较缓慢，饮用药酒应适当减量。对罹患肝炎、肝硬化、消化系统溃疡、慢性肾功不全、高血压等的患者来说，饮用酒只能是"雪上加霜"，加重病情。此外，皮肤病患者和对酒精过敏的人也应禁酒和慎用药酒。

（六）老年人常用药酒方

人到老年，由于生理上的变化，体质下降，容易患有各种疾病，除要经常锻炼身体，注意摄生保养外，还可饮用几种有调补性的药物制成的药酒，老年人可根据个人情况进行选用。

1. 益气复元酒

［组成］党参15g，茯苓15g，熟地黄15g，白术10g，白芍10g，当归10g，川芎5g，龙眼肉50g，桂花60g，冰糖200g，黄酒1000mL。

［制作］先将以上原料研磨成粉末，然后装入纱布袋中封口包好，放入黄酒中密封浸泡10日左右。开封后，取出药袋，将酒中的药渣滤净，再放入冰糖，一周后即可饮用。

［功效］安神催眠，健胃消食，乌发养颜。

［适用范围］适宜脾胃虚弱，四肢乏力、须发早白等。

［分析］党参性平味甘，归脾、肺二经，有益气补血、生津止渴之功效。茯苓服用后能够利水消肿，安神健脾。熟地黄主治肾阴不足，潮热盗汗等。以上诸味合用，有健胃消食、润泽秀发、安神静心之功效。

［服法］每日1次，每次15mL，睡前温服。

［注意事项］脑出血后遗症者禁止服用。

2. 益气养血酒

［组成］黄芪15g，茯苓15g，当归8g，生地黄8g，熟地黄8g，党参6g，白术6g，麦冬5g，陈皮5g，山茱萸6g，枸杞子6g，川芎6g，防风6g，龙眼肉4g，五味子5g，龟板胶6g，黄酒1000mL，冰糖200g。

［制作］将以上药剂研磨成粉末状放入纱布袋中封好口，将药袋放入黄酒中，加入冰糖，然后隔水加热1小时，待药剂冷却后密封好，7天后取出药袋，过滤药渣即可饮用。

［功效］健脾益胃，润燥通便，静心安神。

［适用范围］适宜脾胃虚弱、气血亏虚，须发早白、便秘等。

［分析］黄芪性微温味甘，归脾、肺二经，能够补气生阳、托毒生肌，主要用于脾肺气虚，体表自汗，肌体浮肿等。茯苓性平味甘淡，归心、脾、肾

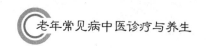

三经，主治脾虚水肿，小便不利等。以上诸味合用，有健脾益胃、润燥通便、静心安神之功效。

［服法］每日 1~2 次，每次 15mL。

［注意事项］阴虚火旺者及孕妇禁止服用。

3. 参归益寿酒

［组成］当归 10g，白芍 6g，熟地黄 12g，川芎 4g，人参 3g，白术 9g，茯苓 5g，炙甘草 5g，五加皮 25g，红枣 12g，核桃肉 12g，糯米酒 1000mL。

［制作］将以上药剂研磨成末，装入纱布袋中封口，将药袋放入酒坛内，加入糯米酒，然后将酒坛隔水加热 1 小时，冷却后密封坛口，3 周后启封取出药袋，过滤药渣，酒液澄清后即可饮用。

［功效］促进食欲，固肾安神，滋阴补血。

［适用范围］适宜气血亏虚，食欲不振、阳痿不育等。

［分析］当归性温，味甘，归心、肝、脾三经，有活血补血、润肠通便之功效，主要用于血虚、月经不调、腹痛、便秘等。熟地黄性温味甘，也属于补血类药物。核桃肉能够滋阴润燥，适合于便秘等。以上诸味合用，有促进食欲、固肾安神、滋阴补血之功效。

［服法］每日 2 次，每次 15mL。

［注意事项］孕妇、阴虚火旺者禁服。

4. 桂圆枸杞酒

［组成］桂圆肉 50g，枸杞子 25g，当归 15g，菊花 15g，黄酒 1000mL。

［制作］将以上原料捣碎后，放入纱布袋中封好口，放入黄酒中密封浸泡，大约浸泡 1 个月启封，取出药袋，过滤药渣，酒液澄清后即可饮用。

［功效］滋阴固肾，补血益精，强身健体。

［适用范围］适宜身体虚弱、失眠健忘等。

［分析］桂圆肉又名龙眼肉，其性温味甘，归心、脾二经，有补益心脾之功效，经常服用还能够安神静心，对失眠健忘、心情焦躁等有明显的治疗作用。当归有活血补血之功效，经常服用能够改善血虚面黄的情况。加以枸杞子可以滋阴养颜。本方适宜气血亏虚者服用。

［服法］每日 1~2 次，每次 15mL。

［注意事项］肺热咳嗽者禁服。

5. 温肾益肝酒

［组成］牛膝 40g，何首乌 30g，枸杞子 20g，麦冬 10g，生地黄 10g，天冬 10g，熟地黄 10g，当归 10g，人参 10g，肉桂 5g，黄酒 1000mL。

［制作］将以上药剂捣碎后，装入纱布袋中，封好口，放入盛有黄酒的坛

中浸泡，约 1 周后即可开封，取出药袋，过滤药渣，直至酒液澄清后即可饮用。

［功效］补肾益肝，润燥通便，滋阴壮阳。

［适用范围］适宜肝皆阴亏，须发早白、小便不畅等。

［分析］牛膝属于活血化瘀类药物，其性平味苦酸，归肝、肾二经，有补益肝肾，活血化瘀、通尿利淋之功效，主治月经不调、下肢无力、小便不利等。何首乌属于补血类药物，对气血虚弱等有明显的功效，经常服用还能够缓解须发早白的症状。以上诸味合用，有补肾益肝、润燥通便、滋阴壮阳之功效。

［服法］每日 2 次，每次 15mL。

［注意事项］肺热、感冒者禁服。

6. 回春养元酒

［组成］人参 25g，荔枝肉 800g，黄酒 1000mL。

［制作］蒸枝去皮和核备用，人参洗净后切成薄片，将荔枝和人参片放入纱布袋中，封好口，放进酒坛中，加入黄酒密封浸泡，约 3 日后即可启封饮用。

［功效］生津止渴，护肤养颜，安神补脑。

［适用范围］适宜体质虚弱，失眠多梦、皮肤干燥等。

［分析］人参属于补益元气的药物，其性微温，味甘苦，归脾、肺二经，有大补元气、健脾益肺、安神益智之功效，主要用于治疗气虚欲脱、脾气不足、肺气亏虚、心神不宁等。荔枝肉中营养极为丰富，含有大量人体所需的水分、维生素 C 及矿物质，经常食用能够滋润皮肤、滋阴养颜，是美容佳品。二者合用能够促进睡眠、保护皮肤，是日常美容保健良方。

［服法］每日 2 次，每次 15mL。

［注意事项］肺热咳嗽、感冒发烧等不宜服用。

7. 扶正固本酒

［组成］人参 8g，山药 8g，枸杞子 8g，五味子 5g，麦冬 5g，生地黄 8g，熟地黄 8g，天冬 8g，黄酒 1000mL。

［制作］将以上药剂捣碎后，放入纱布袋中封好口，将药袋置于装有黄酒的酒坛中，密封浸泡，约两周后开封取出药袋，将药渣过滤澄清酒液即可饮用。

［功效］滋阴益气，补益肾脾，润肠通便。

［适用范围］适宜肾脾亏虚，阳痿滑精、须发早白、便秘等。

［分析］人参和山药均属于补气类药物，服用后能够安神静心、补益元

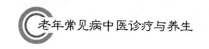

气，对气血虚弱、心神不宁等有明显的治愈作用。五味子性温味酸，归肺、肾、心三经，有滋肾敛肺、生津敛汗、安神宁心之功效。以上几味合用，配以黄酒，能够达到补益元气、润燥通便、安神催眠之功效。

［服法］每日 2 次，早晚饭前各 1 次，每次 10mL。

［注意事项］感冒、内火旺盛者禁服。

8. 参芪补气酒

［组成］黄芪 30g，人参 30g，白芍 30g，炙甘草 30g，当归 30g，桂枝 60g，低度白酒 2000mL。

［制作］将以上药剂研磨成末状，放入纱布袋中，封好袋口，放入装有白酒的坛中，密封浸泡，1 个月后即可开封，取出药袋，滤清杂质后便可饮用。

［功效］强身健体，大补元气，健胃消食。

［适用范围］适宜身体虚弱，气血不足，消化不良等。

［分析］黄芪与人参属于补气的理想良药，经常服用能够补气益血、利尿消肿。白芍、当归有活血止血、润肠、止痛、柔肝明目之功效，主要用于月经不调、须发早白、肝气不合、两胁胀痛等。以上诸味合用，有强身健体、大补元气、健胃消食之功效。本方是益气补血的理想药酒，适合气血虚弱者经常服用。

［服法］每日 2 次，每次 15mL。

［注意事项］感冒者及孕妇禁服。

9. 助阳暖肾酒

［组成］熟地黄 15g，党参 15g，枸杞子 15g，沙苑蒺藜 10g，淫羊藿 10g，丁香 10g，沉香 5g，远志 5g，荔枝肉 10g，低度白酒 1000mL。

［制作］将以上药剂捣碎后，放入纱布袋中封好口，将药袋放入装有白酒的瓶中浸泡，密封浸泡 1 个月后，启封取出药袋，过滤药渣，至酒液清澈后即可饮用。

［功效］固肾壮阳，安神催眠，润肤养颜。

［适用范围］适宜中老年肾虚，须发早白，健忘失眠等。

［分析］本方属于补益气血类。熟地黄对于血虚所造成的面色晦暗、月经不调、失眠心悸、潮热盗汗等有明显的缓解作用。本品是滋阴的主药，在滋阴的同时还能够补益精髓，是补血之佳品。沙苑蒺藜又名沙苑子，其性温味甘，归入肝、肾二经，属于补虚类药物，服用后有补肾固精、平肝抑阳之功效。淫羊藿是补肾壮阳之佳品，可用于治疗阳痿、肢体麻木等。以上诸味合用，有固肾壮阳、安神催眠、润肤养颜之功效。本方侧重于滋补肾脏，适宜肾虚者服用。

［服法］每日 2 次，每次 10mL。

［注意事项］内热、感冒及孕妇禁服。

10. 六味地黄酒

［组成］山药 150g，熟地黄 100g，山萸肉 100g，茯苓 50g，泽泻 40g，牡丹皮 25g，低度白酒 1000mL。

［制作］山药洗净后去皮切成片状，将以上原料研磨成粗末，放入纱布袋中，封好口，将药袋浸泡在装有白酒的酒瓶中，密封浸泡一个月后启封，取出药袋，将药渣过滤，至酒液澄清即可饮用。

［功效］补肝益肾，滋阴补虚，安神催眠。

［适用范围］适宜肝肾阴虚，失眠多梦、食欲不振等。

［分析］本方属于补益气血、安神催眠类药酒，山药和熟地黄是补气血的代表品种，经常服用能够益气养血，对气血虚弱引起的面色无光、月经不调等有很好的调理作用。合用泽泻能够利水渗湿，对于水肿等有明显的缓解作用。以上六味合用，有安神催眠、滋阴补虚、补肝益肾之功效。本方适宜肝肾阴虚者日常滋补用。

［服法］每日 1 次，每次 15mL，睡前温服。

［注意事项］外感发烧、湿热多痰及孕妇禁服。

11. 益肾乌发酒

［组成］何首乌 80g，茯苓 20g，牛膝 10g，当归 10g，枸杞子 10g，菟丝子 15g，补骨脂 50g，低度白酒 1000mL。

［制作］将以上药剂研磨成粗末，然后放入纱布袋中裹好封口，放入装有白酒的瓶中密封浸泡 1 个月后，启封取出药袋，过滤药渣直至酒液清澈即可饮用。

［功效］养肝益肾，乌发养颜，强身健体。

［适用范围］适宜肝肾亏虚，乌发早白、失眠健忘等。

［分析］何首乌与当归均属于补血型药剂，主要适用于缺血所导致的身体亏虚、须发早白、面色晦暗、月经不调等。菟丝子和补骨脂都是补阳的理想药剂，主要用于肾虚所导致的阳痿、腰肌无力、早泄等。配以牛膝能够治疗尿血、崩漏等各种血证。以上诸味合用，有养肝益肾、乌发养颜、强身健体之功效。本方是治疗肾虚的良方。

［服法］每日 2 次，每次 15mL，早晚空腹服用。

［注意事项］感冒、咳嗽及孕妇禁服。

12. 首乌牛膝酒

［组成］何首乌 50g，牛膝 50g，熟地黄 50g，赤芍 30g，低度白酒 1000mL。

［制作］将以上原料研磨成粉状，装入细纱布袋中封好口，置于装有白酒的瓶中密封浸泡，1个月左右即可开封，除去药袋，过滤药渣即可饮用。

［功效］补益肝肾，养血补血，乌须黑发。

［适用范围］适宜身体虚弱，皮肤萎黄、便秘、须发早白等。

［分析］何首乌和熟地黄均属于补血类药物，主要适用于治疗气血虚弱所导致的面色姜黄、头晕目眩、身体虚弱，服用后能够活血养血，对月经不调等血证均有明显的功效。赤芍归入肝经，服用后能够凉血止痛，是治疗各种血证的理想药材。本方适宜日常滋补用。

［服法］每日2次，每次10mL。

［注意事项］感冒发烧、孕妇、脾胃虚弱、腹泻者禁服。

13. 五子补肾酒

［组成］菟丝子50g，枸杞子100g，五味子50g，覆盆子100g，车前子100g，低度白酒1000mL。

［制作］将以上药剂研磨成粗末，装入细纱布袋中，封口包裹好，放置于装有白酒的瓶中密封浸泡，1个月后启封取出药包，过滤药渣，至酒液清澈即可饮用。

［功效］补益肝肾，安神静心，乌发润发。

［适用范围］适宜肝肾阴虚，心烦失眠、毛发枯黄等。

［分析］菟丝子性平味甘，能够滋阴补阳，主要用于治疗肾虚导致的阳痿、滑精、白带过多等。对于肝炎引起的目暗不明也有明显的治愈功效。与枸杞子合用能够滋阴润肺。配以五味子、覆盆子、车前子三味可以达到补益肝肾、滋阴壮阳的效用。本方适宜肝肾阴虚者服用。

［服法］每日2次，每次10mL，早晚饭后温服。

［注意事项］孕妇禁服。

14. 参苓白术酒

［组成］茯苓30g，白术30g，党参45g，炙甘草25g，山药40g，砂仁20g，薏苡仁15g，黄酒1500mL。

［制作］将以上原料研磨成粉末，装入纱布袋中裹好封口，放置于装有黄酒的酒坛中，密封浸泡3周左右，启封取出药袋，过滤药渣直至酒液澄清即可饮用。

［功效］驱寒温中，健脾养胃，益气消食。

［适用范围］适宜脾胃虚弱，面色萎黄、消化不良、食欲不振等。

［分析］茯苓性平味甘，归心、脾、肾三经，有利水渗湿、安神催眠、健脾益胃之功效，主要用于治疗水肿、小便不利等，其药性平和，是利水的理

想药方。其余的成分分别能够化湿温中、补益气血。本方适宜身体虚弱者保健服用。

［服法］每日 2 次，每次 15mL，早晚空腹温服。

［注意事项］感冒者禁服。服用此药酒时不要食用辛辣食物。

15. 酸枣知母酒

［组成］酸枣仁 50g，知母 25g，甘草 25g，茯苓 40g，川芎 20g，低度白酒 1000mL。

［制作］将以上原料研磨成粉末状，装入纱布袋中裹好封口，置于装有白酒的酒瓶中，密封浸泡 1 周左右，启封取出药袋，过滤药渣直至酒液澄清即可饮用。

［功效］安神催眠，滋阴补血。

［适用范围］适宜内火旺盛，神经衰弱、失眠多梦、潮热盗汗等。

［分析］酸枣仁是酸枣核中的种子，其性平味甘，归心、肝二经，有安神静心、补益肝血之功效，与知母、茯苓合用能够治疗心烦失眠等。加入川芎能够加快人体的血液循环，达到活血行气的功效。

［服法］每日 2 次，每次 20mL。

［注意事项］服用此方时禁止食用辛辣油腻的食物。

16. 双桂安神酒

［组成］桂圆肉 300g，桂花 80g，白糖 80g，低度白酒 1000mL。

［制作］桂圆去皮后与桂花一起放入纱布袋中，封好袋口，放入白酒坛中加入白糖密闭浸泡，2 周后开封，取出药袋即可饮用。

［功效］安神宁心，健脾养心，滋阴润燥。

［适用范围］适宜心神不宁、口干心悸、失眠多梦等。

［分析］桂圆肉也称龙眼肉，既能够做干果食用，还能够用于治疗疾病，有补益心脾、安神催眠之功效，常用于治疗失眠、健忘、心悸、体虚、气血不足等。本方合用桂花和白糖能够减少白酒的辛辣味道，使本药酒味道更加馨香。

［服法］每日 1 次，每次 15mL，每日睡前温服。

［注意事项］服用此药酒时，不要食用辛辣和不易消化的食物。

17. 丹参通络酒

［组成］丹参 30g，杜仲 30g，川芎 15g，低度白酒 1000mL。

［制作］将以上原料研磨成粉末，装入纱布袋中裹好封口，放置于装有白酒的酒坛中，密封浸泡两周左右，启封取出药袋，过滤药渣直至酒液澄清即可饮用。

［功效］活血化瘀，疏通筋络，安神宁心。

［适用范围］适宜脑血栓、冠心病、心情焦躁等。

［分析］丹参性寒味苦，归心、心包、肝三经，其功效为活血化瘀、补血安神，主要用于治疗月经不调、疮痈肿痛、失眠心悸等。杜仲有补肝益肾、强健筋骨、安胎之功效，对肝肾不足、肌体无力、胎动不安等有明显的治疗效果。配以川芎能够通达气血，川芎被誉为"血中之气药"。本方可用于治疗心脑血管疾病。

［服法］每日2次，每次10mL，早晚空腹温服。

［注意事项］服用本药酒时，不宜食用辛辣及不易消化的食物。

18. 桑椹祛风酒

［组成］鲜桑枝100g，鲜桑椹50g，红糖50g，低度白酒1000mL。

［制作］将新鲜的桑椹和桑枝洗净后，切成碎末，置于装有白酒的酒坛中，然后加入红糖，放置于干燥阴凉处密闭浸泡，约1个月以后启封，去除药渣，直至酒液清透，即可饮用。

［功效］疏通筋络，强身健体，除湿祛风。

［适用范围］适宜关节炎、肌肉劳损、头晕目眩等。

［分析］桑枝性平味苦，归肝经，有疏通筋络、祛风止痛之功效，主要用于治疗四肢痉挛、风湿痹痛、关节炎等，尤其适宜治疗上肢疼痛，同时还有利水消肿的作用。桑椹性寒味甘，经常服用能够滋阴补血、润燥通肠，主要用于治疗血虚导致的头晕目眩、须发早白等。合用红糖和白酒有滋阴暖胃、驱除风寒之功效。本方适宜冬日保健服用。

［服法］每日2次，每次10mL，早晚饭后温服，2个月为一疗程。

［注意事项］服用本药酒时，忌食辛辣油腻的食物。

19. 其他药酒

除前述，枸杞、何首乌、刺五加等皆可制成药酒外，还有下列几种可供参考。

（1）人参酒　人参30g，浸泡白酒1斤，7日后取酒饮之，每次10mL左右，能治因脾胃虚弱造成的食欲不振、泄泻，肺虚出现的气喘证及一切虚证。可益气安神，增强机体的抵抗力。唐代甄权《药性论》记载人参"主五劳七伤、虚损瘦弱……补五脏六腑"，可见它有广泛的强壮滋补作用。

（2）鹿茸酒　取适量鹿茸片（10g浸白酒1斤），服法同前。《神农本草经》载：鹿茸"益气强志，生齿不老"。它以能生精髓，强筋骨，提高机体工作能力，改善睡眠、食欲及促进血细胞的新生等作用，故常用以治疗虚劳体瘦、精神疲乏无力，以及肝肾精血不足而引起的眩晕、耳聋、目暗、腰膝酸痛等，老人久服可壮筋骨、长精神、增强记忆力、抗衰老。

（3）蛤蚧酒 蛤蚧一对，可用酒多次浸泡，连续3个月以上。时间越长越佳，服法同前。《本草纲目》载：蛤蚧"补肺气，定喘止咳，功同人参；益阴血，助精扶赢，功同羊肉"。故为强壮佳品，最适于老年人肺肾虚而造成的咳喘、慢性支气管炎、久病体虚等。

（4）冬虫夏草酒 《本草纲目拾遗》载：冬虫夏草"以酒浸数枚啖之，治腰膝间酸楚，有益肾之功"。本品能滋补肺肾，止血化痰，可用于肺阴不足，肾阳虚引起的虚喘痰嗽有血，肾虚腰膝酸痛及病后虚损不复亦皆可用之。此药性极温和，有病无病皆可饮用，可称保养佳品。亦可水煎当茶饮用。

（5）精神药酒 成都中医学院已故名老中医吴棹仙对年过半百，肝肾不足，气血虚弱，不能长期坚持工作者，有一补益虚损的提精醒神药酒，若少量服食该药酒，能使精神倍增。组成：人参、干地黄、红杞各15g，沙苑子、母丁香各10g，沉香、远志各3g，荔核7枚，上8味去杂质灰尘，以60°白酒2斤，浸泡45天即可。每天服1次，每次10mL，徐徐呷服。

三、饮食疗法

饮食疗法，又称食治，即利用食物来影响机体各方面的功能，使其获得健康或愈疾防病的一种方法。通常认为，食物是为人体提供生长发育和健康生存所需的各种营养素的可食性物质。也就是说，食物最主要的是营养作用。其实不然，中医很早就认识到食物不仅能营养，而且还能治疗疾祛病。如近代医家张锡纯在《医学衷中参西录》中曾指出食物"病人服之，不但疗病，并可充饥；不但充饥，更可适口，用之对症，病自渐愈，即不对症，亦无他患"。可见，食物本身就具有"养"和"疗"两方面的作用。而中医则更重视食物在"养"和"治"方面的特性。战国时期的《内经》是我国第一部医学理论专著，《素问·五常政大论》主张："大毒治病十去其六，常毒治病十去其七，小毒治病十去其八，无毒治病十去其九，谷肉果菜食养尽之，无使过之伤其正也。"书中高度评价了食疗养生的作用，也是食疗养生理论的重大进步。东汉名医张仲景治疗外感病时服桂枝汤后要"啜热稀粥一升余以助药力"，在服药期间还应禁忌生冷、黏腻、辛辣等食物，可见其对饮食养生及其辅助治疗作用的重视。隋唐时期有很多食疗专著问世，如孙思邈的《备急千金要方》卷二十六专论食治，主张"为医者，当晓病源，知其所犯，以食治治之，食疗不愈，然后命药"，体现了"药治不如食治"的原则。此后《食疗本草》《食性本草》等专著都系统记载了一些食物药及药膳方。宋代的

《圣济总录》中专设食治一门，介绍各种疾病的食疗方法。宋代陈直著有《养老奉亲书》，专门论述老年人的卫生保健问题，重点谈论了饮食营养保健的重要作用。元代饮膳太医忽思慧编撰的《饮膳正要》一书，继承食、养、医结合的传统，对健康人的饮食做了很多的论述，堪称我国第一部营养学专著。明代李时珍的《本草纲目》收载了谷物、蔬菜、水果类药物300余种，动物类药物400余种，皆可供食疗使用。此外，卢和的《食物本草》、王孟英的《随息居饮食谱》及费伯雄的《费氏食养三种》等著作的出现，使食疗养生学得到了全面的发展。

（一）饮食疗法的特点

饮食疗法具有操作简单、取材方便、疗效确切、价格低廉、性价比高等特点与优势。

1. 无毒副作用　食疗不会产生任何毒副作用，而药物治病则不然，长期使用往往会产生各种副作用和依赖性，而且还可能对人体的某些健康造成影响。

2. 舒适无痛苦　食物为药还具有无痛苦的优点，让人们在享受美食的过程中祛除病痛，避免了打针、吃药，甚至手术之苦。

3. 性价比很高　这些食物都是我们日常生活中的平凡之物，价格低廉，有的甚至不花分文，让我们在日常用餐中便可达到治病的目的，这又是昂贵的医药费所无法比拟的。

食疗确实对防病治病有很好的功效，有不同于药物治疗的优点，但不等于食疗能包治百病，也不能因此代替药物治疗。如果病情急重或者应用食疗后疾病不减轻，应该请医生指导。

（二）饮食疗法的作用

食疗可以排内邪、安脏腑、清神志、资血气，是自我调养的最基本措施，在养生、保健、预防、治疗、康复方面都具有一定的作用。

1. 防治人体多种疾病　如吃麦麸、蚕蛹能防治脚气病，吃海带能防治甲状腺肿，吃新鲜水果蔬菜能防治坏血症，吃动物肝脏防治夜盲症。

2. 改善人体器官功能　如用猪血、羊肝治贫血；猪肾治肾虚、腰痛；猪骨髓补脑益智；胎盘粉增强人体抵抗力；黑芝麻有补血生津、润津乌发的作用；荔枝能补气养血、益人颜色，还能增强神经系统的功能。

3. 维持人体生理平衡　热性疾病可用梨汁、藕叶、西瓜汁来消热利尿，腹胀、咽喉痛可用萝卜、甘草防治；辣椒、生姜能温中健胃，胡椒、茴香可治胃寒腹痛。米、面、肉、蛋多属于酸性食物，蔬菜水果多以碱性为主，适当调理有利于人体代谢的酸碱平衡。

此外，食疗可调整紊乱的有机体。

（三）饮食疗法的适用范围

饮食，是后天精气的来源。《寿亲养老新书》谓："主身者神，养神者精，益精者气，资气者食。食者，生民之天，活人之本也。"民以食为天，一日三餐是人们的基本生活规律和机体营养代谢的需要，也是防病治病的需要。因此，饮食疗法适用于所有人群。

（四）饮食疗法食材的制备和储存

食疗因食材的不同和种类不同，有不同的制备方法。

1. 丸子　《醒园录》的枣参丸，有补益气血的作用。其制备方法：大枣10 枚，蒸软去核后，加人参 10g，同蒸至烂熟，捣匀为丸，分 2 次服用。

2. 粉末　《本草纲目》记载，治疗妊娠腹痛，用大枣 14 枚，烧焦为末，冲童便服之。

3. 煮粥　民间常用茯苓大枣粥治疗脾虚久泻。制备方法是：茯苓 30g（研粉），粳米 60g，大枣 15 枚去核，浸泡后连水同粳米煮粥，粥成加入茯苓粉及白糖适量拌匀，稍煮即可，日服 3 次，有良好的健脾止泻之功。《备急千金要方》介绍治疗虚烦不眠，取大枣 14 枚，葱白 7 茎，水煎服。平素养生保健、补虚健身、补益气血，可坚持食用红枣粥，即红枣 l0 枚，山药 30g，糯米 30g，共煮为粥，日服 1 次。

4. 汤饮　治疗贫血低热，血小板减少性紫癜，取绿豆、红枣各 100g，加水适量，煮到绿豆"开花"，红枣胀圆，加红糖适量，吃枣饮汤。每日 1 次。高血脂患者，可用山楂 30g，葛根 15g，白矾 12g 煎水服。高血压病患者，若肝阳上亢兼血脂高者，用海带 20g，决明子 15g，水煎吃海带喝汤；阴虚阳亢之高血压，用海蜇皮 30g，荸荠 60g，煮汤饮水。

5. 炖服　阳虚患者伏天用黄芪 30g，制附片 20g，羊肉 500 克炖服，本"春夏养阳"之旨。血虚有寒的，用当归、生姜各 15g，羊肉 250g 炖服；体质虚弱之贫血用新鲜胎盘 1 个，红枣 10 枚，猪瘦肉 100g 炖服。

食疗因食材的不同及制备方法有异，储存方式也不同。含水分多的如粥、汤饮，常冰箱冷藏储存；粉末类多常温储存；丸子类需密闭储存。

（五）饮食疗法的注意事项

饮食需洁、合理膳食、饮食有节、食有宜忌是防病治病的基本原则。遵守食疗原则有利于人体健康和疾病的防治；与此相反，若不遵守食疗原则就不利于这种目的，甚至有害。现将有关注意事项分述如下．

1. 饮食需洁 日常饮食卫生非常重要，是防病治病的基础。老年人生病后，注重饮食卫生尤为重要。

2. 合理膳食 主要体现在以下 3 个方面。

（1）饮食宜多样化 中医以五味代表各种食物及其特点，也认为各种食物的摄取不能有偏；如果长期偏食，就会影响正常生理状态甚至发生疾病。如《黄帝内经》说："味过于酸，肝气以津，脾气乃绝；味过于咸，大骨气劳，短肌，心气抑；味过于甘，心气喘满，色黑，肾气不衡；味过于苦，脾气不濡，胃气乃厚；味过于辛，筋脉沮弛，精神乃央。"又说："多食咸，则脉凝泣而变色；多食苦，则皮槁而毛拔；多食辛，则筋急而爪枯……"都反复说明了这一问题。

（2）粗细荤素协调 尤其不能吃含饱和脂肪酸过多的动物性膳食。因为过多的饱和脂肪酸对大多数人来说，会增高血中胆固醇的含量，导致动脉粥样硬化，诱发冠心病。古代中医也指出"膏粱厚味"足以使人致病。近年来有观点提出"基本吃素"作为老年防病措施之一，因老年人体质内各组织器官和组织功能逐渐退化，呼吸功能减弱，心脏肌肉萎缩，血管壁弹性减弱而硬变，各种腺体功能分泌减弱等，其体内代谢过程以消耗（分解代谢）为主，蛋白质消耗量大，故宜多吃蛋白质食物及维生素含量丰富的食物，谷食、蔬菜、水果正属这一类，故以之为主；而动物脂肪可使血脂浓度增高，导致老年人动脉粥样硬化，故不宜多食。同时，要使肠胃清洁，减少粪便毒素的吸收，这样身体才能健康。晋代医家葛洪指出"若要衍生，肠胃要清"，这八个字在老年保健上很有意义。后世养生也有主张数日停一次餐食或辟谷等饥饿疗法。

（3）食饮不能偏嗜 生活中人们确有偏食辛辣者，有偏食煎炒、油腻者，有嗜醇酒者，儿童多偏爱零食、肉食，这些对健康都是不利的。在口味的偏爱中，爱吃较甜或较咸都是有害的。甜食主要是糖或含糖的食物，由于龋齿的发病率与食糖多少呈正相关，故要少吃糖和甜食保护牙齿。咸食是盐和含盐的食物，盐含钠和氯。由于高血压的发病率与钠的摄入呈正相关，故食盐不宜多吃。为了预防高血压，每人每天吃盐以不超过 10g 为宜。高血压病患者尤以限制吃盐为好。至于饮用高度白酒若无节制，会使食欲下降、饮食减少，以致营养缺乏，严重的还会产生酒精性肝硬化。因此应少饮或不饮酒，尤其是高度酒。孕妇、儿童则均忌饮酒。

此外，《黄帝内经》指出："饮食者，热无灼灼，寒无沧沧。"《金匮要略》也说："服食节其冷热。"说明既不能过食生冷、瓜果，也不能食温度过高、辛温燥热的食物。因为前者易损伤脾胃阳气，引起少食腹泻、腹痛，或妇女月经不调等；后者易肠胃积热、伤阴劫液，引起口渴咽干、胃脘灼热或腹痛、便秘，也是诱发食管癌的重要因素。清代石成金《养生镜》在总结老年人饮食宜忌时指出"食宜早些""食宜淡些""食宜少些""食宜软些""食宜暖些"。总结起来，老年人饮食宜清淡，以谷食、蔬菜、水果为主，肉食为辅，寒温适宜，这是由老年体质的特殊性决定的。

3. 食有宜忌　张仲景在《金匮要略》中说："所食之味，有与病相宜，有与身为害，若得宜则宜体，害则成疾。"它表明疾病时对饮食应有所选择，由于疾病和证候的不同，饮食宜忌也不一样。如脾胃虚寒，腹泻腹痛者，宜食易消化、能补脾温中的饮食，如含山药、莲子、大枣、砂仁、胡椒之类的饮食；忌食寒凉的生冷瓜果和滋腻的饮食，如冰棒、冷饮、西瓜、糯米饭、海参、肥肉。阴虚内热，发热心烦、口渴者，宜食能养阴清热的饮食，如含西瓜、番茄、芹菜、莲子心、麦冬之类的饮食；忌食温燥、辛烈刺激的饮食，如姜、辣椒、羊肉、浓茶、酒、咖啡。糖尿病患者宜食有助于降糖的饮食，如含山药、麦冬、甜菊叶、黄芪之类的饮食；忌食精制糖及其制品。一般来说，患病期间，都宜食性质温和、易消化、营养合理的饮食，忌食坚硬、黏滞、腥臭和过于油腻的饮食。

在疾病初愈，食欲刚好转时宜以糜粥调养，不可骤进日常饭菜或肉食之类厚味的饮食。以免难于消化，脾胃受累，甚至病难痊愈或疾病复发，尤其是胃肠道疾病较为常见。

4. 饮食有节　饮食有节或饥饱适当都是指饮食要适度，不能过少也不能过多。它是保证合理膳食的重要内容之一。一般来说，当食欲得到满足时，热量需要即可以满足，表示人体健康的标准之一的体重也可以维持正常。进食过少引起消瘦，进食过多引起肥胖，无疑都是不好的。

我国古代对饮食过多给人带来的损害十分注意。《黄帝内经》说，饮食"勿使过之，伤其正也"。首先，"饮食自倍，肠胃乃伤"。其次，可引起某些疾病。对于饮食营养过于丰富造成的严重后果，《寿世保元》指出："恣口腹之欲，极滋味之美，穷饮食之乐，虽肌体充腴，容色悦泽，而酷烈之气内蚀脏腑，精神虚矣。"

饮食有节适合所有的人，但老年人更应如此，因老年人脾胃虚弱之故。《吕氏春秋》谓："凡食，无强厚味，无以烈味重酒……凡食之道，无饥无饱，是之谓五脏之葆。"如老年人饮食不节，姿食肥甘厚味，损伤脾胃，其治疗远较青壮年困难。故清代袁昌龄在《养生三要·卫生要义》中指出："脏腑肠胃，常令宽舒有余地，则真气得以流行而疾病少……食只八分。"《饮膳正要》曰："善养性者，先饥而食，食勿令饱；先渴而饮，饮勿令过。食欲数而少，

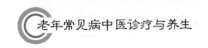
不欲顿而多。"至今也是十分可行的。

（六）老年人常用食疗方

1. 老年人常用食材

（1）天然保健品——大蒜　大蒜，既是人们喜爱的食品，又是一味历史悠久、广泛用于防治各种疾病的植物药，素有天然保健品的美称。据最新研究表明：大蒜具有明显的减肥、抗癌、抗衰老等作用。大蒜能刺激脑垂体，控制一部分内分泌腺的功能，调节人体脂肪与碳水化合物的消化和吸收。每日生食大蒜 5g，便能阻止脂肪酸和胆固醇的合成，从而达到减肥的目的。将大蒜的抗衰老作用与人参做比较，可以发现大蒜内的蒜氨酸体外抗氧化活性优于人参。最新体内试验证明，大蒜在肝脏抑制过氧歧化酶的活性也好于人参，是延年益寿的良药。同时，大蒜还具有消炎作用，它对多种致病球菌、杆菌、霉菌、真菌、病毒、阿米巴原虫等均有抑制和杀灭作用，对急性菌痢及阿米巴痢疾、百日咳、大叶性肺炎、肺结核、感冒、癣证、沙眼也有良好的疗效。大蒜又是一味抗癌的良药，大蒜能激活人体巨噬细胞并阻断致癌物质亚硝胺的化学合成，具有抑制癌细胞的分裂增殖功能。大蒜也是保护心血管系统的佳品，每天清晨空腹吃糖醋大蒜 10g，能使血压下降。每天服用 1 瓣生大蒜或 10g 干品，可预防心血管疾病并有抗血栓的作用。

（2）天然维生素——大枣　大枣起源于我国，有悠久的栽培历史，目前枣的品种已多达数百种，较著名的如浙江兰溪的金丝蜜枣、山东乐陵的无核枣、山西的相枣、河南的灵宝大枣等。大枣含有较高的营养价值，含有蛋白质、糖类、脂肪、有机酸、胡萝卜素、氨基酸及钙、磷、铁等物质，尤为突出的是其维生素含量为百果之首，被誉为"天然维生素丸"，经常食用能增强新陈代谢，增强肌力，保护肝脏，增强机体的抗病能力。

大枣不仅是佳果，还是不可多得的良药，中医学利用大枣治病已有两千多年的历史。我国最早的中药学专著《神农本草经》就记载："大枣，味甘平。主心腹邪气，安中养脾……和百药，久服轻身长年。"中医学认为，大枣甘润温和，归脾胃二经，能补益脾胃，养血安神。常用于治疗脾胃虚弱、气血亏损，食少便溏、体倦乏力、面黄肌瘦，以及妇女血虚、精神不安之证。东汉名医张仲景在《伤寒杂病论》中记载："妇人脏躁，喜悲伤欲哭，像如神灵所作，数欠伸，甘麦大枣汤主之。"

大枣虽是佳果良药，但有助湿生热之弊，食入过多者，令人脘腹满闷。故食积腹胀、龋齿作痛及痰热咳喘均忌食用。

（3）长寿果——核桃　核桃，自古就有"智力神""长寿果"的美称。在历代养生典籍中，核桃的养颜、润肌、乌发功能都是有口皆碑的。因为核桃的外形像人的脑袋，在民间，根据流传的所谓"吃哪补哪"的说法，人们还一直把核桃作为补脑益智的营养品来看待。相传晚清军机大臣李鸿章向荷兰公使推荐核桃酪，治好了他的失眠症；京剧大师梅兰芳生前食用核桃粥来养颜润肌，使他始终保持了艺术的青春。经现代科学技术测定，核桃中富含优质的蛋白质、脂肪（主要是对人体极有益的不饱和脂肪酸）和多种维生素，这就为它的这些传统功能做出了证明。

近年来生活水平提高后，以往求之不得的"好吃的东西"又给人们的健康营养带来了新的烦恼。于是，人们又返璞归真，对山货野味、五谷杂粮重新产生了兴趣。在核桃中，人们发现它富含大量的不饱和脂肪酸。对于中老年人，它能改善脑神经功能，软化血管并防止胆固醇对人体的危害，在心脑血管疾病增多的今天，有着特殊的价值。对于少年儿童，它也是保障大脑发育的重要物质。但是，核桃的开发利用还远远没有使这一保健珍品"物尽其用"。核桃如与大豆、芝麻协同利用，使营养更丰富、更全面、更均衡。

2. 五色食疗法 蔬菜水果颜色主要有红、黄、紫、绿、白和黑色，这些不同颜色的食品含不同的营养，不仅使人产生不同的感觉，而且对人体的健康有益。有人观察到不同颜色的蔬菜水果的食用价值是不一样的，中医学也认为五色（将丰富多彩的各种颜色归纳为青、赤、黄、白、黑五色）对应相应的脏腑经络，不同颜色调节不同的脏腑生理功能，从而防病治病。

（1）红色疗法 以红色为主的果蔬有胡萝卜、西红柿、红苹果和红葡萄等，能提高食欲和刺激神经，且红色果蔬中含有抗感冒因子，可提高人体对感冒的抵抗力。如患感冒或预防感冒，可饮用新鲜红色果蔬榨出来的果汁，效果颇佳。此外，红色蔬菜还有益小脑和心脏的健康。

（2）紫色疗法 以紫色为主的果蔬有茄子、豇豆和紫葡萄等，它能调节神经和增加肾上腺素分泌。

（3）黄色疗法 以黄色为主的果蔬有香蕉、韭黄、黄花菜等，可调节胃肠道消化系统。一般讲黄色蔬菜都富含维生素 E，不仅可减少皮肤色斑，延缓皮肤衰老，而且对脾脏和胰腺亦有益。

（4）绿色疗法 以绿色为主的果蔬较多，如丝瓜、芹菜、菠菜等，淡绿和葱绿能突出菜肴的新鲜感。从营养上讲，它们具有一定的镇静作用，对高血压、抑郁和肝脏患者皆有一定的疗效。另外，绿色蔬菜可减肥，因为它们能抑制体内的糖类物质转化为脂肪。

（5）白色疗法 以白色为主的果蔬有莲藕、豆芽和卷心菜等，能调节人的视觉平衡及安定人的情绪，对高血压和心脏病患者有益。此外，白色蔬果中多富有维生素 C，有滋润皮肤、预防心血管硬化和分解尼古丁毒素的功效。

（6）黑色疗法　以黑色为主的蔬菜有黑枣、发菜、乌豆、黑芝麻等，它们能刺激人体内分泌系统，有益胃肠的消化和增强造血功能。黑豆能乌发，黑芝麻能滋肤美容。

据国外一癌症研究中心调查，他们将 17 万男性接受研究者分为三组进行调查。第一组每天吃肉、喝酒、吸烟，而不吃黄、绿色蔬菜，其各种癌症发病率高；第二组每天吃肉、喝酒、吸烟，但吃一些黄、绿色蔬菜，癌症发病率较高；而第三组不但每天吃肉、吸烟，而且大量吃黄绿色蔬菜，结果其癌症发病率最低，可见黄、绿色蔬菜具有一定的防癌作用。

3. 老年人常用的食疗方

（1）治老年视力下降方　枸杞子 30～40g，鲜鸡蛋 1～2 枚，加适量蜂蜜或白糖，用沸水冲服，每日 1 剂。一般服食 10～15 日见效。枸杞以甘肃、宁夏产者为良，中药店有售。

（2）治老年听力下降方　莲子肉 10g，红枣 10 枚，白扁豆 15g，大米 100g，加水熬粥，每日早晚趁热服食。本方可改善老人听力，对耳鸣亦有效。

（3）治老年斑方　取生姜 6g 切成薄片放入杯中，以 250mL 白开水浸泡 10 分钟，加少量蜂蜜当茶饮用，每日 1～2 次。1 年左右，脸和手等处的老年斑颜色变浅或消失。

（4）治老年便秘方　柏子仁 15g，小米 100g，蜂蜜适量。将柏子仁捣碎，与小米熬粥，粥熟时加入蜂蜜，再略煮即可食用。长期服食，润肠通便，还对老人心悸、失眠有效。柏子仁中药店有售。

（5）治老年高血压方　山楂 50g，瘦猪肉 60g（切薄片）。将山楂洗净煮沸后，放入瘦猪肉，煮熟，加盐调味食之，每日 1 剂。对高血压有较好的辅助治疗作用。

（6）治老年糖尿病方　山药 250g，蒸熟或熬粥食用，每日 1 剂。可治老年轻型糖尿病，对其他糖尿病人如多食易饥者，效果显著。

（7）治老年慢性气管炎咳嗽方　红糖 100g，豆腐 250g，生姜 6g。水煎，于晚上睡前 1～2 小时吃豆腐喝汤，连用 1 周，效果较好。

（8）治老年支气管哮喘方　取经霜后的丝瓜藤 120g，切成小段，加水煎至 1 碗，早晚服用。适用于老年支气管炎、肺气肿、肺心病引起的哮喘。

（9）治老年贫血方　莲子、桂圆肉各 30g，大枣 10 枚，冰糖适量。先取莲子用水疱发后去皮、芯，红枣去核，与桂圆肉共置锅中，加水煮至莲子烂熟，然后放入冰糖食之，每日 1 剂。用于老人贫血引起的心悸、乏力、失眠、健忘等。

（10）治老人夜间口干方　枸杞子 15～20g，于晚饭后慢慢嚼食。一般

10~15日可愈。

（11）治老年胃寒痛方　生姜（切片）、红枣、桂圆肉各30g，红糖20g，加水500mL煎煮15分钟，早晚食用，一般连服5日即可。胃寒痛表现为胃部隐痛，喜温喜按，吃了凉东西或受寒后犯病。本方应于冬春寒冷季节服食，夏季不宜。

（12）治老人病后虚弱方　鲜鸡蛋1枚，小米汤适量，将鸡蛋打入碗内，用筷子搅匀，取小米粥上面的热汤（漂浮的米油）冲鸡蛋水喝，每日早晚各1次，连喝2~3个月。鸡蛋、米油营养丰富，容易消化和吸收，最适合老年人食用。本方经多人验证，具有良好的滋补作用，且长期服食不上火。

（13）治围绝经期综合征方　甘草10g，小麦30g，大枣10枚，水煎服，治疗因情志不舒、思虑过度而致的精神失常、癔病、围绝经期综合征，有一定的疗效。

（14）治缺铁性贫血方　红枣20枚，黑木耳30g，温水疱发洗净，放入小碗，加水和冰糖适量，隔水蒸1小时，吃木耳、红枣。喝汤，每日1次。也可治疗便血、妇女月经过多、头晕心悸者。

四、四季养生疗法

养生，古称"摄生""道生""保生"等。中医养生学说是在中医理论指导下，根据人体生命活动变化规律，探索和研究中国传统的调摄身心、增强体质、预防疾病、延年益寿的理论和方法的学问，是中医学的特色和优势之一。顺应自然，是中医养生学的重要原则。据此《素问·上古天真论》提出"法于阴阳""和于术数"的顺时养生原则。

（一）四季养生疗法的特点

1. 顺应自然，适应环境　季节养生是顺应自然养生的体现。指起居有常，动静和宜，衣着适当，调和饮食，以适应四时气候、昼夜晨昏等外界环境的变化。顺应天地自然之变化规律，做到"虚邪贼风，避之有时"；同时要有适宜的生活规律；思想上做到"恬恢虚无，精神内守"，实为中医学重要的养生保健方法之一。

2. 春夏养阳，秋冬养阴　"春夏养阳，秋冬养阴"，语出《素问·四气调神大论》，高世栻注解："圣人春夏养阳，使少阳之气生，太阳之气长；秋冬养阴，使太阴之气收，少阴之气藏。"是谓春夏养阳，以养阳之生长；秋冬养阴，以养阴之收藏。后世也有"春捂秋冻"之说。

3. 顺应时节，相应调理　我国古代对一年季节的划分有四季和五季两种方法。因人体有五脏，故常用五脏与五季相对应来说明人体五脏的季节变化。《素问·脏气法时论》就是以肝主春、心主夏、脾主长夏、肺主秋、肾主冬来分别对应的。其含义是春季肝脏功能强盛，夏季心脏功能强盛，长夏脾脏功能强盛，秋季肺脏功能旺盛，冬季肾脏功能强盛。正因为五脏与五季相应，因此在春、夏、长夏、秋、冬这五个季节分别以相应的脏器作为养生重点。

（二）四季养生疗法的作用

1. 春（立春到立夏）养肝　春回大地，阳气升发，万物复苏，生机勃勃，温暖的气候将会使人的活动量日渐增加，新陈代谢日渐加快。在人体内部，血液循环加快，营养供应增多，以适应人体各种生理活动的需要。血液循环的加快主要在于血量的调节，营养供给的增加则重在消化、吸收。这些功能在中医看来，均与肝脏有密切的关系。"肝藏血"其意为肝脏具有贮藏血液、调节血量之功能。肝的另一功能是管理情志，因春季属肝木之令，情绪的好坏直接影响着人体对营养物的消化和吸收，人体阳气亦顺应春阳之气向外疏发。保持精神情志的舒畅，则能促进肝气的疏泄，有助于肝气的升发与春阳升发相统一，从而增强机体对外界的适应能力。

2. 夏（立夏到小暑）养心　盛夏酷暑，气温高，湿度大，是人体内新陈代谢最活跃的时候，昼长夜短，天气炎热，不易入睡，体内消耗的能量多、血液循环加快、流汗多，这些因素决定了在夏季心脏的负担明显加重，对老年人的健康影响很大。由于老年人生理功能衰退，皮肤汗腺萎缩，循环系统功能低下，散热不畅，不耐暑热，稍不注意，便会引起中暑，或诱发中风、心肌梗死、心脑血管等疾患。暑气又易伤心而伤人正气，导致老人出现各种虚弱症状，根据中医"虚则补之"的原则，适当合理地进补，对提高老人身体素质，安度炎夏，很有帮助。

3. 长夏（小暑到立秋）养脾　长夏，是指夏末初秋那段时节。此时，炎热而多湿，万物丰茂，蔬菜、瓜果陆续上市，极大地促进了人体的消化功能，应该注重对脾脏的保养，防止因饮食而带来的消化道疾病。湿热的天气极适合细菌的生长繁殖，长夏之时，更要注意饮食卫生，年迈体弱者消化功能较差，少吃一些油腻的食物，多吃清淡易消化的食物。由于长夜多湿，湿邪之气会影响脾胃的消化吸收功能，居室应保持干燥、少接触生水等以避免"湿邪困脾"。

4. 秋（立秋到立冬）养肺　立秋之后，天气渐凉，气候干燥。秋天是由炎夏走向寒冬的过渡季节，天气变幻莫定，时凉时热，如此多变，最难将息，容易使人着凉感冒，发生咳嗽痰喘。中医学总结出了秋季易损肺气的理论，故人们在秋季应注意天气的不断变化，好好保护肺气，避免感冒、咳嗽等肺系疾病。另外，人们在夏季过多的发泄之后，各组织均感水分不足，如受风凉，易引起头痛、流泪、咽干、鼻塞、咳嗽、胃痛、关节痛等一系列症状，甚至旧病复发或诱发新病，医学上称之为"秋燥综合征"。老年人对秋天气候变化的适应性和耐受力较差，更要重视养生保健。

5. 冬（立冬到立春）养肾 冬季，自然界阳衰阴盛，草木凋零，冰封雪飘，寒气袭人，室外活动大大减少。冬季的严寒气候使人体的新陈代谢功能降到了一年的最低潮，易损人体阳气，年老体弱者非常容易感觉到寒冷的侵袭。人体的阳气来源于肾脏，肾是生命活动的原动力。冬季养生要顺应阳气潜藏，敛阴护阳，从而预防疾病的发生。

（三）四季养生疗法的适用范围

人以天地之气生，四时之法成。人类在长期的进化过程中，生理上形成了与天地自然变化几乎同步的节律性以适应外界变化，并作出自我调节的能力，是维系健康的重要环节。因此，四季养生疗法适用于所有人群。

（四）四季养生疗法及注意事项

1. 春季养生之道 春三月，为农历的正月、二月、三月，阳历一般是每年的 2~4 月，包括立春、雨水、惊蛰、春分、清明、谷雨六个节气。春季在四季之中居于首位，春归大地，万象更新，阳气升发，冰雪消融，蛰虫苏醒。《素问·四气调神大论》指出"春三月，此谓发陈。天地俱生，万物以荣"，自然界一派生机勃发，欣欣向荣的景象。春季养生在精神、饮食、起居诸方面，均应顺应春天阳气升发，推陈出新的特点，注意保护阳气，着眼于一个"生"字。

（1）心理调摄 春属木，与肝相应。肝主疏泄，在志为怒，恶抑郁而喜条达。故春季在情志上，要"生而勿杀，予而勿夺，赏而不罚"。历代养生家一致认为，在阳光明媚的春日，可约上亲朋好友外出游春赏花、踏青问柳、临溪戏水、散步练功等，有助于振奋精神，以利春阳生发之机。

（2）运动调摄 入春后，气温回升，阳气升发，应加强锻炼，恢复机体活力。可以结合自身情况，形式不拘，取己所好地选择球类、跑步、打拳、做操、放风筝等运动方式，活动地点尽量选择公园、广场、树林、河边、山坡等地，空气清新之处。使春气升发有序，符合"春夏养阳"的要求。年老行动不便之人，可乘风日融和、春光明媚之时，在园林亭阁虚敞之处，凭栏远眺，以畅生气。老年人还可选择一些简单的保健功法，如八段锦、易筋经等，切不可默坐，免生郁气，碍于舒发。

（3）饮食调摄 春季阳气初生，宜适当食用辛温升散或辛甘发散的食物，不宜食酸味性质收敛之品。麦、枣、豉、花生、葱、香菜等辛温升散或辛甘发散的食物可扶助阳气,顺应春季阳气升发的特点。但也不可过食辛辣、发散之物,以免腠理过度开泄,给病邪以可乘之机。酸味入肝,肝气通于春,五行皆属于木。酸味具有收敛之性,不利于春季阳气的生发和肝气的疏泄,肝气疏泄不畅,木郁太过则易克伐脾土,从而影响脾胃的消化功能,故《摄生消息论》说:"当春之时,食味宜减酸增甘,以养脾气"。春时木旺,与肝相应,肝木不及固当用补,然肝木太过则克脾土,故《金匮要略》有"春不食肝"之说。由此可见,饮食调养之法,实际应用时,还应观其人虚实,灵活掌握,切忌生搬硬套。

由于春天人体新陈代谢加快,营养消耗相应增加,因此应多选用既升发又富营养之品,如黄豆芽、绿豆芽、豆腐、豆豉、大麦、小麦、大枣、瘦肉、鱼类、蛋类、花生、黑芝麻、柑橘、葱、姜、蒜、香菜、蜂蜜之类;由于冬季新鲜蔬菜较少,摄入维生素不足,聚积一冬的内热要散发出去,所以还要多吃些新鲜蔬菜,如春笋、春韭、油菜、菠菜、芹菜、荠菜等。这对于因冬季过食膏粱厚味导致内热偏胜者,还可起到清热泻火、凉血明目、消肿利尿、增进食欲等作用。对于体质过敏,易患花粉过敏、荨麻疹、皮肤病等,应禁食含异性蛋白等刺激性食物,如羊肉、狗肉、猪头、鸡头、海鱼、虾、蟹之类。

(4)起居调摄 春回大地,人体的阳气与天地万物一样开始生发,起居方面也应顺应阳气初生的特点,宜"夜卧早起,广步于庭",多进行活动,唤醒闭藏了一冬的身体功能,吸取大自然的活力,衣着宽松、下厚上薄;形体舒缓、精神舒畅,使人保持旺盛的精力。

衣着打扮应以不约束形体为标准,穿着宽松的衣物,放松扎紧的头发,舒展形体,在庭院或大自然里信步慢行,调动人体气血运行。身体放松舒缓的状态有助于阳气升发,不仅利于身体的生长与健康,也利于心理情绪、精神意志方面的发展;另一方面做到"春捂",既有利于人体适应外界气候,增强抗邪能力,又为适应夏季炎热的气候做准备。同时,春季着装宜"下厚上薄",《备急千金要方》认为,这样穿着既养阳又收阴。《老老恒言》亦云:"春冻未泮,下体宁过于暖,上体无妨略减,所以养阳之生气。"特别是老年人,气弱骨疏,抗病力差,稍受风寒,易发宿疾。因骤冷会使血管痉挛,血液黏稠,血流速度减慢,脏器缺血,于是感冒、肺炎、气管炎、哮喘、关节炎、偏头痛、冠心病等便会接踵而至。故当此之时,应防风御寒,时备夹衣,遇暖易之,棉衣不可顿去。春季单衣款式应宽松舒展,纯棉织品吸湿性好,暖和又贴身,是内衣的合适选料。

2. 夏季养生之道　夏三月，包括立夏、小满、芒种、夏至、小暑、大暑六个节气，从立夏开始到立秋前结束，为农历的四至六月，阳历的5~7月。夏季烈日炎炎，雨水充沛，万物竞长，日新月异，阳极阴生，万物成实。《素问·四气调神大论》说："夏三月，此谓蕃秀；天地气交，万物华实。"夏季是天地之气相交最为旺盛的季节，草木生长最为繁茂，夏季养生应顺应阳盛于外的特点，注意养护阳气，着眼于一个"长"字。

（1）心理调摄　夏属火，与心相应。心主神志，在赤日炎炎的夏季，要重视心神的调养。《素问·四气调神大论》曰："使志无怒，使华英成秀，使气得泄，若所爱在外，此夏气之应，养长之道也。"夏季自然界的阳气在长，人体阳气亦然，发怒容易使阳气过度亢盛，气血上冲，因此应保持心情平静，胸怀宽阔，神清气和。精神面貌应充沛饱满，对外界事物要有浓厚兴趣，培养乐观外向的性格，以利于气机的通泄和阳气的旺盛。切忌懈怠厌倦，恼怒忧郁，以免阻碍气机。嵇康《养生论》说，夏季炎热，"更宜调息静心，常如冰雪在心，炎热亦于吾心少减，不可以热为热，更生热矣"。这与民间常说"心静自然凉"的夏季养生寓意相通。

由于老人对外界不良刺激承受能力较差，思想容易波动而影响健康，所以，夏季尤其要重视精神调养。有条件的老人可到风光秀丽的山林海滨消夏避暑，或垂钓于水边树下，或到清静凉爽的地方散步做操、练功打拳，或品茶、弈棋、书画于虚堂静室，以调节心境，陶冶情操，防止心火内生。夏季炎热，汗出较多，容易产生疲倦，应克服倦怠情绪，积极进取。

（2）运动调摄　夏天运动锻炼，最好在清晨或傍晚较凉爽时进行，避开烈日，加强防护。场地宜选择公园、河湖水边、庭院空气清新处，以散步、慢跑、太极拳、气功、广播操等运动量适中的方式为佳，有条件最好能到高山森林、海滨地区去疗养。不宜做过分剧烈的运动，因为夏季暑热使人出汗较多，剧烈运动，可致大汗淋漓，汗泄太多，不仅伤阴，也伤损阳气。出汗过多时，可适当饮用盐开水或绿豆盐汤，切不可饮用大量凉开水；不要立即用冷水冲头、淋浴，否则会引起感冒或引起寒湿痹证、"黄汗"等多种疾病。

（3）饮食调摄　夏季炎热，心火易于亢盛，宜选择绿豆、西瓜、苦瓜、冬瓜、豆腐、薏米等清热解暑、清心泻火的饮食。可适当多食味苦之物以清热解暑，同时助心气而制肺气。夏季出汗多，盐分损失较多，可适当增盐，保证机体正常运转。夏季人体气血趋向体表，供应到消化道的血液相应减少，常使人感觉食欲不佳，消化功能减弱，若感暑湿更伤脾胃，出现胸闷、纳呆、神疲乏力、精神萎靡、大便稀溏等症状。因此夏季饮食应以清淡、少油腻、少甜食、易消化为原则，适当食用酸味、辛辣芳香的食物，以开胃增食欲、

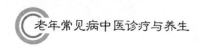

助消化。

夏季暑热出汗较多，可适当食用冷饮补充水分，帮助体内散发热量。但冰镇饮料、雪糕、冷面、生冷瓜果等冷饮冷食不宜多吃。过食会伤及脾胃，令人吐泻。西瓜、绿豆汤、乌梅小豆汤等解渴消暑之佳品，也不宜冰镇。老人、儿童及体质较弱者，对冷热刺激反应较大，更不可贪凉。

此外，夏季是致病微生物繁殖旺盛的季节，食物极易腐败变质，此时为肠道疾病高发时期，特别要讲究饮食卫生，谨防"病从口入"。

（4）起居调摄　《素问·四气调神大论》言："夏三月，此为蕃秀……夜卧早起，无厌于日……此夏气之应，养长之道也。"夏季日长夜短，在作息上就应当顺应自然界阳盛阴衰的变化特点，晚些入睡，早些起床，以保持阳气的旺盛。

"暑易伤气"，预防中暑。炎热可使汗泄太过，令人头昏、胸闷、心悸、口渴、恶心甚至昏迷。所以，安排劳动或体育锻炼时，要避开烈日炽热之时，并注意补充水分、加强防护。午饭后，需安排午睡，一则避炎热之势，二则消除疲劳。

夏日炎热，腠理开泄，易受风寒湿邪侵袭。可在树荫下、水亭中、凉台上纳凉，但不要在房檐下、过道里，且应远离门窗之缝隙，以防贼风入中得阴暑证。睡眠时不宜长时间电扇送风，不宜夜晚在室外露宿，不宜袒胸露腹，不宜睡在地上和有穿堂风处，不宜室内外温差过大。随着空调的推广使用，夏日患空调病的人数逐年递增，出现鼻塞、头昏、打喷嚏、耳鸣、乏力、记忆力减退，以及一些皮肤过敏症状。这是由于人们过度贪凉，将室内温度设置过低，导致四肢温度低于躯干温度，室内外温差过大，室内空气不流通，引起了人体阴阳失衡。因此，应注意保持空气流通新鲜，定时开窗换气，清扫空调；室内外温差不宜过大，以不超过5℃为宜，夜间睡眠最好不用空调；从空调环境中外出，应先在阴凉地方活动片刻，让身体逐渐适应；从户外进入空调环境后，勿使冷风直吹；若长期在空调室内者，避免处于风口，注意衣着保暖，尽量到户外活动，多喝温开水，加速体内新陈代谢。

夏日天热多汗，衣衫勤洗勤换。提倡每天洗一次温水澡，不仅能洗掉汗水、污垢，使皮肤清爽，避免微生物滋生，消暑防病，而且能利用冲洗时的水压及机械按摩作用，锻炼身体、解除疲劳、改善睡眠、增强抵抗力。没有条件洗温水澡时，可用温水毛巾擦身代替。忌用冷水洗澡，尤其是大汗后，以免受到风寒湿邪侵袭。

另外，《养生镜》指出："夏之一季是脱精之时，此时心旺肾衰，液化为水。"提出"独宿调养"，告诫人们夏季肾的功能较差，要节制房事以固精益肾，精足神则旺，古人称为精补。

（5）冬病夏治 对一些冬季易发作的慢性病如老年慢性气管炎、支气管哮喘、肺气肿、肺心病、胃痛、腹泻、腰腿痛等阳虚证，根据中医"冬病夏治"和"春夏养阳"的原则，在气温高、阳气盛的三伏天内服一些温肾助阳的药物，如金匮肾气丸、右归丸等，配合穴位外敷药、埋针、灸治等方法，提高人体抵抗力，到了冬季不易发病，或减轻发病症状，为平安过冬打好基础。

附：中药茶饮

老年人盛夏若能常喝些清凉爽口的中药冷饮，不但有防暑清热、生津止渴、清心除烦的作用，还能起到防病健身之功效。下面介绍几种中药冷饮的配制方法。

（1）菊花蜂蜜饮 菊花 50g，麦冬 20g，加入清水 2000mL。煮沸后保温30 分钟，过滤，另加入适量蜂蜜，搅拌溶解后即成。此饮料清爽甜香可口，具有明目养肝、生津止渴、清心健脑和消除疲劳之功效。

（2）荷叶三鲜饮 鲜荷叶、鲜竹叶、鲜薄荷各 30g，加水 2000mL 煎煮 10分钟，过滤，再加入适量蜂蜜（或白糖、冰糖）搅匀，冷后代茶饮，有清热防暑、生津止渴之良效。

（3）银花解毒饮 金银花、菊花、淡竹叶各 20g，加水 2000mL，煎煮 15分钟，纱布过滤，加入适量蜂蜜，有清热解毒、明目除烦、清心利尿之效。

（4）荷叶三豆饮 荷叶 15g，绿豆 100g，豇豆、白扁豆各 30g，加水煎煮至豆烂后，取浓汁饮服，有清热解毒、利湿祛暑、和中健脾之功效，对脾虚湿重有慢性腹泻者最为适宜。

（5）山楂麦冬饮 山楂、炒麦芽、麦冬各 15~30g，水煎后晾凉饮用，有开胃健脾、生津止渴之效，对中老年人夏日食欲不振、消化不良者适用。

（6）骨皮清凉饮 地骨皮、麦冬、竹叶各 10g，加水适量煮 30 分钟，每日 1 剂，分 3~4 次服，有清热泻火、生津止渴、凉血祛暑之功，对患有夏季性低热，症见五心烦热、口渴多汗者适用。

3. 秋季养生之道 秋季，从立秋至立冬前，包括立秋、处暑、白露、秋分、寒露、霜降六个节气，为农历七至九月，即阳历的 8~10 月。秋天气候由热转凉，万物成熟收获，阳气渐收，阴气渐长，是由阳盛转变为阴盛的关键时期，人体阴阳的代谢也进入了阳消阴长的过渡。因此，秋季养生，精神情志、饮食起居、运动锻炼，皆体现一个"收"字。

（1）心理调摄 秋属金，秋气如金一般有肃杀的特质。秋内应于肺，肺在志为悲忧，因而秋季比其他时候更易产生悲忧的情绪。秋天是个万物收获的季节，但随着秋季的逐渐深入，气候渐转干燥，日照减少，气温下降，草枯叶落，花木凋零，常常使人触景生情，在一些人心中引起凄凉、垂暮之感，产生忧郁、烦躁等情绪变化。这种气氛感染力很强，一人秋愁萌动，常会影响周围的亲人、同事、朋友，"悲秋"的气氛更加浓郁。这种不良的情绪最易伤肺，尤其是伤肺气，进而影响人体正气。如何缓解秋季肃杀之气，防止悲忧情绪的产生呢？《素问·四气调神大论》指出："使志安宁，以缓秋刑，收敛神气，使秋气平，无外其志，使肺气清，此秋气之应，养收之道也。"在心理调节上首先要培养乐观情绪，保持神志安宁，以避肃杀之气；收敛神气，以顺应秋天容平之气。意志不要过分活跃，逐渐收敛，以顺应秋季的养收之道，保护人体的正气，尤其使肺气清肃而不上逆。可以利用音乐、养花、垂钓等方式调节身心。我国古代民间有重阳节（阴历九月九日）登高赏景的习俗，也是养收之一法，登高远眺，可使人心旷神怡，一切忧郁、惆怅等不良情绪顿然消散，是调节情绪的良剂。

（2）运动调摄　秋季，天高气爽，气候宜人，是开展各种运动锻炼的好时期。不同体质、不同年龄的老年人还应根据各人的爱好和兴趣，在力所能及的情况下，选择太极拳、八段锦或其他传统养生功法，保养秋收之气，为冬季的到来做好准备；选择适宜的锻炼项目，如散步、慢跑、做操、练拳、打球、郊游等。强度因人而异，以舒适为宜。通过锻炼，提高肺的功能和机体的耐受能力，以便更有效地抵御秋燥肃杀之气的侵袭。

（3）饮食调摄　秋季雨水较少，空气湿度下降，燥邪当道。秋燥易伤津液，首犯肺部，故饮食应以滋阴清润为佳，忌食辛辣香燥。《饮膳正要》说："秋气燥，宜食麻以润其燥，禁寒饮。"《臞仙神隐》主张入秋宜食生地粥，以滋阴润燥。在秋季时节，需增加水液的摄入，饮用开水、淡茶、牛奶、豆浆等流质，增加蔬菜水果的摄入，适当食用芝麻、糯米、粳米、蜂蜜、木耳、冰糖、枇杷、菠萝、梨等润肺益胃生津之品。秋天宜收不宜散，应多食用酸味之物，以收敛补肺，顺应秋气。尽可能避免葱、姜、蒜、八角、茴香等辛味发散的食物。秋季大量瓜果成熟上市，是人们一饱口福的好时机，但应有所节制，因为大部分水果性质寒凉，多食则损伤阳气，有碍脾胃运化，甚者引起腹泻、呕吐，老年人、儿童等胃肠功能薄弱的人群尤当注意。

暮秋时节，人们的精气开始封藏，进食滋补食品较易被机体消化、吸收和藏纳，有利于改善脏器的功能，增强人体素质。对体弱多病的老年人，更有康复、祛病和延年之功效。这时可适当多吃些鸡、鸭、牛肉、猪肝、鱼虾等，以及莲子、大枣之类的食品。唐代医学家孙思邈在《千金翼方》中说："秋冬间，暖里腹"。因此。在饮食上还应注意暖腹，禁食生冷。

（4）起居调摄　秋季太阳直射点从北半球逐渐南移，温度逐渐降低，白昼时间逐渐缩短，黑夜时间逐渐增长。自然界的阳气由疏泄趋向收敛，起居作息要相应调整。《素问·四气调神大论》说："秋三月……早卧早起，与鸡俱兴……"早卧是为了顺应阳气之收，早起可使肺气得以舒展，且防收之太过。勤习吐纳，防燥保健。中医素有"肾液为唾"之说，认为唾液的盈亏与肾的盛衰息息相关。因此，老年人应常做漱泉术。即每日清晨洗漱完毕，于静室内闭目静坐片刻。先叩齿 36 下，然后用舌在口中搅动，待口中唾液满，漱炼数遍，分三次咽下，并用意关至丹田，再缓缓将气从口中呼出，呼气时口唇微张，但不要出声，如此反复 36 次，稍停片刻，两手握拳。左右各做 3次。若按此法早晚各做一次，对预防秋燥大有裨益。

初秋，暑热未尽，凉风时至，天气变化无常，同一地区也会有"一天有四季，十里不同天"的情况。需多备几件秋装，做到酌情增减。秋冻是一种有益的养生方法，指的是进入秋天以后，天冷添衣时，要逐渐添加，不可一次着衣太多，否则易削弱机体对气候转冷的适应能力。在日常睡眠、活动锻炼之时也需贯穿"秋冻"思想，增强机体抵抗能力。"秋冻"也需根据个体情况和气温状况适度而为，不要因为一味遵循"秋冻"招致寒邪，适得其反。深秋时节，风大转凉，应及时增加衣服，体弱的老人和儿童尤应注意。抵抗力较弱的老年人，此时会旧病复发或增患新病，宜逐渐增衣，切不可顿增顿减，以防寒气侵袭，诱发新病。

5. 冬季养生之道　冬三月，指的是农历十、十一、十二月，即阳历的 11到来年的 1 月这段时间，包括二十四节气中的立冬、小雪、大雪、冬至、小寒、大寒六个节气，是一年中气候最寒冷的季节。严寒凝野，朔风凛冽，阳气潜藏，阴气盛极，草木凋零，蛰虫伏藏，自然界的动植物采取冬眠状态养精蓄锐，为来春生机勃发作好准备，人体的阴阳消长代谢也处于相对缓慢的水平，阴盛于外，阳藏于内，成形胜于化气。因此，冬季养生之道，应注意顾护阳气，着眼于一个"藏"字。

（1）心理调摄　冬属水，与肾脏相应。《素问·四气调神大论》中说："冬三月，此谓闭藏。水冰地坼，无扰乎阳……使志若伏若匿，若有私意，若已有得。"首先做到使思想情绪平静伏藏，好像有所收获又不露声色，控制自己的情志活动，才能保证冬令阳气伏藏的正常生理不受干扰。就好像大自然里动植物的冬眠，潜伏、匿藏下来，但生命并没有因而停止，仍然在有序进行；如同有什么私事不愿泄露，是让自己拥有好心情的私事，好像有所心得、有所成就地感到满足。这样便可做到"无扰乎阳"，养精蓄锐，有利于来春的阳气萌生，也利于预防春温之病。

（2）运动调摄　冬日虽寒，仍要持之以恒进行锻炼。民谚："冬天动一动，少闹一场病；冬天懒一懒，多喝药一碗。"足以说明冬季锻炼的重要性。实践证明，长期坚持冬季锻炼的人，很少患呼吸系统疾病。

冬季要避免在大风、大寒、大雪、雾露中锻炼，锻炼前做好准备活动，锻炼前后注意衣物的适当增减，不要穿湿衣服，预防感冒。冬季的清晨不适宜户外运动，这是由于冬季日出较晚，植物的光合作用还不充分，空气里的氧气含量较低，且冬天早晨由于冷高压的影响，往往会发生逆温现象，即上层气温高，而地表气温低，空气流动性差，生产、生活制造的废气无法向大气层扩散，使得户外空气污浊，能见度低。如遇有逆温现象的早晨，在室外进行锻炼不如室内为佳。室外运动时，还应做好防护，谨防冻伤。早晨起床后，可行搓腰术。方法是：两手对搓发热后，紧按腰眼处，然后用力上下搓120次（一上一下为1次），或以热为度，也可用手搓热擦面部和耳部，有补胃、防聋、悦颜色、润肌肤的作用。还可根据各人身体状况选择性地进行锻炼，如慢跑、散步、球类、练气功、习剑、登山、游泳、打门球、做保健体操等。

（3）饮食调摄　冬季饮食对正常人来说，应当遵循"秋冬养阴""无扰乎阳"的原则，既不宜生冷，也不宜燥热，最宜食用滋阴潜阳、热量较高的膳食。冬季是进补的最佳时节，此时脾胃功能每多旺盛，是营养物质积蓄的最佳时机，正合冬藏之意。隆冬时节，可食用温热之物以抵御外界寒邪，选用血肉有情之品以滋阴潜阳。冬季还应注意摄取新鲜蔬菜、水果，达到营养均衡，使阴阳调和。在饮食五味方面，宜适当减咸增苦，因为冬季阳气衰微，腠理闭塞，很少出汗，减少食盐摄入量，可以减轻肾脏的负担，增加苦味可以坚肾养心。

（4）起居调摄　《备急千金要方·道林养性》说："冬时天地气闭，血气伏藏，人不可作劳汗出，发泄阳气，有损于人也。"在寒冷的冬季里，应当遵循闭藏的原则调摄起居。早晚起居要顺应自然界昼短夜长的变化规律，早睡晚起，以保证充足的睡眠时间，利于阳气潜藏，阴精积蓄。

服装衣着，"无扰乎阳"。冬季虽冷，衣着不宜太紧，过多过厚反不利于保暖。身处北方之人，若室内供暖室温过高，则腠理开泄，阳气不得潜藏，寒邪亦易于入侵。而衣着过少过薄，室温过低，则耗伤阳气，容易感冒。冷空气的刺激还易导致慢性呼吸道疾病的急性发作，心血管病患者还可能诱发心肌梗死和中风。

背宜常暖。冬季要注意背部的保暖。因为背为阳中之阳，风寒之邪极易通过人的背部侵入人体，发生疾病。老人、小孩及体弱者冬日宜穿背心。睡时也要保暖背部，避免寒邪的侵袭，阳气的损伤。

谨慎洗澡。洗澡能清洁皮肤，促进血液循环和新陈代谢，对健康十分有益。但冬季气候寒冷稍有不慎，易发生伤寒感冒，并诱发呼吸道疾病和心血管疾病。因此每周洗一次澡为宜，而老年人及患有心脏疾病的人则稍长一些为宜。

常宜洗足。古代养生秘诀主张"饭后三百步，睡前一盆汤"。脚是人体之根，与五脏六腑有着密切的联系。冬季临睡前用40~45℃的热水洗足（双脚浸泡10~15分钟），对促进足部的血液循环、消除疲劳、改善睡眠具有良好的保健作用；此外，还有益于延缓大脑衰老。

冬寒防变。冬至节气之前是阴寒最严重的阶段，重病患者往往会病情加重，甚至危及生命。因此，重病患者可在"立冬"前后，有针对性地服用一些滋补强体药，如红枣、桂圆、板栗、核桃仁、芝麻、山药、黄芪、人参等，以增强机体的抗病能力。

节制房事。养藏保精对于预防春季温病具有重要意义。《素问·金匮真言论》说："夫精者，身之本也。故藏于精者，春不病温。"

（5）冬季养生"四不宜" 一不宜早起外出。冬季是高血压病患者好发脑出血、脑血栓、冠心病及心肌梗死的季节。正常健康人的血压，会因寒冷血管收缩而上升10mmHg，对于高血压病患者则上升更高，特别是清晨气温最低，血管收缩更严重，最易导致心脑血管病变，甚至猝死。此外，寒冷空气对支气管和肺部还有不良刺激作用，可以加重和诱发支气管和肺部疾病。所以，应注意防寒保暖，适时外出。另外，近年科学研究证实，凌晨空气并不新鲜，只有下午4时左右的空气才富含氧气和负离子。故而"闻鸡起舞"的观念应予更新。

二不宜空腹锻炼。近年来的研究表明，在清晨除了血糖偏低外，人体血液黏滞，加上气温低血管收缩等因素，如果空腹锻炼就可能会因低血糖和心脑疾病而猝死。中老年人早晨要缓慢起床，适当饮水，进餐。

三不宜独自洗澡。冷天脱衣易受凉使血管收缩、促使血压骤升，诱发中风；加上浴室水气爆满，氧气稀少，在用力搓洗时，心脏耗氧激增，也容易发作心肌梗死。不宜让老人或高血压、冠心病患者独自去浴室洗澡。

四不宜门窗紧闭。环保部门检测表明：空气污染最严重的地方，不是马路而是居室。这是因为室内的燃料烟雾、地面尘埃、人体排出的废气与皮屑、墙壁和家具散发的有毒化学物质及电器发射的电子雾等都可污染空气，只有每天打开门窗，才能通风换气。

五、精神心理疗法

生、长、壮、老、已是人体生命过程的必然规律，关于"老年"的年龄界限，历代说法不一，但一般视 60~65 岁为老年期的开始年龄。衰老，是指随着年龄的增长，机体脏腑、精气血津液神及经络等生理功能全面地逐渐减退的生命过程，是人生的必经之路，心理活动的衰退是个积累的过程。人到老年，全身的组织器官都发生退行性变化，尤以大脑皮质功能变化更明显。因此，老年人的生理和心理与青壮年均有较大差别，情志异常很显著。了解老年心理和生理的特点，一旦心理活动出现衰退、偏差、障碍，可及时通过心理干预及自我调节得以纠正，使老年生活怡然自得，有利于延年益寿及家庭生活的幸福。

（一）老年人精神心理特点

1. 脑功下降，记忆力衰 这是老年期最常见的症状，精神易兴奋且易疲劳。易兴奋主要表现为联想与回忆增多，思维内容杂乱无意义，感到苦恼；注意力不集中，易受无关因素的干扰；对外界的声光等刺激反应敏感，情绪易激动。易疲劳是脑功能衰弱的主要表现，有时还伴有躯体疲劳，如苦闷、烦恼、紧张、压抑、休息不好、昏沉等；常感"心有余而力不足"；智力减退、记忆力下降。

2. 情绪欠稳，自控力差 易激怒、易哭泣，时常产生抑郁、焦虑、孤独感及对死亡的恐惧等心理，对外界的人和事漠不关心，淡漠且消极，经常被负面情绪控制。

3. 趋于保守，好执己见 在评价和处理事物时，往往喜欢坚持自己的意见，不愿意接受新事物、新思想，常以自我为中心，较难正确认识和适应生活现状，时常沉湎于过去的美好。

4. 经验丰富，判断准确 大多数老年人能够运用一生中积累的宝贵经验指导后来的实践，经过周密的考虑，更深刻地认识当前的事物，准确判断，做到"运筹帷幄之中，决胜千里之外"。

5. 喜静惧独，不耐寂寞 心理专家发现，大多数老年人由于神经抑制高于兴奋，故不喜嘈杂、喧嚣的环境，喜欢安静、清幽的生活状态。退休后远离自己擅长的工作岗位，往往有所失而感到孤独不适。

6. 关注健康，期望长寿 老年人均希望能看到自己从事过的事业蓬勃发展，看到社会不断进步，祖国繁荣昌盛，家庭幸福，人丁兴旺。因此，希望自己身体健康、延年益寿。

（二）老年人心理卫生三要点

对老年人这一系列的生理和心理变化现象，精神疗法十分重要。首先，老年人要正确对待这些变化，要胸怀宽阔，怡情养性；要清心寡欲，随遇而安。参加力所能及的体力劳动、各种社会活动及文体活动，使晚年生活丰富多彩。练"气功"，通过"气调""身松""意守"使思想入静，排除杂念，使身心得到静养。保持思想轻松，心情愉快。其次，社会上对老年人要关怀和体谅，对他们要有礼貌，要热情，要和气，多给温暖和照顾，这对他们健康长寿很有好处。

古今中外心理学家早就认识到人的心理与身体健康和疾病有着密切的关系。老年人也不例外，健康的心理尤其重要。老年人要保持健康的心理卫生，平时要做到以下三要：

1. 要树立正确的人生观，加强自我调节 树立正确人生观，加强自我意识调节是老年人保持心理健康的前提条件，这是因为人生观是对人生价值、目的、道路等观点的总和，它以信念、理想、需要、动机、兴趣等具体形式表现在人的个性意识倾向中，并在人的整个心理活动中处于主导地位，对人的心理功能起着调节支配的作用。老年人随着年龄的增长，器官组织的变化，衰老的形成，逐渐显露出心理的衰退现象，对事物的认识渐感模糊，情感、意志、兴趣、性格等都会发生一些变化，自我意识调节也随之减弱。如有的老年人离退休后，自认为老朽了，不能再为"四化"出力了，产生伤感或意志消沉，对生活感到空虚苦闷，对人生缺乏或失去正确认识，这些都会影响健康，加速心理衰退。因此老年人要树立正确的人生观，时刻看到祖国社会主义事业的蓬勃发展，子孙后代的健康成长，看到自己生存的价值和意义，增加晚年生活的乐趣，科学地认识人生，正确对待自己和他人，从而使心理反应适度，防止心理反应失常。

2. 要努力做到胸怀坦荡，豁达开朗乐观 心理学家认为，心情愉快、乐观大方、开朗活泼，有利于大脑皮层正常地调节机体内部的活动，使生理功能健康正常地运转，可以增加对不良因素的抵抗力，同时也有助于正确考虑和处理问题，发挥主观能动性。可见心胸宽广、情绪稳定、性格开朗在保持老年心理健康中的重要作用。老年人要注意拓展兴趣范围，丰富精神生活，通过参加广泛多样化的活动，陶冶情操，颐养天年；通过人际交往，扩大生活圈子，特别要注意结识与自己志同道合、情趣相投的人，经常聚首，促膝谈心，交流思想，以排忧解难，分享欢乐，保持良好的心境和心理卫生。生老病死乃人生之规律，是不可抗拒的自然现象，老年人随着年事增高，机体功能衰老，自然会出现一些生理上和心理上的老化现象，老年人要正确认识，正确对待，要有革命乐观主义精神，胸怀坦荡，豁达开朗，泰然自若，学会自己劝说自己，自己安慰自己。

3. 要努力做到生命不息，身脑活动不止 众所周知，"生命在于运动"。老年人离退休后，感到生活单调，枯燥无味，日子久了可影响情绪，有损身心健康，因此，必须经常参加一些力所能及的体力劳动、体育锻炼、政治文化学习及社会工作和社会活动。据调查，90%以上的长寿老人是体力劳动者，从事脑力劳动的长寿老人，大多坚持一定形式的体育锻炼。现今有些老人只注重体育锻炼，而忽视智力、脑力锻炼是不恰当的，他们不了解大脑也要不停地用，用脑可保持心理健康。身体不活动要体衰，脑子不活动要脑衰、智衰，所以老年人要保持身心健康，就得动手、动腿、动脑子。适当的家务劳动，适度的文化体育活动，能保持人体新陈代谢的平衡，促进身心健康，延缓衰老。

（三）老年人心理年轻十法

科学家们通过大量研究后指出，心理衰老是心理失调的前兆，是自我走向死亡的"催化剂"。无论是中老年人，还是青年人，都要注意以下十个方面的心理保健，预防心理性早衰。

1. 增加营养 人的心理活动和新陈代谢有着密切的联系。新陈代谢需要营养，要避免过早心理衰老，就需要良好的营养。可选用牛奶、蛋类、瘦肉、鱼虾、豆制品等富含蛋白质的食品。

2. 锻炼身体 人的心理活动是以生理活动为基础的，要延缓老人的心理衰老，通过锻炼身体来保持生理活动的一定水平是一条可行之道。

3. 规律生活 一个人生活越有规律，其大脑的活动也越有规律，也就越能健康，进而保证心理的健康。人们欲使自己的心理长久不衰，务使自己生活规律化，如按时作息，养成良好的生活习惯，保持乐观的情绪等，都是比较重要的。

4. 爱好多样 一个人的爱好是一种精神依托。当人们全神贯注于一种或几种爱好时，不仅会使人忘记忧愁和烦恼，而且使人兴致勃勃，富于乐趣，积极的休息比睡眠要有意义得多。

5. 不怕动脑 医学研究发现，老年人的心理衰老和幼年时的脑力活动多少有密切关系。如果你还是一个年轻人，就马上开始，不要怕用脑，脑子越用越灵活；若你已经是一个老人，年轻时未注意这方面的锻炼，也不必过于担心，应该从现在做起，如多参加社会活动，进老年大学学习，继续干自己力所能及的工作等，都有益于心理年轻。

6. 与少者交 与比自己年轻的人在一起，会不断从年轻人身上吸取一些积极向上的东西，将有效地延缓心理衰老。

7. 不宜服老 心理衰老，很大程度上取决于自己对衰老的认识，即如果自己觉得老了，未老也死气沉沉，未老先衰。如果自己不服老，那么，他到了八十岁也还觉得自己还年轻，还可以活到一百二十岁。

8. 适应环境 乐天者长寿。虽然要与命运抗争，但遇到不如意之事时，不妨随遇而安，恬惔虚无，乐天知命，等待时机，方不误身。

9. 自知自爱 对自己的身体一定要有深刻的了解，要定时检查身体，听从医生的劝导，按时服药（必要时）。遵纪守法，上敬老，下爱幼，家族和睦，夫妻恩爱，可延年益寿。

10. 注意保健 疾病对人的心理影响是巨大的，尤其是慢性病，更要注意防治。

以上综合措施，老年人均应注意和学习，力求达到更健全的身心状态，从而有效地保持心理年轻化、大脑健康化、生活充实化。

六、运动疗法

我国是首先发展运动疗法的国家之一，最早的文字记载见于《黄帝内经》。公元前和公元初开始出现的"导引""五禽戏"及气功等流传数千年，至今还在广泛应用。推拿术也是我国传统的被动运动方式。

（一）运动疗法的特点

1. 自我操作 是患者的自我治疗，须由患者自我锻炼。患者自愿参加治疗可以调动其主观能动性，以提高机体对各种功能的调节和控制能力。

2. 运动治疗 通过局部运动或者全身运动而达到治疗作用，既是局部治疗也是全身治疗。肌肉活动不但能对局部组织起到锻炼作用，而且对全身脏器也能产生积极的影响，从而加快疾病的康复。

3. 简单方便 许多运动疗法对空间场地要求不高，室内室外均可；时间上也无特殊要求，可随时随地开展，方便自由、简单有效；对老年人还可起到强身延年的效果。运动疗法可以使患者精神振奋，体力增强，唤起与疾病斗争的信心。它是一种有效的心理治疗。实践证明，运动疗法的独特作用是其他疗法所不能取代的。

（二）运动疗法的作用

1. 养生保健作用 运动是养生防病的重要措施之一。生命在于运动是因运动能促进人体各组织器官的功能，促进新陈代谢，增强体质，提高机体的抗病能力，防止早衰的缘故。长寿老人之所以能长寿，无不与运动有关。历代医家都十分强调运动在防治疾病中的作用。《内经》指出，"形劳""广步于庭""导引按"等；华佗主张"人体欲得劳动……动摇则谷气易消，血脉流通，病不能生"，创"五禽戏"以作体育锻炼的方法；孙思邈强调流水之常新，户枢之晚朽，"以其运动故也"。这些都强调了运动的重要性。

2. 治疗疾病作用　体育锻炼属于运动，它的方法很多，如练五禽戏、八段锦、太极拳及近年兴起的打克郎球、老年迪斯科等。坚持这些锻炼对老年人健康长寿很有好处。华佗曾生动地指出："五禽之戏……亦以除疾，兼利蹄足，以当导引。体有不快，起作一禽之戏……身体轻便而欲食。"普施行之，年九十余，耳目聪明，齿牙完坚。近人岳美中亦指出："对抗衰老的活动中，散步是一项老年保健的好方法。"

3. 康复预防作用　它不仅对疾病有治疗作用，促进临床治愈，又可加快体力和功能恢复，缩短康复时间；它在治疗的同时，由于增强了全身的体力和抗病能力，也可预防疾病的复发。

（三）运动疗法的适用范围

运动疗法通过简单方便的自我运动而达到养生保健、治疗疾病、促进康复等作用，因而适用范围非常广泛，适用人群也非常广泛。具体疾病方面适用范围列举如下：

1. 外科疾病　骨折，肌肉韧带劳损或撕裂，颈椎病，肩关节周围炎，腰椎间盘突出症或其摘除术后，人工关节术后，膝关节半月板摘除术后，截肢术后，断肢再植术后，胸腔腹腔大手术后，外翻足、内翻足、扁平足，脑震荡、脑挫伤、烧伤、冻伤，静脉曲张及其术后等。

2. 内科疾病　冠心病，心脏瓣膜病，心力衰竭代偿期，高血压病；慢性气管炎，支气管炎，肺炎，支气管哮喘，肺气肿，肺结核，肺不张；胃和十二指肠溃疡病，内脏下垂，胃肠功能紊乱，慢性胃炎、胆囊炎，慢性肝炎；肥胖病，糖尿病；风湿、类风湿关节炎等。

3. 神经科疾病　脑血管疾病后遗症，周围神经损伤，腰神经根炎，多发性周围神经炎，神经官能症，面神经麻痹，进行性肌萎缩，脊髓空洞症等。

4. 妇产科疾病　子宫脱垂，慢性盆腔炎等。

（四）运动疗法的注意事项

运动疗法虽然简单方便、作用很多，但也不可过劳、运动不可过量，应动而中节、动静相宜，形劳而不倦，才有益于健康。尤其下列情况应为其禁忌，或者在医师指导下开展：处于疾病急性期或亚急性期，病情不稳定者；

炎症明显，体温超过 38℃者；全身状况你不佳，脏器功能失代偿者；休克、神志不清或精神障碍者；有大出血倾向者或运动后可能出现严重并发症者；运动器官损伤未妥善处理者；静脉栓塞有脱落危险者；癌症患者有明显转移倾向者；疼痛剧烈，运动后加重者；身体虚弱及其他不适宜运动情形者。

（五）老年人常用运动疗法

1. 太极拳 太极拳是以中国传统儒、道哲学中的太极、阴阳辩证理念为核心思想，集颐养性情、强身健体、技击对抗等多种功能为一体，结合易学的阴阳五行之变化、中医经络学、古代的导引术和吐纳术，形成的一种内外兼修、柔和、缓慢、轻灵、刚柔相济的汉族传统拳术。它是中国传统辩证的理论思维与武术、艺术、导引术、中医等的完美结合，是高层次的人体文化。2006 年，太极拳被列入中国首批国家非物质文化遗产名录。作为一种饱含东方包容理念的运动形式，其习练者针对意、气、形、神的锻炼，非常符合人体生理和心理的要求，对人类个体身心健康及人类群体的和谐共处，有着极为重要的促进作用。

由于太极拳是近代形成的拳种，流派众多，群众基础广泛，因此成为中国武术拳种中非常具有生命力的一支。1949 年后，太极拳被国家体委统一改编作为强身健体之体操运动、表演、体育比赛用途。改革开放后，部分还原本来面貌，从而再分为比武用的太极拳、体操运动用的太极操和太极推手。传统太极拳门派众多，常见的太极拳流派有陈式、杨式、武式、吴式、孙式、和式等派别，各派既有传承关系，相互借鉴，也各有自己的特点，呈百花齐放之态。太极拳也有其整体性、总体性方面的特点：一是全面性。太极拳是一项全面的系统工程，是一种具有汉族传统文化特色的综合性学科，它涉及人与社会、人与自然及与人体本身有关的问题，包括古典文学、物理学、养生学、医学、武学、生理学、心理学、运动生物力学等，体现东方文化的宇宙观、生命观、道德观、人生观、竞技观。二是安全性高。太极拳松沉柔顺、圆活畅通、用意不用力的运动特点，既可消除练拳者原有的拙力僵劲，又可避免肌肉、关节、韧带等器官的损伤；既可改变人的用力习惯和本能，又可避免因用力不当和呼吸不当引起的胸闷紧张、气血受阻的可能性。三是适应性强。太极拳动作柔和、速度较慢、拳式并不难学，而且架势的高或低、运动量的大小都可以根据个人的体质而有所不同，能适应不同年龄、体质的需要，并非年老体弱者专利，但非常适合老年人。无论是理论研究还是亲身实践，无论是提高技艺功夫，还是益寿养生，无论是个人为了人生完善自我者，都能参与太极拳，并从中获取各自需要。

太极拳运动是防治疾病的一种好方法，长期坚持太极拳运动的人，大多数精神饱满，身体健壮，很少生病。陈淑英等实验观察提示，坚持太极拳运动能使唾液腺具有抗衰老、退化作用，能增强唾液腺对淀粉酶合成、储备和分泌的作用。由此看来，太极拳运动增强消化腺的作用可能是增强"脾主运化"和"摇则谷消"的机制之一。钱永益对 60 岁以上的居民 423 人及老年体协会员 60 岁以上者 327 人进行调查分析，前者各种虚证平均发生率为 30.5%，后者各种虚证平均发生率为 6.2%，证明老年养生莫过于体勤，老年人经常进行体育活动是促进健康长寿、减少虚证的最佳方法之一。

2. 五禽戏　五禽戏是中国传统导引养生的一个重要功法，其创编者华佗（约 145—208 年），出生在东汉末沛国谯县（今安徽亳州）。其一生著述颇丰，但均亡佚。华佗在《庄子》"二禽戏"（"熊经鸟伸"）的基础上创编了"五禽戏"。其名称及功效据《后汉书·方术列传·华佗传》记载："吾有一术，名五禽之戏：一曰虎，二曰鹿，三曰熊，四曰猿，五曰鸟。亦以除疾，兼利蹄足，以当导引。体有不快，起作一禽之戏，怡而汗出，因以着粉，身体轻便而欲食。普施行之，年九十余，耳目聪明，齿牙完坚。"2006 年华佗五禽戏被安徽省人民政府批准为省级非物质文化遗产项目，2011 年又被国务院命名为第三批国家级非物质文化遗产项目。

五禽戏发展至今，形成了不同的流派、各有不同。在华佗故里，安徽亳州现在主要是董文焕和刘时荣所传的五禽戏。董文焕传承的五禽戏套路共 54 个动作（虎戏 13 式、鹿戏 9 式、熊戏 9 式、猿戏 10 式、鸟戏 13 式），其动作较为古朴典雅。刘时荣结合自己练习五禽戏的亲身体会，深入民间挖掘五禽戏的历史资料，广泛搜集技艺精华，通过不断研究、修改，在传统五禽戏的基础上创编而成，共 44 式（虎戏 8 式、鹿戏 8 式、熊戏 8 式、猿戏 10 式、鸟戏 10 式）。强调"五禽戏亦属武术范畴"，其所传套路演练时，"动作圆活"，"有些架式从外形上看似不大圆，但对意与气仍要按照圆的要求运行"。

2001 年，国家体育总局健身气功管理中心成立后，委托上海体育学院迅速展开了对五禽戏的挖掘、整理与研究。并编写出版了《健身气功·五禽戏》，2003 年由人民体育出版社出版发行。"健身气功·五禽戏"其动作编排按照《三国志》的虎、鹿、熊、猿、鸟的顺序，动作数量按照陶弘景《养性延命录》的描述，每戏两动，共十个动作，分别仿效虎之威猛、鹿之安舒、熊之沉稳、猿之灵巧、鸟之轻捷，力求蕴涵"五禽"的神韵。

3. 八段锦　八段锦为传统中医学的"导引""按跷"中绚丽多彩之瑰宝。一般有八节，锦者，誉其似锦之柔和优美。正如明朝高濂在其所著《遵生八笺》中"八段锦导引法"所讲："子后午前做，造化合乾坤。循环次第转，八卦是良因。""锦"字，是由"金""帛"组成，以表示其精美华贵。除此之外,"锦"字还可理解为单个导引式的汇集,如丝锦那样连绵不断,是一套完整的健身方法。八段锦在北宋已流传于世,并有坐势立势之分,南北两派之别。具有柔和缓慢、圆活连贯、松紧结合、动静相兼的特点。

第一段:两手托天理三焦。由动作上看,主要是四肢和躯干的伸展运动,但实际上是四肢、躯干和诸内脏器官的同时性全身运动。此式以调理三焦为主。特别是对肠胃虚弱的人效果尤佳。

第二段:左右开弓似射雕。这一动作重点是改善胸椎、颈部的血液循环。临床上对脑震荡引起的后遗症有一定的治疗作用。同时对上、中焦内的各脏器尤其是对心肺给予节律性的按摩,因而增强了心肺功能。通过扩胸伸臂,使胸肋部和肩臂部的骨骼肌肉得到锻炼和增强,有助于保持正确姿势,矫正两肩内收圆背等不良姿势。

第三段:调理脾胃臂单举。这一动作主要作用于中焦,肢体伸展宜柔宜缓。由于两手交替一手上举一手下按,上下对拔拉长,使两侧内脏和肌肉受到协调性的牵引,特别是使肝胆脾胃等脏器受到牵拉,从而促进了胃肠蠕动,增强了消化功能。长期坚持练习,对上述脏器疾病有防治作用。熟练后亦可配合呼吸,上举吸气,下落呼气。

第四段:五劳七伤往后瞧。该式动作实际上是一项全身性的运动,尤其是腰、头颈、眼球等的运动。由于头颈的反复拧转运动加强了颈部肌肉的伸缩能力,改善了头颈部的血液循环,有助于解除中枢神经系统的疲劳,增强和改善其功能。此式对防治颈椎病、高血压、眼病和增强眼肌有良好的效果。

第五段:摇头摆尾去心火。"心火"为虚火上炎,烦躁不安的症状。此虚火宜在呼气时以两手拇指做掐腰动作,引气血下降;同时进行的俯身旋转动作,亦有降伏"心火"的作用;同时对腰颈关节、韧带和肌肉等亦起到一定的作用,并有助于任、督、冲三脉的运行。

第六段:两手攀足固肾腰。腰是全身运动的关键部位,这一势主要运动腰部,也加强了腹部及各个内脏器官的活动,如肾、肾上腺、腹主动脉、下腔静脉等。腰又是腹腔神经节"腹脑"所在地。由于腰的节律性运动(前后俯仰),也改善了脑的血液循环,增强神经系统的调节功能及各个组织脏器的生理功能。

第七段:攒拳怒目增气力。此式主要运动四肢、腰和眼肌。根据个人体质、爱好、年龄与目的不同,决定练习时用力的大小。其作用是舒畅全身气机,增强肺气。同时使大脑皮层和自主神经兴奋,有利于气血运行,并有增强全身筋骨和肌肉的作用。

第八段:背后七颠百病消。由于脚跟有节律地弹性运动,从而使椎骨之间及各个关节韧带得以锻炼，对各段椎骨的疾病和扁平足有防治作用；同时有利于脊髓液的循环和脊髓神经功能的增强，进而加强全身神经的调节作用。

（六）养生十六宜疗法

近年我国报刊相继刊登《养生十六宜》，并指出是日本札幌市一位年逾百岁的老婆婆所公开的家传秘方。但其内容，与我国明末清初方药家汪昂所著《勿药元诠》中所载的《十六事宜》完全相同，可能这种摄生法是由我国传去。现加注解如下。

1. 发宜常梳 每晨梳发数十次，可以疏风散火，明目清脑。常梳发可促使与肾精有关的脑髓功能的健康和保持人不过早脱发、白发。

2. 面宜多擦 每日晨起和夜眠时，用双手合掌搓热，摩擦面部，再用食指和中指揉两太阳穴及脑后枕骨下的风池和风府穴（在脑后头发边缘处，颈椎左右两侧陷中）各数十次，可使容光焕发和防感冒有效。

3. 目宜常运 早晚和较长时间看书后，宜运转眼球。两眼平视，先向左看，再向上、向右、再向下、还原七八次。然后闭目少息，再睁开，可以解除视力的疲乏。

4. 耳宜常弹 两手掌分别紧压左右耳门，用中指和食指相扣，弹击后脑，作咚咚声，弹击七八次后。再两手离开耳一次，如是行三四次，可增强听力，防止老年性耳鸣，并有健脑之功。在古代气功中称之为"鸣天鼓"。

5. 舌宜抵腭 也称鹊桥相会，可连接任督二脉，有助于唾液分泌增加，古称金精玉液。

6. 津宜漱咽 此两法可合并进行，用舌尖抵住上腭，可使唾液分泌增加，待津满口后，分数次缓缓咽下，并以意念透到脐下丹田（在脐下一寸三分处）。科学研究证明，唾液有帮助消化、中和胃酸、杀菌等作用，此法持之以恒，确可获得效益。

7. 齿宜数叩 叩齿就是上下牙对咬作声。早晚行四十九次，可使牙龈健壮，防牙病。

8. 浊宜常呵 《庄子》："吹呵呼吸，吐故纳新。"古之吐纳术和调气法，即今之深呼吸法。《备急千金要方》说："和神导气之道，当得密室，避户安床暖席，枕高二寸半，正身偃卧，瞑目，闭气于胸膈中，以鸿毛着鼻上而不动，经三百息，耳无所闻，目无所见，心无所思……口吐浊气，鼻引清气……引气从鼻入腹，足则停止，有力更取，久住气闷，从口细细吐出尽，还从鼻细细引入，出气一如前法。"这种以静思虑和深呼吸相结合的有意识呼吸运动，对于人体生理功能的调整具有一定作用。新鲜空气的阴离子，对人体健康有利，宜常吸取。

以上叩齿、抵腭、咽津、吐纳、鸣天鼓,是我国古代常用的摄生吐纳方法,可同时依次进行。

9. 背宜常暖 背部为风寒外邪入侵之处,常宜保暖,以免感冒。

10. 胸宜常护 心、肺二脏并处胸中,为人体重要脏腑,故宜常保护,以免外伤。

11. 腹宜常摩 腹常用手按摩,可助消化,运化食物,防治腹胀、腹泻。

12. 谷道宜撮 谷道就是肛门。古有提肛功,对防治痔疮有效,方法是有意识地收缩和放松肛门括约肌,早晚各行三四十次。

13. 肢节宜摇 就是四肢、腰、肘等关节宜常活动。游泳、爬山、慢跑、做体操、打拳等都是好的运动方式,可增强体质,特别对从事脑力劳动者更为有益。老年人的体力活动主要包括两个内容,一是体力劳动,一是体育锻炼。体力劳动对老年人来说,主要是指从事一些力所能及的劳动,如种花、扫地、写字、画画等轻劳动,这可以使肢体保持活动,同时也不至于因为生活单调而感到寂寞。体育锻炼是多种多样的,可根据老人的爱好,进行一些适当的锻炼,如散步、做体操、打太极拳、练气功等。

14. 足心宜擦 每晚睡前,用热水洗脚,洗后用手掌按摩足底涌泉穴(在足底心处)三四十次,有利于睡眠,还可以降血压,治头晕头胀,对老年冬季保健更有意义。

15. 皮肤宜沐 除定期洗澡外,皮肤宜常干沐浴,包括日光浴、空气浴等,浴后用干布或手掌摩擦全身,可增强神经和心血管功能,促进新陈代谢,并可防感冒。方法可因人、因时、因地制宜,循序渐进。

16. 便宜闭口 大小便时随便谈话分散注意力,特别对老年人可引起大便干涩,或小便失禁。此外,在小便时咬紧牙齿,这对健齿有作用,练武术和气功的人很重视此法,视作内养功之一。

以上"养生十六宜"可以看作是我国古代摄生方法的总结,也是适用于老年养生保健、延年益寿的有效方法。

七、自我按摩疗法

按摩,古称按跷、导引。自我推拿是最早的一种按摩术,由按摩腹部及患处减轻疼痛开始。我国战国至秦汉时期已变成治疗常见病的方法。《素问·异法方异论》中指出:"痿厥寒热"之证,治宜"导引按跷"。1973 年长沙马王堆汉墓出土的帛画导引图,描绘了导引姿势 44 种。魏晋南北朝至隋唐时期,自我按摩被广泛应用于强身防病。隋代巢元方《诸病源候论》每卷之末都介绍了养生方导引法。宋至明清时期，自我按摩渐趋完善，种类和方法已相当丰富，应用范围亦很广泛，许多医学著作中都做了专门的论述。新中国成立后，自我按摩的方法和实际运用得到较系统的总结，还有人运用现代科学技术对其作用机制进行研究，并出版了一些专著。

（一）自我按摩疗法的特点

1. 简单方便　自我按摩疗法不需要设备及他人，也不受时间、地点、气候条件的限制，随时随地都可实行。

2. 平稳可靠　操作得宜则疗效确切，平稳可靠，无副作用。

3. 易学易用　因为是自我按摩，方法简单易学，方便自我操作。

正由于这些优点，自我按摩疗法成为深受广大群众喜爱的养生健身措施。对正常人来说，能增强人体的自然抗病能力，取得保健效果；对患者来说，既可使局部症状消退，又可加速恢复患部的功能，从而收到良好的治疗效果。

（二）自我按摩疗法的作用

1. 疏通经络　自我按摩疗法主要是通过刺激末梢神经，促进血液、淋巴循环及组织间的代谢过程，以协调各组织、器官间的功能，使机体的新陈代谢水平有所提高。

2. 调和气血　自我按摩疗法是以柔软、轻和之力，循经络、按穴位，施术于人体，通过经络的传导来调节全身，借以调和营卫气血，增强机体健康。

3. 扶助正气　自我按摩疗法具有提高免疫力的作用，可增强人体的抗病能力。

（三）自我按摩疗法的适用范围

自我按摩疗法简单方便、易学易用，又疗效确切、平稳可靠，既可养生保健，又可治疗疾病、促进康复等，因而适用范围非常广泛，适用人群也非常广泛。

（四）自我按摩疗法的注意事项

1. 诊断明确　选用穴位、确定手法，做到心中有数、考虑全面、有中心有重点。根据自己的实际情况和需要，选用适宜的按摩方法，并按规定的手法、经络、穴位依次进行。面积狭小的部位，可用手指指腹按摩；面积较大的部位，可用大鱼际或手掌部进行按摩。

2. 体位舒适　根据不同疾病与按摩部位的不同，采用合适的按摩体位。在按摩手法上，应先轻后重、由浅入深、循序渐进，使体表有个适应的过程；切勿用力过大，以免擦伤皮肤；同时要注意双手清洁，勤剪指甲，讲究手部卫生，并且要保持双手有一定的温度。

3. 随时调整 按摩的操作程序、强度、时间，需根据全身与局部反应及治疗后的变化随时调整。并应掌握急则治"标"，缓则治"本"的原则。在按摩时，应全身肌肉放松，呼吸自然，宽衣松带。做四肢、躯干、胸腹按摩时，最好直接在皮肤上进行或隔着薄衣，以提高效果。做腰背和下腹部的按摩，应先排空大小便。过饥、过饱及醉酒后均不适宜按摩，一般在餐后 2 小时按摩较妥。

4. 环境雅洁 操作时最好在空气流通、温度适宜的室内进行。

孕妇不要按摩自己的肩井、合谷、三阴交、昆仑等穴位及小腹、腰骶部（月经期亦如此），以防早产、流产、月经紊乱等不良反应发生。

患有严重的心、肝、肾等疾病者，应慎用或禁用自我按摩疗法，必要时在医生指导下使用。

按摩结束之后，可感到全身轻松舒适，原有症状改变。有时会有不同程度的疲劳感，这是常见反应。按摩后要注意适当休息，避免寒凉刺激，更不要再度受损伤。

（五）自我按摩的方法

人到老年，身体各器官的功能逐渐衰退，如肌肉的力量、弯腰的幅度、关节活动的功能、行动速度、脑子对外界刺激的反应、思维活动、心脏搏动的力量、血管的弹性和肺的呼吸功能等，都随着年龄的增长而逐渐下降。老年人可用自己的双手，根据不同的病情，运用不同的手法进行自我按摩，使经络疏通、营卫调和、气血流畅，从而调整机体功能，可达到防病治病的目的。此外，运用按摩法如同时配合适当的运动锻炼也是延缓衰老、维护身体各器官功能的有效措施。

下面介绍几种老年人常见病的自我按摩法。

1. 感冒头痛 感冒头痛是临床上的一种症状，在老年人中尤为常见。

（1）操作 一是按揉太阳穴。用双手食指按摩太阳穴 100 次（太阳穴位置在眉后凹陷处）。二是按揉角孙穴。用双手食指向后重力按揉耳尖入发际处 20 次。三是揉鼻。用两手中指按鼻两侧 10 次，然后按揉鼻翼两旁凹陷处，即迎香穴 20 次。四是按揉风池穴。用双手拇指重力按揉脑后两侧入发际处凹陷中 20 次。五是拿肩井穴。用拇、食、中三指，拇指在前，拿肩部中央肌肉丰满处即肩井穴，两手交替分别拿对侧穴位 3 次，拿时有酸胀感。

（2）作用 疏风解表，有止痛、消除鼻塞的功效。

2. 视力模糊 视力模糊、干涩，是老年人眼病的症状之一，如白内障、青光眼、老年黄斑变性等均能出现视力模糊不清，眼部干涩的症状。

(1) 操作　一是旋眼。端坐凝神、头正腰直、两眼向左右旋转。二是揉眼眶。两眼微闭，以两手中指同时揉两眼眶，顺序按内侧、上侧、外侧、下侧；先揉两眼内眦处 20 次，再揉眼眶上部（揉及眼球，手法宜轻）20 次。三是揉两眼梢及两眼眶下侧（四白穴）各 20 次。四是抹上眼皮。用两手食、中指抹上眼皮 10 次（两眼微闭，从内向外抹）。五是捏两眉。用双手拇、食指同时从内侧眉心开始，向外侧捏至眉梢（似捏饺子一样）5 次。

(2) 作用　醒脑明目，使双目活动有神，扩大视野，防治老年性眼疾。

3. 老年耳疾　老年人听力下降是一个极为复杂的变化，一般认为与血管硬化及噪音有关。毛细血管萎缩影响代谢功能，基底膜弹性丧失影响机械功能，听觉传导系统与大脑皮质区都有老年萎缩性变化，这些都影响了老年人的听觉。

(1) 操作　一是鸣天鼓。以双手心掩耳，将食指放在中指上用力一按，让食指滑下弹击后脑（风池穴附近）20～30 次，可听到咚咚如击鼓声。二是揉耳前三穴。用双手食指揉两耳前凹陷耳门、听宫、听会穴各 20 次。四是揉耳下凹陷处翳风穴 20 次。五是揉擦腰眼。用双手拳眼揉擦两侧腰眼（肾俞穴）各 20 次。

(2) 作用　补肾聪耳，防治耳疾。

4. 腰腿痛　老年人常见的腰痛原因有：劳损因以往负重造成慢性损伤；脊椎退行改变；肌肉、韧带等组织老化。

(1) 操作　一是搓腰。对掌搓热，两手交替从骶部开始上下揉搓至第三腰椎及腰两侧，到有发热感时为止，一般 30 次左右。二是揉擦腰眼。两手握拳，以双手拳眼紧贴腰眼（腰两侧凹陷处）处，作上下揉擦，左右各 10～15 次。三是敲打腰部肌肉。两手握拳，以双手拳背敲打腰部两侧肌肉。四是摇腰。双手微屈扶撑墙壁，两足离墙约 2 尺，腰部向前转动，从左向右转动 5 次，再从右向左转动 5 次，可根据体质状况逐渐增加。五是仰卧闪压髋关节。仰卧，屈膝屈髋，双足心相对，双足尽量靠近臀部，然后有节奏地闪压髋关节 1～2 分钟。

(2) 作用　舒筋活血，壮腰健肾，久练可防治腰痛病。

5. 颈椎病　颈椎椎间盘发生退行性变，引起椎间隙变窄，加上椎体边缘上骨质的增生，可使有关的神经根受到压迫，产生颈、肩、臂疼痛，手指麻木。如增生的骨质压迫椎动脉、交感神经，可出现明显的头晕、头痛等症状，以及恶心等交感神经受压现象。

(1) 操作　一是双手按揉侧颈部。双手分别在颈部入发际处（风池穴）开始，用食、中、无名三指螺纹面从上至下左右来回揉按至肩部锁骨处（左手按揉右侧颈部，右手按揉左侧颈部）各 8 次，速度宜慢。二是拿捏项部。单手四指与掌部从上到下拿捏项部肌肉 5 遍。三是提拿肩井。双手分别提拿对侧肩井穴（拇指在前，四指在后，提拿肩部丰厚肌肉）各 5 次。四是左顾右盼。头颈轮流向左、右旋转，动作要慢，幅度要大。每当转到最大角度时，稍转回，再使颈"一弹"，两眼随之尽量朝后上方看，两侧各转 8~12 次。五是拿捏上肢。两手交替对对侧拿捏。（左手拿捏右侧，右手拿捏左侧）从肩部开始，至上臂，再至前臂，并捻抹各手指 5 遍。

（2）作用　改善神经根、椎周软组织及颈椎的血运，缓解颈、肩、背肌群痉挛，改善小关节的功能。

6. 肩周炎　肩关节周围炎，是因肩关节周围的肌腱受损伤引起，一般自发性疼痛不明显，但动作时容易发生疼痛。因常于 50 岁左右发病，也称五十肩。常见的痛点有肩关节内侧、上臂后部、肩峰下。

（1）操作　一是按揉痛点。用拇、中、食指分别在这三个痛点处左右来回揉按各 20 次。二是活动肩关节。健侧前弓步，一手扶大腿，患侧上肢向前摇动划圆、向后摇动划圆各 5~10 次。三是后伸摸背。两手放在背后，一手托住患手向上移动。四是扩肩。两手交叉放于头后，两肘关节处先尽量内收，然后外展，并轻轻向后扩展，同时挺胸以扩大两肩关节活动范围，可做 10 次。五是按揉健侧下肢肩痛穴（外膝眼下 5 寸酸胀疼痛处）。

（2）作用　舒筋通络，活血止痛，滑利关节。

7. 膝关节炎　膝关节骨关节炎是一种以退行性病理改变为基础的疾患。多患于中老年人群，其症状多表现为膝盖红肿痛、上下楼梯痛、坐起立行时膝部酸痛不适等。

（1）操作　一是按摩下肢。先用双手握住左大腿根部，使用适当的力量从大腿根部向下按擦至脚踝处，再从脚踝处往上按擦到大腿根部。一下一上为一次，反复 30~60 次。然后按摩右下肢，方法相同。二是摩擦委中穴。伸直膝关节，双手掌贴紧同侧委中穴韧带位置，用重力来回摩擦 30~50 次。三是搓内外膝眼。将两手掌根部紧贴同侧下肢膝眼、足三里穴位，一上一下用力搓摩 50~100 次，使足三里处有发热感。四是浴鹤顶。坐位，两手掌心紧按膝盖骨，先同时向内旋转按揉 20 次，然后再向外同法操作。五是捶击足三里。用虚拳捶击足三里 50 次以上，使足三里处有发热感。

（2）作用　强健腿膝，舒筋活络。

8. 前列腺肥大　前列腺肥大会压迫膀胱出口，早期可使老人尿频，夜尿尤其频繁，以后更使尿流变细，排尿不畅，进而尿流滴沥、排尿困难。

（1）操作　一是按揉少腹部。用双手分别在少腹部斜按 30 次。二是按揉

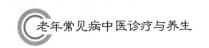

腰眼。用两手拳眼按揉两侧腰眼 20 次。三是按揉会阴部。按摩阴囊下肛门前会阴部 5 分钟。四是按揉三阴交穴 3 分钟。

（2）作用　培元利水，疏调经气。

八、艾灸疗法

灸，古称灸焫，有灼烧、温熨的意思。灸法主要是以艾绒（或其他药材）为灸料，借灸火的热力给人体以温热性刺激，发挥其温通经脉、调和气血、扶正祛邪之作用来防治疾病的方法。《灵枢·官能》中记载"针所不为，灸之所宜"。

施灸的原料较多，最初是用一般的树枝柴草点火烧灼、烫熨，现多选用艾叶为主要灸料。艾为多年生草本，属菊科植物，我国各省市均有生长，尤以蕲州产者最佳，因此得"蕲艾"之称。艾叶者，气味芳香，味辛温，微苦，纯阳之性，易燃，火力温和，故选为施灸佳料。选用每年 4~5 月间采集的新鲜肥厚之艾叶，反复干燥、捣制，然后除去杂质，制成纯净细软的艾绒，晒干密封贮藏，备用。

（一）艾灸疗法的特点和作用

艾灸疗法以其取材容易、操作简单、疗效好等特点，广泛用于临床治疗和日常保健。

1. 温经散寒　灸法有温经散寒的作用。常用于治疗寒凝血滞、经络痹阻所引起的寒湿痹痛、痛经、胃脘痛、腹痛、泄泻等。

2. 扶阳固脱　灸法，亦有扶助虚脱之阳气之功。多用于治疗脱证和中气不足、阳气下陷而引起的遗尿、脱肛、崩漏、带下等。

3. 消瘀散结　灸法，可使气机通畅，营卫调和，从而瘀结自散。常用于治疗气血凝滞所致的乳痈初起、瘰疬、瘿瘤等。

4. 防病保健　艾灸足三里可防病保健，今称为"保健灸"。日常施灸，可激发人体正气，增强抵抗力，使人精力充沛、长寿不衰。

（二）艾灸疗法的种类及操作

1. 艾炷灸　艾炷灸，是将纯净的艾绒搓捏成大小不等的圆锥形艾炷，置于施灸部位点燃来治病的方法。艾炷灸又分直接灸与间接灸两类。

（1）直接灸　将大小适宜的艾炷，直接放在施灸部位皮肤上施灸的方法。施灸时将皮肤烧伤化脓，愈后留瘢痕者，称为瘢痕灸；若不使皮肤烧伤化脓，不留瘢痕，称为无瘢痕灸。

瘢痕灸：又称化脓灸。施灸时先在所灸腧穴部位涂上少量大蒜汁，增加黏性和刺激作用，然后将大小适宜的艾炷放置在腧穴皮肤上，点燃艾炷施灸。每壮艾炷须燃尽除灰，然后易炷再灸，直待规定壮数灸完。施灸时艾火烧灼皮肤，会产生剧痛，可用手在施灸部位周围轻拍，缓解疼痛。正常情况下，灸后5~7天，施灸部位化脓，形成灸疮，再过5~6周，灸疮可自行痊愈，结痂脱落留下瘢痕。因此，施灸前必须征得患者同意，之后方可操作。此法常用于治疗哮喘、肺痨等慢性顽疾。

无瘢痕灸：施灸时，先在所灸腧穴部位皮肤涂少量凡士林，便于艾炷黏附，然后将大小适宜的艾炷置于施术部位上点燃施灸，当患者感到微有灼痛时，易炷再灸，按规定壮数灸完。灸至局部皮肤出现红晕，不起疱为度。因其皮肤无灼伤，灸后不化脓，亦不留瘢痕。虚寒性疾患均可采用此法。

（2）间接灸 是指将艾炷用药物或其他材料和施术部位的皮肤隔开后进行施灸的方法，又称隔物灸。所用间隔以生姜间隔，称隔姜灸；用食盐间隔，称隔盐灸；以附子间隔，称隔附子灸。常用的有如下几种。

隔姜灸：将鲜姜切成直径为2~3cm，厚0.2~0.3cm薄片，用针刺数孔，然后将姜片放于施灸腧穴部位或患处，再将艾炷置于姜片上点燃施灸。当艾炷燃尽，易炷施灸，灸完规定壮数，使皮肤红润、不起疱为度。常用于因受寒而致的呕吐、腹痛和风寒痹痛等。有散寒止痛、温胃止呕之功。

隔蒜灸：将鲜大蒜头，切成厚0.2~0.3cm薄片，中间以针刺数孔（亦可捣蒜如泥），置于施灸腧穴或患处，将艾炷放在蒜片上方，点燃施灸。等到艾炷燃尽，换一炷再灸，直到灸完规定的壮数。本法多用于治疗瘰疬、肺痨和初起的肿疡等。有清热解毒、杀虫等作用。

隔盐灸：将食盐填敷于脐部，或在盐上放置一薄姜片，上置大艾炷施灸。多用于治疗吐泻并作、中风脱证等。有回阳、固脱、救逆之力。

隔附子饼灸：将附子研成粉末，用酒调和制成直径约3cm、厚约0.8cm之附子饼，以针在中间刺数孔，放在施灸腧穴或者患处，上置艾炷施灸，灸完所定壮数。多用于命门火衰而致的阳痿、早泄或疮疡久溃不敛等的治疗。有温补肾阳等功用。

2. 艾条灸 包括悬起灸和实按灸。

（1）悬起灸 施灸时，将艾条置于距离穴位皮肤一定高度上进行熏烤，艾条点燃端不直接触及皮肤，称为悬起灸。悬起灸分为温和灸、雀啄灸和回旋灸。

温和灸：将灸条点燃端对准应灸腧穴部位或者患处，距皮肤2~3cm施灸，使患者局部有温热而无灼痛感为宜，一般每处施灸5~10分钟，至皮肤潮红为度。昏厥、局部知觉迟钝者，施术者可将食、中二指分开置于施灸部位的两侧，通过施术者手指的感觉来感知患者局部的热感，便于随时调节施灸的距离，预防烫伤。

雀啄灸：施灸时，将艾条燃着端像鸟雀啄食一样，一上一下活动地在施术部位进行施灸。

回旋灸：施灸时，艾卷点燃的一端与施灸部位的皮肤虽然保持一定的距离，但不固定，而是向左右方向移动或反复旋转地施灸。

以上诸法适用于一般应灸的病证。温和灸多用于慢性病，雀啄灸、回旋灸多用于急性病。

（2）实按灸 若将点燃的艾条端隔布或隔绵纸数层实按在腧穴上，使热气向下透入皮肉，火灭热减后，重新操作，称为实按灸。实按灸包括太乙针灸、雷火针灸。

太乙针灸：施灸时，将特制的太乙针一端烧着，用布包裹其烧着端，立即紧按于施灸腧穴或患处，进行灸熨，针冷即再燃再熨。如此反复操作 7 ~ 10 次为度。此法多用于治疗风寒湿痹、半身不遂、肢体顽麻、痿弱无力等均有效。

雷火针灸：施灸方法与"太乙针灸"相同，只是药物组成不同。主治闪挫诸骨间痛及寒湿气痛而畏刺者。临床上除治上证外，大体与太乙针灸主治相同。

3. 温针灸 温针灸是结合应用针刺和艾灸的一种方法，适用于既需要留针，又适宜用灸法的病证。操作方法：将针刺入腧穴得气后，予适当补泻手法后留针，在针尾上插长约 2cm 的艾条，点燃施灸。烧完后除去灰烬，再将针取出。

4. 温灸器灸 温灸器又名灸疗器，临床常用的有温灸盒和温灸筒。施灸时，将艾绒，或加掺药物，装入温灸器内，点燃后，盖扣好温灸器，将其置于腧穴或应灸部位熨灸，灸至皮肤红润为度。有调和气血、温中散寒作用。一般需要灸治者均可采用，对小儿、妇女及畏惧灸治者尤为适宜。

5. 其他灸法

（1）灯火灸 又名灯草灸，也称神灯照，民间沿用已久。方法是用灯心草一根，沾麻油，燃着后快速对准穴位皮肤，随之听到"叭"的一声迅速后离开。此法具有疏风解表、行气化痰、清神止搐等作用。多用于治疗小儿疬腮、小儿脐风、胃痛、腹痛、痧胀等。

（2）天灸 又称发泡灸。是将对皮肤有刺激性的药物涂穴位或患处，使局部充血、起泡，如灸疮，故名天灸。所用药物多用单味中药，亦有复方，其常用的有白芥子、蒜泥、斑蝥等。

白芥子灸：将白芥子研成细末，用水调和后敷贴于腧穴或患处。利用其较强的刺激作用，促使皮肤发疱，达到治疗目的。一般可用于治疗关节痹痛、口眼㖞斜等，亦可配合其他药物治疗哮喘等。

蒜泥灸：将大蒜捣泥，取 3~5g 贴敷于穴位 1~3 小时，以局部皮肤发痒、发红、起疱为度。如敷涌泉治疗咯血、衄血，敷合谷治疗扁桃体炎，敷鱼际治疗喉痹等。

斑蝥灸：将干燥斑蝥全虫研末，经醋、甘油、酒精等调和。使用时先取中间剪一如黄豆大小孔的胶皮一块，贴在施灸部位，将斑蝥粉少许置于孔中，上用胶布固定即可，以皮肤起疱为度。可用于癣痒等证的治疗。

（三）艾灸疗法操作注意事项

1. 施灸的先后顺序　一般是先灸上部，再灸下部，先灸阳部，再灸阴部，壮数是先少后多，艾炷先小后大。特殊情况可酌情而施。如脱肛时，先灸长强收肛，后灸百会举陷。

2. 施灸的补泻方法　艾灸的补泻，《针灸大成·艾灸补泻》记载："以火补者，毋吹其火，须待自灭，即按其穴。以火泻者，速吹其火，开其穴也。"实际可根据患者的具体情况，结合腧穴性能，酌情应用。

3. 施灸的禁忌

（1）凡实热证、阴虚发热者，一般均不适宜灸疗。

（2）颜面、五官和有大血管处，以及关节活动处，不宜采用瘢痕灸。

（3）孕妇少腹部和腰骶部亦不宜施灸。

4. 灸后的处理　施灸后，出现局部皮肤微红灼热，是正常现象，无须处理。如因施灸过量，时间过长，局部皮肤出现小水疱，注意不擦破，可任其自然吸收。水疱较大者，可用消毒的毫针从边缘刺破水疱，放出水液，或用注射针抽出水液，涂以龙胆紫，以纱布包敷。如用瘢痕灸者，灸疮化脓期间，注意适当休息，保持局部清洁，加强营养，用敷料保护灸疮，以防污染，待其自然愈合。若处理不当，灸疮脓液呈黄绿色，或有渗血现象，可用涂敷消炎药膏或玉红膏。

此外，施灸时应注意用火安全，防艾火误烧灼皮肤或衣物。用过的艾条、太乙针等，可装入小口玻璃瓶或者筒内，防止复燃。

（四）老年人常用艾灸疗法

1. 当出现肩部冷痛，活动受限时，可在肩背部天宗穴、肩井穴等处选用悬起灸法中的温和灸、雀啄灸、回旋灸操作，或者直接用温灸器灸，每穴 10

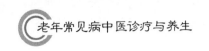

~15 分钟，以皮肤潮红、发热，甚至有热传导感为宜。尽可能在上午进行艾灸疗法的操作，能更好地调动身体的阳气，预防和治疗疾病。可每天操作一次，或者隔天一次。

2. 当出现腰部冷痛，影响腰部活动时，可在背腰部肾俞、志室、八髎穴及腰部最痛的地方选用悬起灸法中的温和灸、雀啄灸、回旋灸操作，或者直接用温灸器灸，每穴 10~15 分钟，以皮肤潮红，发热，甚至有热传导感为宜。尽可能在上午进行艾灸疗法的操作，能更好地调动身体的阳气，预防和治疗疾病。可每天操作一次，或者隔天一次。

3. 当出现膝部冷痛，影响抬腿和下蹲时，可在血海、委中、足三里、阳陵泉、阴陵泉穴选用悬起灸法中的温和灸、雀啄灸、回旋灸操作，或者直接用温灸器灸，每穴 10~15 分钟，以皮肤潮红、发热，甚至有热传导感为宜。尽可能在上午进行艾灸疗法的操作，能更好地调动身体的阳气，预防和治疗疾病。可每天操作一次，或者隔天一次。

4. 当出现胃脘部冷痛，消化不良时，可在中脘、上脘、下脘穴选用悬起灸法中的温和灸、雀啄灸、回旋灸操作，或者直接用温灸器灸，每穴 10~15 分钟，以皮肤潮红、发热，甚至有热传导感为宜。亦可在肚脐神阙穴操作隔盐灸，用小-中炷大小的艾炷进行施灸，以 5~7 炷为宜。尽可能在上午进行艾灸疗法的操作，能更好地调动身体的阳气，预防和治疗疾病。可每天操作 1 次，或者隔天 1 次。

5. 用于日常保健时，可选用悬起灸法中的温和灸、雀啄灸、回旋灸操作，或者直接用温灸器灸在关元、气海、足三里、肾俞、膏肓穴等常用强身健体、保健驻颜的穴位处施灸。每穴 10~15 分钟，以皮肤潮红，发热，甚至有热传导感为宜。尽可能在上午进行艾灸疗法的操作，能更好地调动身体的阳气，预防和治疗疾病。可每周操作 1~2 次，每次选其中 2~3 个穴位为宜，不可过多，以防刺激量过大。

九、拔罐疗法

拔罐疗法古称角法，以罐为工具，利用燃烧排出罐内空气，造成负压，使之吸附于穴位或应拔部位的体表，产生良性刺激，使被拔部位的皮肤充血，甚至瘀血，来防治疾病的方法。

（一）拔罐疗法中罐的种类和特点

罐的种类很多，常用的有以下 4 种。

1. 竹罐 竹罐的优点是取材较容易，经济易制，轻巧价廉，不易摔碎，适于煎煮。缺点是容易燥裂、漏气，吸附力不大。

2. 陶罐 优点是吸附力大。缺点是质地较重，易于摔碎、损坏。

3. 玻璃罐 优点是质地透明，使用时可以观察所拔部位皮肤充血、瘀血程度，便于随时掌握情况。缺点也是容易摔碎、损坏。目前使用最多。

4. 抽气罐 新型的抽气罐使用方便，吸着力强，且较安全，又不易破碎，是现代应用较多的拔罐工具。缺点是没有火热刺激。

（二）拔罐疗法的作用和适用范围

拔罐法具有行气活血、消肿止痛、通经活络、祛风散寒等作用。适应范围广泛，一般多用于腰背肩臂腿痛、关节痛、风寒湿痹、伤风感冒、头痛、咳嗽、软组织闪挫扭伤、哮喘、痛经、中风偏枯、胃脘痛、腹痛、瘀血痹阻等。

（三）罐的吸附方法

1. 火吸法

（1）闪火法 用镊子夹酒精棉球1个，点燃后，在罐内绕1~3圈后，迅速将火退出，立即将罐扣在应拔处，使罐吸附于皮肤上。此法比较安全，是最常用的拔罐方法。但需注意罐口是否烧热，防止烫伤皮肤。

（2）投火法 用易燃纸片或棉花，点燃后投入罐内，迅速将罐扣在应拔部位，使罐吸附于皮肤上。适宜于侧面横拔。

（3）滴酒法 用95%酒精或白酒，滴入罐内1~3滴，沿罐内壁摇匀，用火点燃后，将罐迅速扣在应拔部位上。

（4）贴棉法 用大小合适的酒精棉花一块，贴在罐内壁下1/3处，点燃后，迅速扣在应拔处。此法需注意浸酒精量不宜过多，防止燃烧的酒精滴下烫伤皮肤。

（5）架火法 用不易燃烧、导热的物体，置于应拔部位，然后在物体上放置95%酒精数滴或酒精棉球，点燃，迅速将罐扣下。

2. 煮罐吸法 此法常选用竹罐。选用5~10个完好无损的竹罐，放锅内，加水煮沸，用镊子将罐口朝下夹出，迅速用毛巾紧扪罐口，立即将罐扣在应拔部位，稍等即能吸附在皮肤上。亦可根据病情需要在锅内放入适量的祛风活血药物，如独活、羌活、当归、麻黄、红花、艾叶、川椒、川乌、草乌、木瓜等，称为药罐法。

3. 抽气吸罐法 用抽气筒套在塑料杯罐活塞上，抽出空气，使之吸拔在选定的部位上。

以上诸法，一般留罐10~15分钟，待拔部位皮肤充血、瘀血时，将罐取下。罐大、吸拔力强时，可适当缩短留罐时间，以免起疱。多用于治疗感冒、咳嗽、风湿痹证、哮喘、呕吐、腹痛、胃痛、泄泻等。

（四）拔罐疗法的操作

常用的拔罐法如下。

1. 留罐 又叫坐罐，即将罐吸附在体表后留置 10~15 分钟，然后再将罐起下。一般疾病均可应用，单罐、多罐皆可。

2. 走罐 拔罐时，先在所拔部位皮肤或罐口涂一层凡士林等润滑油，再拔罐。然后医者用右手握住罐，向上、向下或向左、向右在应拔部位往返推动，至所拔部位皮肤红润、充血，甚至瘀血，再将罐起下。此法适用于面积较大、肌肉丰厚部位的操作，如背、腰、臀、大腿等。

3. 闪罐 就是将罐反复多次地拔住起下，起下再拔，直至皮肤潮红、充血，甚至瘀血为度。多用于治疗局部皮肤麻木、疼痛或功能减退等疾患，尤其适用于如小儿、年轻女性的面部等不宜留罐的患者和部位。

4. 刺血拔罐 又叫刺络拔罐，是指在应拔部位皮肤消毒后，用三棱针点刺出血、皮肤针叩刺后，再将罐吸拔于点刺部位体表，使之出血的方法。多用于治疗乳痈、扭伤、丹毒等。

5. 留针拔罐 简称针罐，是指在针刺留针时，以针为中心的部位上进行拔罐操作，5~10 分钟后将罐起下，将针起出。此法用于针罐配合治疗相关疾病。

以上拔罐法中，留罐、走罐、闪罐用于老年人操作较为适宜，故使用较多。

（五）起罐方法和注意事项

1. 起罐方法 起罐时，一般先用左手握住火罐，右手拇指或食指指腹按压罐口旁，使气体进入罐内，负压消失，随即将罐取下。切不可用力猛拔，以免损伤皮肤。

2. 注意事项

（1）拔罐时要体位选择适当，操作部位应选在肌肉丰满处。

（2）拔罐时要根据具体情况选择大小合适的罐。操作时，动作迅速，才能使罐拔紧，吸附有力。

（3）用火罐时应注意用火安全，勿灼伤或烫伤皮肤、衣物。若皮肤起水疱时，小的无须处理，防止擦破，待其自然吸收。水疱较大时，用一次性毫针或注射器将水放出，涂以龙胆紫，用消毒纱布包敷，防止感染。

（4）皮肤有过敏、溃疡、水肿现象时不宜拔罐；心脏、大血管分布部位不宜拔罐；高热、抽搐，以及孕妇腹部、腰骶部位不宜拔罐。

（六）老年人常用拔罐疗法

1. 当出现肩部疼痛，活动受限时，可选肩背部天宗、肩井穴等处选用中号等大小适宜的玻璃罐，用闪火拔罐法，或者中号等大小适宜的抽气罐进行拔罐疗法，留罐5~10分钟。

2. 当出现腰部疼痛，影响腰部活动时，可在背腰部肾俞、志室穴及腰部最痛的地方选用中号或大号等大小适宜的玻璃罐，用闪火拔罐法，或者中号等大小适宜的抽气罐进行拔罐疗法，留罐5~10分钟。

3. 当出现膝部疼痛，影响抬腿和下蹲时，可在血海、委中穴选用小号或中号等大小适宜的玻璃罐，用闪火拔罐法，或者中号等大小适宜的抽气罐进行拔罐疗法，留罐5~10分钟，

以上操作时，一般会出现皮肤发红、发紫，甚至有瘀点、瘀斑的情况，属正常现象，注意防寒保暖。若疼痛有所缓解，可待罐印消失后重复此法操作。夏天气温高，不宜留罐时间过长，以免起疱。若起疱，根据注意事项中的相关处理方法进行相应处理。

十、刮痧疗法

刮痧疗法，是以中医基础理论为基础，经络腧穴学说和生物全息诊疗学说为操作依据，利用边缘光滑的工具，如刮痧板、硬币、汤匙等，在身体局部皮肤上进行刮拭，使局部皮肤充血，从而起到改善局部微循环，疏通活络、调和营血、活血化瘀等作用，达到扶正祛邪、保健强身目的的一种外治法。刮痧疗法起源于远古时期，据有关考古资料记载，在新石器时代人们用砭石在人体表面进行刺、划、压、刮等操作，于是砭石也就成了最原始的刮痧工具和针灸针具。刮痧疗法因为简便、安全、实用，一直在民间广为流传，到了医学发达的现代社会还以其独特的疗效在医学领域熠熠生辉。

（一）刮痧疗法的特点

1. 恢复和提高经络的整体调控功能 由于刮拭经络和全息穴区的刺激作用，使肌肉收缩舒张，其张力变化的突然刺激及肌肉收缩而产生的热能和代谢产物（如乳酸、二氧化碳、递质等）的化学刺激，鼓舞和激发了经气，再经过经脉所特有的能量传导作用，并通过多层次的连接，发挥经络整体性、双向性的良性调控功能。其调控作用通过经络系统可达到全身各脏腑器官，使其气机通畅，阴阳气血平衡，功能活动正常。另外，由于全息穴区与同名

脏腑器官之间的内在联系，内脏及各器官组织发生病理改变，其相应的全息穴区会出现敏感、疼痛、结节，刮拭时会有痧的出现。刮拭的刺激和机体免疫系统清除痧的过程，通过神经、体液和经络的传导作用，使全息穴区相对应的脏腑组织器官的疾病也得到治疗。

2. 宣通气血，活血化瘀，改善微循环　刮拭后造成毛细血管破裂，血液渗出脉外，由于皮肤的屏障作用，"痧"在皮肤和肌肉之间形成。含有大量代谢产物的血液渗出后，改变了局部经脉的瘀滞状况，促使气血畅通，而含有丰富营养素和氧气的血液会使凝血机制正常发挥，毛细血管的通透性恢复正常，配合刮拭后血管的瞬间收缩反应，出"痧"会很快停止。由于这种治疗方式迅速地改变了局部经络的瘀滞状态，变瘀滞为通畅，促进了血液、淋巴液和组织间液的循环，使病变器官组织细胞得到充足的氧气和营养素的供应，改变了缺氧状态，活化了细胞，激发和调节了脏腑的功能活动，恢复了患者自身的愈病能力，对脏腑产生了治疗和保健作用。

3. 排毒解毒，促进新陈代谢　刮痧可以有效地排除体内毒素，补氧祛瘀，活化细胞，加强新陈代谢。在临床观察中发现，完全健康的人，刮拭经络无痧出现；病情较轻、病程较短者，刮出之痧部位表浅，痧色鲜红；病情重、病程长者，痧色暗红或青紫，出痧部位较深。可以说病情越重，病程越长，痧色越重，部位越深。

4. 增强机体免疫功能　刮拭时经络各部位所出现的"痧"，在皮肤与肌肉之间成为异物，这些异物被淋巴细胞及血液中的吞噬细胞分解吸收。经常刮痧可以使淋巴细胞活力增强，提高机体的应激能力和组织创伤的修复能力，从而加强机体的免疫功能。

（二）刮痧疗法的作用

1. 治疗作用　由气滞血瘀，经络气血不畅造成的各种痛症，如头痛，各种神经痛，骨质增生导致的颈椎、腰椎、膝关节痛，风湿病，肩周炎，胃肠痉挛性疼痛，施以刮痧即可解除局部经络气血瘀滞状态，变阻滞为通畅，迅速缓解疼痛。对于经络气血偏盛、偏衰或气血逆乱，运行失常而导致的脏腑功能失调引发的各种内、外、妇、儿科病症，如高血压、中风后遗症、心悸、哮喘、食欲不振、糖尿病、胃肠功能紊乱、痔疮、神经衰弱、月经不调、小儿生长缓慢等，对相关经络穴位运用或泻或补之不同的刮拭手法，调整经络气血运行，排除体内毒素，加强新陈代谢，使阴阳气血平衡，恢复经络的良性整体调控作用，使人体呼吸、消化、循环、神经、内分泌等系统恢复正常功能，会起到明显的治疗作用。

2. 保健作用

（1）未病先防　未病先防就是在疾病未发生之前，做好各种预防工作，以防止疾病的发生。疾病的发生，关系到邪正两个方面。邪气是导致疾病的重要条件，而正气不足是疾病发生的内在原因和根据。外邪通过内因而起作用。因此，治未病必须要调养身体，提高正气抗邪能力，刮痧可以起到增强体质的作用。

（2）既病防变　疾病的发展都有顺逆传变的规律，正确的预测到疾病的发展则能够及时阻断疾病的加重或转变。运用中医理论基础，发挥刮痧疗法的独特治疗作用，使得在疾病的发展变化过程中起到干预作用。

3. 诊断作用

（1）循经诊断和全息诊断　"不通则痛，通则不痛"，这是病变诊断的依据之一。凡出现刮痛、敏感或局部可触及结节等现象，说明此经脉或全息穴区的气血有不同程度的瘀阻，除外局部病变，即可判断相应经络或脏腑器官发生了不同程度的病变。

（2）据"痧"断病　据痧断病就是根据出痧的颜色、形态及出痧部位来诊断疾病。若痧色鲜红，痧粒分散，说明邪气轻浅，病程较短；若痧色暗红或青黑，痧粒集中或密集成团，说明病情重，病程长；若在深部出现包块状或结节状青黑色痧，说明经脉或全息穴区缺氧现象严重，病程较长，有的病变部位涉及脏腑。如痧出在皮肤表面，说明病情轻浅，邪气在表；出痧的部位深在皮下，或在肌肉筋脉之中，说明病邪在肌肉关节或脏腑。在骨骼凸起部位出现密集成团的青黑色痧点或痧斑，多为该处有骨质增生。根据背部膀胱经上五脏六腑之俞穴和相应经脉出痧状况，判断经络脏腑之病变。

另外，如治疗后痧色变浅，痧形状缩小或消失，说明治疗有效，病情向愈；反之，说明病变严重，刮痧未能控制住病情。

（三）刮痧疗法的适用范围

1. 内科病症　感受风寒、暑湿之邪引起的感冒发热、头痛、咳嗽、呕吐、腹泻及高温中暑等，急慢性支气管炎、肺部感染、哮喘、心脑血管疾病、急慢性胃炎、肠炎、便秘、腹泻、高血压、眩晕、糖尿病、甲状腺疾病、胆囊炎、肝炎、水肿，各种神经痛、脏腑痉挛性疼痛等，如神经性头痛、血管性头痛、三叉神经痛、胆绞痛、胃肠痉挛等。

2. 外科病症　以疼痛为主要症状的各种外科病症，如急性扭伤，感受风寒湿邪导致的各种软组织疼痛，各种骨关节疾病，坐骨神经痛，肩周炎，落枕，慢性腰痛，风湿性关节炎，类风湿关节炎，颈椎、腰椎、膝关节骨质增生，痔疮等。

3. 儿科病症 营养不良、食欲不振、生长发育迟缓、小儿感冒发热、腹泻等。

4. 五官科病症 牙痛、鼻炎、鼻窦炎、咽喉肿痛、视力减退、弱视、青少年假性近视、急性结膜炎、耳聋、耳鸣等。

5. 妇科病症 痛经、闭经、月经不调、乳腺增生、产后病等。

6. 其他各科病症 皮肤瘙痒症、荨麻疹、痤疮、湿疹、失眠、多梦、癫痫、精神分裂症、肢体震颤、麻痹等。

7. 保健预防 疾病、强身健体、减肥、美容等。

（四）刮痧疗法注意事项

1. 做刮痧疗法时应避风，注意保暖，室温较低时应尽量减少暴露部位，夏季高温时不可在电扇处或有对流风处刮痧。

2. 做完刮痧后饮热水1杯。

3. 刮痧后一般3小时左右方可洗浴。

4. 不可片面追求出痧。

5. 在刮痧过程中要善于察言观色，经常询问受术者的感觉，及时发现晕刮先兆。

（1）晕刮的症状 发生晕刮时，轻者出现精神疲倦、头晕目眩、面色苍白、恶心欲吐、出冷汗、心慌、四肢发凉，重者血压下降、神志昏迷。

（2）晕刮的治疗 应立即停止原来的治疗刮痧。抚慰受术者勿紧张，帮助其平卧，注意保暖，饮温开水或糖水。马上拿起刮板用角部点按人中穴，力量宜轻，避免重力点按后局部水肿。对百会和涌泉穴施以泻刮法。受术者病情好转后，继续刮内关、足三里穴。采取以上措施后，晕刮可立即缓解。

6. 刮痧时应正确选择体位。应选择便于刮痧者操作，既能充分暴露所刮的部位，又能使受术者感到舒适，有利于刮拭部位肌肉放松，可以持久配合的体位。

7. 初次刮痧时，应先向顾客介绍刮痧的一般常识，对精神紧张、疼痛敏感者更应做好解释安抚工作，以便取得顾客的积极配合。

8. 空腹、过度疲劳、过度紧张、熬夜后不宜用治疗刮痧法。

9. 治疗刮痧部位宜少而精，掌握好刮痧时间，不超过25分钟。当夏季湿度过高时，受术者出汗过多，加之刮痧时汗孔开泄，体力消耗，易出现疲劳，因此更应严格控制刮拭时间。

10. 刮痧板应边缘光滑，边角钝圆，刮痧前应仔细检查其边缘有无裂纹及粗糙处，以免伤及皮肤。

11. 刮痧板在刮痧后应用卫生纸擦拭干净后，再泡入消毒液中消毒后，擦干备用。

12. 禁忌证

（1）有出血倾向的疾病和血栓性静脉炎的疾病，如血小板减少症、白血病、过敏性紫癜等禁刮。

（2）骨折、脱位者禁刮。

（3）患有活动性结核病、梅毒、淋病、艾滋病等法定传染病者禁刮。

（4）表皮破损处和疮疡、痈疽、癌变的局部，以及烧伤、烫伤等开放性外伤禁刮。

（5）急性软组织损伤，局部肿胀严重者慎刮。

（6）妇女月经期慎刮，妊娠期禁刮。

（7）患有严重心、脑、肺、肾、肝疾病受术者，高血压受术者，或患有其他严重疾病经不起刮痧者，或诊断不明的较严重疾病受术者禁刮。

（8）需外科手术者慎刮。

（9）糖尿病受术者，下肢静脉曲张局部及下肢浮肿者慎刮。

（五）老年人常用刮痧疗法操作程序及规范

1. 程序 刮痧板酒精消毒→涂抹刮痧油于局部皮肤→选择正确的刮拭方法进行刮痧。

2. 规范

（1）持板方法 用手握住刮板，刮板的底边横靠在手掌心部位，大拇指及另外四个手指呈弯曲状，分别放在刮板两侧。

（2）刮拭要领

1）按压力——持久，速度均匀、平稳。刮痧时除向刮拭方向用力外，更重要的是要有对肌肤向下的按力。刮板作用力透及的深度应达到皮下组织或肌肉，刮痧时最忌不使用按压力，仅在皮肤表面摩擦，这种刮法不但没有治疗效果，还易形成表皮水肿。

2）点、面、线相结合。点，即点穴位；面，即指刮痧治疗时刮板边缘接触皮肤的部分，约有 1 寸宽；线，即指经脉。

3）有一定的刮拭长度。在刮拭经络时，应有一定的刮拭长度，如需要治疗的经脉较长，可分段刮拭，重点穴位的刮拭除凹陷部位外，也应有一定长度，一般以穴位为中心。

（3）刮拭方向和顺序

1）头部：不涂刮痧润滑剂，为增强刮拭效果可使用刮板薄面边缘或刮板角部刮拭，每个部位刮 30 次左右，刮至头皮有发热感为宜。

太阳穴：太阳穴用刮板角部从前向后或从上向下刮拭。

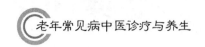

头部两侧：刮板竖放在头维穴至下鬓角处，沿耳上发际向下方刮至后发际处。

头顶部：头顶部以百会穴为界，向前额发际处或从前额发际处向百会穴处，由左至右依次刮拭。

后头部：后头部从百会穴向下刮至后颈部发际处，从左至右依次刮拭。风池穴处可用刮板角部刮拭，头部也可采取以百会穴为中心，向四周呈放射状刮拭。

2）背部：背部由上向下刮拭。一般先刮后背正中线的督脉，再刮两侧的膀胱经和夹脊穴。肩部应从颈部分别向两侧肩峰处刮拭。用全息刮痧法时，先对穴区内督脉及两侧膀胱经附近的敏感压痛点采用局部按揉法，再从上向下刮拭穴区内的经脉。

3）胸部：胸部正中线任脉天突穴至膻中穴，用刮板角部自上向下刮拭。

胸部两侧以身体前正中线任脉为界，分别向左右（先左后右）用刮板整个边缘由内向外沿肋骨走向刮拭，注意隔过乳头部位。中府穴处宜用刮板角部从上向下刮拭。

4）腹部：腹部由上向下刮拭，可用刮板的整个边缘或1/3边缘，自左侧依次向右侧刮。有内脏下垂者，应由下向上刮拭。

5）四肢：四肢由近端向远端刮拭，下肢静脉曲张及下肢浮肿者，应从肢体末端向近端刮拭，关节骨骼凸起部位应顺势减轻力度。

6）整体刮拭的顺序：任何病症，宜先刮拭颈项部，再刮其他患处，一般原则是自上向下，先头部、背、腰部，再胸、腹部，可根据病情决定刮拭的先后顺序。每个部位一般先刮阳经，再刮阴经；先刮拭身体左侧，再刮拭身体右侧。

十一、熏蒸疗法

中医熏蒸疗法又叫蒸汽疗法、中药雾化透皮疗法，是以中医学理论为指导，利用药物煎煮后所产生的蒸汽，通过熏蒸机体达到治疗目的的一种中医外治疗法。今天，人们不仅在民间使用这种方法治疗日常生活中遇到的一些疾病，而且在大型的中医医院中，也是把它作为一种有效的治疗手段，应用在临床实践中。实践证明，中药熏蒸疗法作用直接，疗效确切，适应证广，无毒副作用。

（一）中药熏蒸疗法的特点和作用

皮肤是人体最大的器官，除有抵御外邪侵袭的保护作用外，还有分泌、吸收、渗透、排泄、感觉等多种功能。中医熏蒸就是利用皮肤这些生理特性，使药物通过皮肤表层吸收、角质层渗透和真皮层转运进入血液循环而发挥药效。

1. 物理温热作用

（1）加速血液循环，改善微循环，提高新陈代谢，改善组织营养。

（2）加速炎症致痛介质的清除，促进局部渗出物的吸收。

（3）降低骨骼肌、平滑肌和纤维结缔组织的张力，松解肌肉，缓解痉挛。

（4）降低感觉神经的兴奋性，干扰疼痛信息的传导。

（5）提高免疫功能，达到广泛的镇痛效果。

2. 药物自身的作用 在进行熏蒸的过程中，中草药进行煎煮，其有效成分如生物碱、氨基酸、植物抗生素和各种微量元素，以及具有浓烈香味的物质如酮、醛、醇等挥发油状物以离子形式存在，散发在水蒸气中，直接作用于人体表面，再经过皮肤汗腺皮脂腺的吸收、渗透进入人体，通过血液循环遍布机体组织器官，发挥治疗作用。从中医学角度看，这些药物可祛风除湿、温经散寒、消炎止痛、祛腐生肌、通调血脉、扶正祛邪，从而调整脏腑气血阴阳、疏通经络而达到治病的目的。

此外，药物熏蒸还能使皮肤光滑细润、补肾壮骨、养容生肌、延年益寿。

（二）中药熏蒸疗法的适应证

1. 内科疾病 中风偏瘫、（偏）头痛、睡眠障碍、抑郁症、焦虑症、神经官能症、类风湿性关节炎、风湿、高脂血症和高蛋白血症、糖尿病、血栓闭塞性脉管炎、风寒感冒及消化系统疾病等。中药熏蒸治疗风湿、类风湿关节炎疗效确切，对减轻关节肿胀、消除滑膜的纤维化，修复关节的强直畸形有明显作用。

2. 外科疾病 痔疮、前列腺炎、骨关节病、肩周炎、颈椎病、腰肌劳损、软组织扭挫伤、梨状肌综合征、腰椎间盘突出症、术后关节僵硬等。

3. 骨科疾病 中药熏蒸对颈椎病、腰椎间盘突出症及肩周炎的疗效很好。尤其是对缓解急性腰椎间盘突出症和急性腰扭伤的疼痛疗效显著。中药熏蒸用于治疗骨折后的疼痛、肿胀、痉挛、僵硬效果很好，并能加快软组织损伤的愈合。

4. 妇科疾病 慢性盆腔炎寒凝血瘀型、附件炎、痛经、月经不调、更年期综合征等。

5. 皮肤科疾 病湿疹、荨麻疹、牛皮癣、痤疮、神经性皮炎、冻疮、皮肤瘙痒症、鱼鳞病、银屑病、硬皮病、脂溢性皮炎等。

（三）老年人中药熏蒸的注意事项

1. 掌握好熏蒸温度，以 60~70℃ 为宜，避免烫伤，年老体弱者防止虚脱。

2. 某些患者在熏蒸过程中可能发生头晕、恶心、胸闷、气促、心跳加快等不适，应当立即停止熏蒸，卧床休息。

3. 熏蒸后注意保暖，避免着凉受风，治疗期间注意休息，切忌过劳。

4. 空腹与饱食后均不宜熏蒸。

5. 治疗过程中患者应适当饮水。

6. 治疗时间不宜超过 1 个小时。

7. 老人和儿童应有专人陪护。

（四）老年人常用熏蒸药方

1. 痹证导致的关节肿胀、疼痛和活动受限等。痹证亦即风湿和类风湿疾病，其病程往往迁延不愈。用苍术、秦艽、海风藤、益母草、伸筋草、威灵仙、雷公藤、木瓜各 45g，甘草、川芎各 30g，症状重者加马钱子 10g 或生川乌、生草乌各 10g 加减熏蒸，可收显著效果。也可以用于各种骨关节炎，见效也较明显。

2. 哮喘，常因寒冷、伤风感冒及呼吸道炎症诱发，其内源病因是呼吸系统自身的过敏性体质。发作状态下的气道组织充血、水肿、痉挛，使气道狭窄、阻塞，影响正常呼吸，对症使用抗敏、解痉措施可控制发作，减轻症状。用鱼腥草、五味子、麻黄、白术、淫羊藿、制半夏、车前草、当归、连翘各 45g 施以全身熏蒸，常可缓解症状并收到良好治疗效果。

3. 体癣湿疮、虫咬皮炎、接触性皮炎、过敏性皮炎等，均可用全身熏蒸法治疗，常用金银花、苦参、菊花、蛇床子、苦楝皮、白皮各 45g，黄芩、黄柏、鱼腥草各 60g 加减熏蒸熏洗。

十二、敷脐疗法

中医脐疗，又称"敷脐疗法""贴脐疗法"，是指根据症情选药，研为细粉，分别选用酒、醋、蛋清、水或油类等辅料调敷于脐中，使药性循经直达病所，用以预防和治疗疾病的方法。中医脐疗属外治法范畴，具有简、便、廉、效的特点，突出了中医外治疗法的特色，临床广泛用于内、外、妇、儿、五官各科，至今仍为广大医务人员及患者所青睐。

（一）敷脐疗法的特点

1. 操作简便　中药敷脐疗法可根据不同疾病需要，取一定量的鲜药捣烂，或取干药研成细末加水或药汁、酒、姜汁、油脂等充分调匀，脐部清洁后将调好的药物直接敷于脐部，外加胶布或膏药予以固定即可。也可将干药（捣碎）炒热，装入薄布袋内直接敷于脐部后再予以固定，方法简便易行。

2. 使用安全 内服或注射药物，有时会因药物的毒副作用或是对药物的过敏难以及时消除而造成负面影响，甚至可导致出现不良后果。但敷脐疗法却易于随时观察患者的适应度和感受情况，从而决定是否继续治疗或撤除。只要辨证准确，一般不会对机体造成损害，且患者和家属易于接受和掌握，安全可靠。

3. 适应证广 临床实践及医学文献记载表明，敷脐疗法对于妇科疾病如月经不调、痛经、产后尿潴留等，小儿疾病如疳积、遗尿等，心血管疾病如高血压等，呼吸道疾病、消化系统疾病、神经系统疾病等均有独特的治疗和辅助治疗作用。尤其对衰老、幼稚、急症等"不肯服药之人，不能服药之症"的患者，其治疗作用发挥尤为突出，可以补内治之不及。

（二）敷脐疗法的原理

脐疗的施药部位在脐中，深层为小肠，有腹壁下动、静脉；布有第10肋间神经前皮支的内侧支。该处穴位名"神阙"，别称"气舍""气合"。变化莫测谓之"神"，"阙"指要处。穴当脐孔，是处胎生之时，连系脐带，以供胎儿之营养，故又名"命蒂"；名之神阙，乃因胎儿赖此宫阙输送营养，灌注全身，使胎体逐渐发育，变化莫测，故名。本穴位于任脉之经穴，任脉为阴经脉气所汇聚，为"诸阴之海"，有充养和总调阴经脉气的功能，对诸阴经有主导和统率作用；而神阙穴为任脉经主穴，具有培元固本、回阳救逆、和胃理肠之功能。本穴因不易消毒，易发感染，且内连重要器官，故禁针。诚如王肯堂在《证治准绳》中所说："按脐为神阙穴，禁针之所。"而用药物敷脐恰好弥补了本穴禁针之不足。归纳脐疗的治疗原理，主要由以下几个方面构成。

1. 刺激效应 脐疗作为一种穴位施药方法，同样可以起到刺激效应而预防和治疗疾病。神阙穴的重要生理功能决定了它与内脏联系的广泛性，用药物敷贴该穴，取该类药物大都辛温香燥、性走窜的性能，从而达到产生强烈刺激的目的。刺激效应的产生激发了体内自身的免疫功能，增强了代谢和修复能力，从而起到协调脏腑、调和气血、疏通经脉的作用。

2. 渗透效应 脐疗施药除具有刺激作用外，更有较强的渗透作用。当根据症情选用合适的药物填入脐中后，借助药物产生的刺激效应，通过神经反射作用，使药物分子进入血液循环，渗透于全身各脏腑组织器官，起到调节脏腑虚实、平衡阴阳、调和气血的目的。

3. 应激效应 当穴位的刺激、药物的渗透达到一定极限后，机体可产生非特异性良性刺激，激发了机体内部的"生理应激系统"，通过神经-体液的一系列调节，使机体防御免疫功能增强，新陈代谢提高，从而促使疾病达到愈合目的。

如上所述，脐疗的治疗原理是中医经络理论与药物刺激、渗透、激发相结合的产物，它通过药物在神阙穴内的刺激作用和生物化学变化，将其刺激信息和渗透效应经经络传入体内，以激发机体内部的"生理应激系统"，达到"疏其血气，令其条达"，平衡阴阳，治疗疾病的目的。综观本疗法，实际上是一种融经络、穴位、药物为一体的复合性治疗方法。本法与内服法有殊途同归、异曲同工之妙，更有内服法不及的诸多优点，值得进一步从治疗机制上深入研究。

（三）敷脐疗法的作用

脐疗作为中医古老的一种外治方法，历千年而不衰，越来越引起医学界的广泛重视，这说明了它疗效的确切性。对于贴脐疗法与经络反应的原理，目前尚待进一步深入研究。但从临床实践的观察和一些实验的结果，已对阐明这些作用的原理提供了有力的证据，归纳起来，脐疗的主要作用有以下几点。

1. 收敛止汗 采用脐疗来调节人体阴阳平衡，使气血津液不再进一步耗散。临床本法多用于自汗、盗汗的治疗。汗为阴液，为任脉所统摄，心脉所主宰，肺气所敷布，肾气所调节，若心、肺、肾功能失调，任脉失统，均可导致营卫失调，腠理不固，发为自汗或盗汗。用药物敷脐，通过神阙穴调节心肺肾之阴气，泄阴火，固阴精，使心肾相交，虚火下移，营卫调和，腠理固密，汗出自止。张氏用朱砂3g，五倍子9g，共研细为末，放入脐中，用大块胶布固定，每日换药1次，治疗各种盗汗证效佳。

2. 通窍泄水 水液的正常代谢是人体五脏六腑功能协调的结果。肺、脾、肾等脏腑功能失调，水液代谢障碍，使水液潴留体内，发为水肿。水液泛溢肌肤，则头面、眼睑、四肢浮肿，甚则全身水肿。内服中药虽然对水肿有良好作用，但对于一些久病不任克伐者，或汤药难进者，用药物贴脐治疗有预想不到的效果。杜氏用制甘遂、冰片各6g，研细为末，填脐，外用麝香追风膏固定，用于治疗因心力衰竭而引起的下肢或全身浮肿，正气极虚而邪气炽盛的危重症，收到满意效果；认为该法能调达气机，使紊乱的升降出入功能恢复正常，水邪得去而正气不伤。

3. 温通利尿 脐疗具有温通利尿作用，已为古今中外医家所推崇，其机理在于借助药物刺激神阙穴，通过神经反射作用，使药物分子进入血液循环达到病所，而起治疗作用。凡因寒凝、惊恐、气滞、或因病气虚，气化失常，开阙失司，水道不通所引起的尿潴留，可用本法宣通上下，通达表里，调畅气机，通调水道，开闭塞利小便。

4. 温阳行气 阳气乃人生之根本，气行则脾胃升降有常，传化有度。阳气不足则脾阳不运，升降失常，产生胃肠功能紊乱症状。治宜温阳行气。张氏用温阳固涩行气膏外敷脐部，用胶布固定治疗长期腹胀、腹泻、肠鸣不通、久痢、便秘、腹痛的大人或小孩，收到满意疗效；指出该方能温中散寒、行气化湿、温阳降逆。

5. 化瘀行水 脐疗有化瘀行水作用，久病瘀留，瘀阻则水停，瘀水内蓄，影响气机流畅，血运障碍，出现腹大如鼓，腹皮脉络暴露，皮色苍黄等。如不及时治疗，可危及生命。

6. 通腑泄热 手术作为一种新的创伤，术后由于麻醉、手术操作和原发病的影响，临床多出现不同程度的痛、胀、吐、闭等阳明腑实证候。侯氏根据中医"六腑以通为用"和脐疗的脏腑经络相关学说理论，用通腑软膏外敷神阙穴对腹部手术后 68 例进行前瞻性随机对照临床观察，证明脐疗具有通腑泄热作用。

7. 温肾缩尿 肾为先天之本，藏精主水，职司二便。小便遗溺多为先天禀赋不足，下元虚寒，不能温养膀胱，气化失司，不能制约小便所致。治疗宜温肾缩尿。吴氏用三子散外敷神阙穴治疗小儿遗尿 162 例，结果：治愈 141 例，好转 17 例，无效 4 例。说明脐疗具有温肾缩尿作用。

8. 活血止痛 女子以血为本。血赖阳气推动，以行经血，气充血沛，气顺血和，则经行通畅，自无疼痛之苦。若气滞血瘀，寒阻经脉，则使经行不畅，不通则痛。治宜活血止痛。潘氏将痛经散用温水或黄酒调成糊状，并加二甲基亚砜数滴和匀，敷脐部加温，于经前 3 天，每日 1 次，治愈为止。共治疗痛经 57 例，结果：显效 35 例，有效 17 例，无效 5 例，总有效率为 96.1%。肯定了脐疗的活血止痛作用。

（四）敷脐疗法的适用范围

由于脐部解剖生理的特点和几千年临床应用经验的积累，敷脐疗法作用广泛，适用范围广，具体可归纳为以下几种。

1. 虚脱、晕厥、休克、中风昏迷等神志类疾病。以温热药物敷脐，通过药物的温热刺激，或艾灸、热熨的传导作用以温通阳气、回阳苏厥，使患者达到阳复厥苏的目的。

2. 月经不调、痛经、崩漏、带下及胎产诸妇科疾病。脐通冲、任、督、带四脉，冲为血海，任主胞胎。上述四脉与妇女经、带、胎、产诸疾息息相关，故敷脐可调理冲任，固经安胎。

3. 腹痛、腹泻、呕吐及腹胀等消化道疾患。脐居中焦，为全身经络气机之总枢。敷脐可增强脾胃功能，健脾和胃、降逆止泻，使清阳升而浊阴降。

4. 疼痛麻木诸病证和癥瘕积聚诸疾。脐部通行全身诸经，所以通过脐部治疗而通经活络，行气止痛，可使经络通畅、气血调和，适用于寒湿痹阻、脉络不和所致的关节、肌肉疼痛麻木诸病证和气血瘀滞所形成的癥瘕积聚诸疾。

5. 水肿、腹水、小便不通及湿热蕴结之黄疸。三焦为周身水、气及元阳通行之道路，脐居三焦中枢，可转运阴阳之气，激发三焦气化功能而通调三焦，利水消肿。

6. 保健及虚劳疾患。神阙穴为先天之本源，又为后天之气舍。敷脐既能温肾壮阳，又能补益中气，提高机体防病抗病能力，起到防病、保健、益寿延年的作用。适用于中老年人保健及虚劳疾患的治疗。

（五）敷脐疗法的注意事项

1. 明确疾病，辨证施治，正确选用和配制敷脐药物。

2. 敷脐后如局部有皮疹痒痛，应暂停 3~5 天；如出现局部溃疡，应停止敷脐，改用其他疗法。

3. 敷脐疗法主要靠局部吸收产生治疗作用，治疗效果较慢，对于一些全身性疾病如免疫疾病的调节则更慢，需治疗一段时间方可产生治疗效果，不建议早期更换治疗方案。

（六）老年人常用脐疗方

1. 盗汗脐疗方 张氏用朱砂 3g，五倍子 9g，共研细为末，备用。用时先将脐心洗干净，然后将药末放入脐中，用大块胶布固定，每日换药 1 次。治疗各种盗汗证。

2. 心衰水肿脐疗方 制甘遂、冰片各 6g，研细为末，填脐，外用麝香追风膏固定。

3. 尿潴留脐疗方 陆氏用甘遂 30g，甘草 6g，研末。用鸡蛋清调成糊状，外敷于脐中，每日换药 2 次。治疗尿潴留收到明显效果。

4. 胃肠功能紊乱脐疗方——温阳固涩行气膏 吴茱萸、白胡椒、五倍子、厚朴、枳实、青皮各 6g，丁香 3g，研细为末，外敷脐部，用胶布固定。每日换药 1 次。

5. 肝硬化腹水脐疗方——麝香温脐散 麝香 0.6g，阿魏、硼砂各 6g，白酒 500mL，猪膀胱 1 具，外敷脐部。方法是将上药共研细为末，与白酒同放进猪膀胱内。用细线扎紧外敷脐部，固定 3 天即可见效。

6. 腹部术后脐疗方——通腑软膏　炙甘遂 6g，生大黄 3g，冰片 1g，研细为末，外敷脐部，每日 2 次。

7. 小儿遗尿脐疗方——三子散　五倍子、五味子、覆盆子、桑螵蛸、益智仁、补骨脂各 10g，肉桂 5g，研细为末，每次用药末 5～10g，加米酒调匀，外敷脐部神阙穴，胶布固定，2 天换药 1 次，3 次为一疗程。老年人尿失禁可参考使用。

8. 痛经脐疗方——痛经散　肉桂、延胡索、细辛、小茴香各等分，外敷脐部。方法是将上药共研末，用温水或黄酒调成糊状，并加二甲基亚砜数滴和匀。敷脐部加温，于经前 3 天，每日 1 次，治愈为止。

（黄　姗　万　飞　杨倩玫　冉　靖　朱丽丽　曹　煜　张作文）

第七部分

常见老年高发疾病的防治 ◄◄◄

一、冠心病的防治

【疾病介绍】

冠心病，全称为冠状动脉粥样硬化性心脏病，属中医学的"胸痹"范畴。本病由于年老体虚、饮食不当、情志失调、寒邪内侵、劳倦内伤等因素导致痰浊、瘀血、气滞、寒凝痹阻心脉，以胸部闷痛，甚则胸痛彻背，喘息不得卧为主症的一种疾病。其病理因素主要有痰浊、瘀血、气滞、寒凝、体虚，基本病机为心脉痹阻。病位以心为主，涉及肝、脾、肾三脏，病理性质为本虚标实，虚实夹杂。发作期主要是气滞、寒凝、痰浊、血瘀痹阻心脉，标实为主；缓解期主要是气血阴阳亏虚，血脉失于滋养、温煦而痹阻不通，本虚为主。临证应分清标本虚实，治疗上应补中寓通，通中寓补，通补兼施，当以补正而不碍邪，祛邪而不伤正为原则，不可滥补、猛攻。

冠心病的实质是由于左、右冠状动脉及其分支发生粥样硬化或痉挛，使管腔狭窄或阻塞，导致心肌缺血、缺氧而引起的心脏病变。其基本问题是心肌供血不足，因而又称为缺血性心脏病。本病多发于40岁以上男性，脑力劳动者居多。

【发病原因】

胸痹的常见病因有年老体虚、饮食不当、情志失调、寒邪内侵等。其基本病机为寒邪、瘀血、气滞、痰浊痹阻胸阳，阻滞心脉；或气血阴阳亏虚导致心脉失养，血脉失畅。

1. 年老体虚 年过半百，肾气渐衰。若肾阳虚衰，则不能鼓动五脏之阳，导致心气不足或心阳不振，血脉失于温煦，鼓动无力而痹阻不通；若肾阴亏虚，则不能滋养五脏之阴，可导致心阴内耗，心阴亏虚，心脉失于濡养而致痹；或因阴虚火旺，灼津成痰，痰浊痹阻心脉，发为胸痹。

2. 饮食不当 嗜酒或过食肥甘厚味，损伤脾胃，脾失健运，聚湿成痰，上犯心胸，清阳不展，气机不畅，心脉痹阻，而成胸痹；或痰浊久留，痰瘀交阻，亦成本病。

3. 情志失调 忧思伤脾，脾失运化，聚液为痰，痰浊阻滞，气血不畅，心脉痹阻，发为胸痹；或郁怒伤肝，肝失疏泄，肝郁气滞，甚则气郁化火，灼津成痰，气滞痰浊痹阻心脉，而成胸痹。

4. 寒邪内侵 素体阳虚，胸阳不振，阴寒之邪乘虚而入。寒凝气滞，心脉痹阻，发为胸痹。

5. 劳倦内伤 劳倦耗气，积劳伤阳，心肾阳衰，鼓动无力，胸阳失展，阴寒凝滞，心脉痹阻而发胸痹；或由于劳倦伤脾，脾虚运化失司，气血生化乏源，无以濡养心脉，拘急而痛。

【诊断检查】

左侧心前区突发憋闷而痛，疼痛性质为隐痛、胀痛、刺痛、绞痛、灼痛。疼痛可窜及肩背、咽喉、胃脘部、左上臂内侧等部位，呈反复发作性，常伴有心慌、气短、自汗，甚至喘息不得卧。一般持续时间短暂，几秒至数十分钟，经休息或服药后可迅速缓解。严重者可疼痛剧烈，持续不解，汗出肢冷，面色苍白，唇甲青紫，可发生心脱、心衰、猝死等危候。多见于中年以上，常因情志波动、感受寒冷、暴饮暴食、劳累过度等而诱发。亦有无明显诱因或安静时发病者。心电图、动态心电图、心功能测定、心电图运动负荷试验、心肌损伤标记物、冠脉造影术等，有助于诊断。

【中医治疗】

1. 辨证论治

（1）辨证要点

1）分清标本虚实：辨证首当分清标本虚实。一般发作期以标实为主，缓解期以本虚为主。

标实应区别气滞、痰浊、瘀血、寒凝的不同。若胸闷重而疼痛轻，兼见胸胁胀满，善太息，与情绪变化有关者，多属气滞；若胸闷阴天加重，身胖痰多，苔腻者，多为痰浊；胸中刺痛，固定不移，舌质紫暗，或有瘀点、瘀斑，脉涩，多属血瘀；若疼痛如绞，遇寒则发，或得冷加剧，伴畏寒肢冷，舌淡苔白脉涩，为寒凝心脉所致。

本虚又应分清阴阳气血亏虚的不同，若胸中疼痛隐隐而作，劳后易发，气短神疲者，多属气虚；若见畏寒肢冷，属阳虚；若胸中隐痛而闷，亡血或经后而发，心悸少寐，舌淡者，多属心血亏虚；若胸中隐痛而烦，头晕耳鸣者，多属阴虚。

2）辨疼痛性质：闷痛多由气滞或痰浊所致；灼痛，多由火热之邪所致，有虚火实火之别；绞痛多属寒凝；刺痛多属血瘀；隐痛多见于缓解期，常与

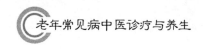

气血阴阳亏虚有关。

3）辨病势轻重：心痛发作频繁，疼痛持续时间长者重；每次心痛发作瞬间即逝者轻。疼痛部位固定不移者，病情较重；疼痛部位窜走不定者，病情较轻。休息或服药后即能缓解者轻，服药后难以缓解者重。胸痹之轻重，还应结合全身状况综合分析，才能得出正确的结论。

（2）治疗原则　本病的病理性质为本虚标实，虚实夹杂，发作期以标实为主，缓解期以本虚为主。其治疗原则应先治其标，后治其本，必要时可根据虚实标本主次，兼顾同治。发作期治标以祛邪为主，常以辛温通阳、活血化瘀为法；缓解期以扶正固本为主，常以益气养阴、温阳补气、滋阴益肾等为法。若虚实夹杂者，可分清主次，适当兼顾。本病多为虚实夹杂，在发作期虽以标实为主，但常兼本虚；在缓解期以本虚为主，亦可见邪实。故治疗上应补中寓通，通中寓补，通补兼施，当以补正而不碍邪，祛邪而不伤正为原则，不可滥补、猛攻。

（3）分证论治

①心血瘀阻

［主症］心胸疼痛剧烈，如刺如绞，痛有定处。

［兼次症及舌脉］舌质紫暗，脉涩。

［治法］活血化瘀，通脉止痛。

［方药］血府逐瘀汤加减（当归、生地黄、桃仁、红花、枳壳、赤芍、柴胡、甘草、桔梗、川芎、牛膝）。

②气滞心胸

［主症］心胸满闷，隐痛阵发，遇情志不遂时易诱发或加重。

［兼次症及舌脉］苔薄或薄腻，脉细弦。

［治法］疏肝理气，活血止痛。

［方药］柴胡疏肝散加减（陈皮、柴胡、枳壳、白芍、炙甘草、香附、川芎）。

③寒凝心脉

［主症］突然心痛如绞，形寒，手足不温，遇寒加重。

［兼次症及舌脉］苔薄白，脉沉紧或结代。

［治法］辛温散寒，宣痹通阳。

［方药］枳实薤白桂枝汤合当归四逆汤加减（前方由枳实、厚朴、薤白、桂枝、栝楼实组成；后方由当归、桂枝、白芍、细辛、炙甘草、大枣、通草组成）。

④痰浊闭阻

［主症］胸闷心痛，痰多。

［兼次症及舌脉］肥胖体沉，气短，遇阴雨天易发作或加重，伴有倦怠乏力，纳呆便溏，口黏；苔浊腻或白滑，脉滑。

［治法］通阳泄浊，豁痰宣痹。

［方药］栝蒌薤白半夏汤合涤痰汤加减（前方由栝楼实、薤白、半夏、白酒组成；后方由半夏、胆南星、橘红、枳实、茯苓、人参、石菖蒲、竹茹、甘草、生姜组成）。

⑤心肾阴虚

［主症］胸闷痛或灼痛，心慌心烦及失眠盗汗、腰膝酸软、头晕耳鸣等阴虚证。

［兼次症及舌脉］舌质红少津，苔少或剥，脉细数，或促代。

［治法］滋阴益肾，养心和络。

［方药］天王补心丹合炙甘草汤加减（前方由人参、玄参、丹参、茯苓、五味子、远志、桔梗、当归、天冬、麦冬、柏子仁、酸枣仁、生地黄、朱砂组成；后方由炙甘草、人参、桂枝、生姜、阿胶、生地黄、麦冬、火麻仁、大枣组成）。

⑥心肾阳虚

［主症］胸闷痛气短，心悸及腰膝酸冷，畏寒四肢厥冷，唇色紫暗等阳虚证。

［兼次症及舌脉］舌质淡，或紫暗，苔白或腻，脉沉细，或脉微欲绝，或沉细迟，或结代。

［治法］温补阳气，振奋心阳。

［方药］参附汤合右归饮加减（前方由人参、炮附子、生姜组成；后方由熟地黄、山药、山茱萸、枸杞子、杜仲、炙甘草、炮附子、肉桂组成）。

⑦气阴两虚

［主症］胸闷隐痛，心悸心烦及心慌气短，动则益甚，易汗出，手足心热等气阴两虚证。

［兼次症及舌脉］舌质嫩红或有齿痕，苔少，或薄白，或舌质淡青有瘀斑，脉细弱无力，或结代。

［治法］益气养阴，活血通络。

［方药］生脉散合人参养营汤加减（前方由人参、麦冬、五味子组成；后方由人参、熟地黄、当归、白芍、白术、茯苓、炙甘草、黄芪、陈皮、五味子、桂心、远志组成）。

2. 其他疗法

（1）中成药

速效救心丸：每日 3 次，每次 4~6 粒含服，急性发作时每次 10~15 粒。功效：活血理气，增加冠脉流量，缓解心绞痛。治疗冠心病胸闷憋气，心前区疼痛。

苏合香丸：每服 1~4 丸，疼痛时用。功效：芳香温通，理气止痛。治疗胸痹心痛，寒凝气滞证。

此外，地奥心血康、复方丹参滴丸、复方丹参注射液、血栓心脉宁、心通口服液可用于心血瘀阻的胸痹心痛；补心气口服液用于心气虚胸痹心痛；滋心阴口服液用于心阴虚胸痹心痛。

（2）单方验方

丹参山楂饮：丹参、山楂各 15~20g，水煎或开水冲泡，每日 1 剂，代茶饮用。能活血化瘀通络，可用于心血瘀阻的胸痹。

人参三七饮：生晒参 5~10g，三七粉 3g。用生晒参煎汁，取汁送服三七粉，每日 3 次。具有益气活血之功，可用于气虚血瘀之胸痹。

（3）敷贴疗法

麝香心绞痛膏：将麝香保心丸 6 粒研成细末，用追风膏类贴于心前区痛处、心俞穴，每 3 日更换 1 次。

补气活血软膏：黄芪、丹参、川芎、红花等份，加入少量冰片，研成细末，熬膏，敷于胸骨心跳处，每次 5g，每 3 日更换 1 次。

穴位敷贴：①薤白、川芎、当归、石菖蒲、乳香、没药、丁香、冰片各适量，共研细末，麻油调匀成膏，取内关、心俞、肝俞、膻中等穴，每 3 日更换 1 次。②丹参、三七、檀香、乳香、没药、桃仁、红花、王不留行、血竭、郁金、莪术、冰片等各适量，共研细末。配制成膏，将药膏敷贴于心俞、心前区，每 3 日更换 1 次。

（4）按摩疗法　医生或患者家属如能正确地施行按、压、揉、推、拿等手法，同样可以取得比较好的治疗效果。现将治疗冠心病的有效穴位和按摩手法简介如下。

点按内关穴：当心绞痛、心律失常发作时，用力不停地点按内关穴，每次 3 分钟，间歇 1 分钟，能迅速止痛或调整心律。

揉灵道穴：冠心病犯病时，可用拇指先轻揉灵道穴 1 分钟，然后重压按摩 2 分钟，最后轻揉 1 分钟，每天上下午各揉 1 次，10 天为 1 个疗程，间歇 2~3 天，可进行下一疗程。揉按治疗后心绞痛症状明显减轻，心电图亦可改善。

此外，还可选膻中或背部两侧膀胱经之肺俞、心俞、厥阴俞等穴，用拇指做按揉法、腕推法、一指禅点按法，每次 15 分钟，每天 1 次，15 次为 1 个疗程。

【预防调护】

1. 预防本病必须高度重视精神调摄，避免大喜大怒、忧思无度，保持心情平静愉快。

2. 不宜感受寒冷，居处除必须保持安静、通风，还要注意寒温适宜。

3. 饮食调摄方面，多吃水果及富含纤维的食物，保持大便通畅，饮食宜清淡，低盐饮食，食勿过饱，不宜过食肥甘，戒烟，少饮酒。

4. 发作期患者应立即卧床休息；缓解期应坚持力所能及的活动，但要注意休息，做到动中有静，保证充足的睡眠。

5. 发病时还应加强巡视，观察舌脉、体温、呼吸、血压及精神状态的变化，准备好各种抢救设备和药物。

二、老年糖尿病的防治

【疾病介绍】

糖尿病属于中医学的"消渴"范畴。消渴是以多饮、多食、多尿，形体消瘦乏力，或尿有甜味为主要临床表现的一种疾病。导致消渴的病因有禀赋不足、情志失调、饮食不节、劳欲过度等。其病机主要为阴津亏损，燥热偏胜，以阴虚为本，燥热为标；病情迁延则可导致气阴两虚或阴阳俱虚。由于脏腑虚损，常致变证丛生；严重者因阴液极度虚损，虚阳上浮而出现阴竭阳亡。另外，因阴虚内热，津液耗损，血脉涩滞易成血瘀。其主要病位在肺、胃（脾）、肾，尤其与肾的关系最为密切。治疗消渴，以清热润燥、养阴生津为基本治则，对上、中、下消有侧重润肺、养胃（脾）、益肾之别。辨证时应注意病位、标本及本证与并发症的辨别。由于消渴易发生血脉瘀滞，阴损及阳的病变，以及发生多种并发症，故应早发现、早诊断和早治疗。同时注意生活调摄、控制饮食、舒畅情志，方能使患者早日康复。

糖尿病是由多种病因引起的以慢性高血糖为特征的代谢紊乱。高血糖是由于胰岛素分泌或作用的缺陷，或者两者同时存在引起。涉及糖、蛋白质、水、电解质等代谢异常，临床常见的表现为"三多一少"即多食、多饮、多尿和体重减轻。久病可引起多系统损害，导致心脏、血管、眼、肾、神经等组织慢性进行性病变，引起功能缺陷及衰竭，病情严重或应激时可发生急性代谢紊乱，例如酮症酸中毒、高渗性昏迷等。本病是一种慢性终身性疾病，合理的综合治疗手段可以使病情得到良好的控制，并可防止或减缓慢性并发症的发生和发展。

【发病原因】

消渴病的病因比较复杂，禀赋不足、情志失调、饮食不节、劳欲过度是引起消渴病的主要原因。

1. 禀赋不足　先天禀赋不足，五脏虚弱，尤其是肾脏素虚，阴虚体质最易罹患本病。

2. 情志失调　长期精神刺激，如郁怒伤肝，肝气郁结，或劳心竭虑，营谋强思等，以致气机郁结，化火生热，上燔肺津，中消胃液，下灼肾阴而发消渴。

3. 饮食不节　长期过食肥甘、醇酒厚味、辛辣香燥，损伤脾胃，致脾胃运化失司，积热内蕴，化燥伤津，消谷耗液，发为消渴。

4. 劳欲过度　房事不节，劳欲过度，耗伤阴精，肾阴亏损，虚火内生，上灼肺胃，终至肾虚、肺燥、胃热俱现，发为消渴。

【诊断检查】

临床上以口渴多饮、多食易饥、尿频量多、形体消瘦的"三多一少"或尿有甜味等为主要临床特征。部分患者初起可"三多一少"症状不著，常以胸痹心痛、中风、雀目、疮痈，或水肿、关格、肺痨等而就诊。本病多发于中年以后，以及嗜食膏粱厚味、醇酒炙烤者。有的患者"三多"症状不明显，但中年之后一发病，即可见并发症。本病与禀赋不足有关，故消渴病的家族史可供诊断参考。辅助检查查空腹与餐后 2 小时血糖和尿糖、尿比重、葡萄糖耐量试验、C 肽释放试验、胰岛素释放试验、糖化血红蛋白等，有助于明确诊断。病情较重时，还要查血尿素氮、肌酐，以了解肾功能的情况；查血酮，以了解有无酮症酸中毒；查二氧化碳结合力及血钾、钠、钙、氯化物等，以了解酸碱平衡及电解质情况。

【中医治疗】

1. 辨证论治

（1）辨证要点

1）辨病位：通常把以肺燥为主，多饮症状较突出者，称为上消；以胃热为主，多食症状较突出者，称为中消；以肾虚为主，多尿症状较突出者，称为下消。

2）本病以阴虚为本，燥热为标，一般初病多以燥热为主，病程较长则阴虚与燥热互见，日久则以阴虚为主，进而阴损及阳，导致气阴两虚、阴阳俱虚之证。

3）少数中老年患者"三多"及消瘦的症状并不明显，常因痈疽、眼疾、心脑病证等为线索而发现本病。

（2）治疗原则　本病的基本病机为阴虚燥热，阴虚为本，燥热为标，故以清热润燥、养阴生津为本病的治疗大法。《医学心悟·三消》所记载"治上消者，宜润其肺，兼清其胃""治中消者，宜清其胃，兼滋其肾""治下消者，宜滋其肾，兼补其肺"，可谓治疗消渴之要旨。由于本病常发生血脉瘀滞及阴损及阳的病变，以及易并发痈疽、眼疾、劳嗽等，故还应针对具体病情，配合活血化瘀、清热解毒、健脾益气、滋补肾阴、温补肾阳等治法，慎用攻伐寒凉之品。

（3）分证论治

1）上消（肺热津伤）

［主症］口渴多饮，口干舌燥，尿频量多。

［兼次症及舌脉］舌边尖红，苔薄黄，脉洪数。

［治法］清热润肺，生津止渴。

［方药］消渴方加减（黄连末、天花粉末、人乳汁、藕汁、姜汁、生地黄汁、蜂蜜）。

2）中消

①胃热炽盛

［主症］多食易饥，形体消瘦，大便干燥，口渴，尿多。

［兼次症及舌脉］舌干质红，脉细数。

［治法］清胃泻火，养阴增液。

［方药］玉女煎加减（生石膏、知母、熟地黄、麦冬、牛膝）。

②气阴亏虚

［主症］能食与便溏并见，四肢乏力，形体消瘦。

［兼次症及舌脉］口渴引饮；舌质淡红，苔白而干，脉弱。

［治法］益气健脾，生津止渴。

［方药］七味白术散加味（人参、茯苓、白术、甘草、木香、葛根、藿香）。

3）下消

①肾阴亏虚

［主症］尿频量多，伴腰膝酸软、头晕、耳鸣，或五心烦热、骨蒸潮热、盗汗、遗精等肾阴亏虚证。

［兼次症及舌脉］尿液混浊如脂膏，或尿甜；舌质红，苔少，脉细数。

［治法］滋阴固肾。

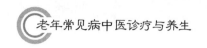

［方药］六味地黄丸加减（熟地黄、山萸肉、山药、茯苓、牡丹皮、泽泻）。

②阴阳两虚

［主症］小便频数量多，伴腰膝酸软、四肢欠温、畏寒肢冷、阳痿或月经不调等肾阳亏虚证。

［兼次症及舌脉］舌质淡，苔白而干，脉沉细无力。

［治法］温阳滋阴，补肾固摄。

［方药］金匮肾气丸加减（附子、桂枝、干地黄、山萸肉、山药、茯苓、牡丹皮、泽泻）。

消渴日久多伴有瘀血阻络，对伴有舌质紫暗，或有瘀点、瘀斑，脉涩或结或代，肢体麻木或刺痛，入夜尤甚，或肌肤甲错等有瘀血征象者，均可酌加活血化瘀方药，以改善瘀血阻络，预防和减轻各种并发症发生。常用药物有丹参、川芎、红花、益母草、当归、赤芍、泽兰、山楂、三七、蒲黄、鬼箭羽等。

消渴容易发生多种并发症。白内障、雀目、耳聋，是消渴日久，肝肾精血亏耗，不能上承耳目所致；治宜滋补肝肾、益精补血，可用杞菊地黄丸、石斛夜光丸或明目地黄丸。疮疡、痈疽多为热毒伤营；治宜解毒凉血、消散痈肿，用五味消毒饮加减。若病久气营两伤，脉络瘀阻，蕴毒成脓，治宜益气解毒排脓，用黄芪六一汤合犀黄丸加味。

2. 其他疗法

（1）中成药　消渴丸适用于消渴之气阴两虚型，对多饮、多尿、多食、消瘦、体倦乏力的患者疗效显著；降糖甲片适用于消渴证属脾肾气阴两虚型；降糖舒片，适用于气阴两虚而便秘的 2 型糖尿病；玉泉丸对肾亏气虚、内热心烦的糖尿病较适合；糖脉康颗粒可补气养阴、活血化瘀，适用于气阴两虚而有心脑血管并发症者。

（2）单方　①玉米须适量，新鲜或干品均可，配枸杞子 10g，以开水冲泡后代茶饮。适用于消渴口干多饮者。②苦瓜 300～500g，炒后吃；或鲜苦瓜干燥打粉，开水调服。每次 10g，每日服 2 次，宜长期服。可助降血糖。③黄连素（小檗碱）0.3～0.6g，每天服 3 次。可助降血糖，改善胰岛素抵抗。但应注意，久服可能致大便干燥。④苦荞麦打粉或做成面条煮食，可分次服或代饭食用，每日总量200g，并同时减少主食量，3 个月为 1 个疗程。有降低血糖、血脂作用。

【预防调护】

1. 本病除药物治疗外，饮食调摄十分重要。作为糖尿病患者的基础治疗，它直接关系到病情的控制和血糖的稳定。在保证机体合理需要的情况下，定时定量进食米、麦、杂粮，配以蔬菜、豆类、瘦肉、鸡蛋等，限制粮食、油脂的摄入，忌食糖类。

2. 要有耐心，做好长期与糖尿病作斗争的准备。戒烟戒酒、浓茶及咖啡，养成良好的生活习惯和卫生习惯。

3. 保持心情舒畅，力求做到开朗、豁达、乐观，避免精神紧张、生气恼怒。

4. 适当参加体育锻炼，调节劳逸，节制房事等，均有利于糖尿病的控制和稳定。每次体育锻炼应在餐后1小时左右进行，饥饿时不宜运动。血糖高于13.9mmol/L，暂时不要运动；若血糖过低则应进餐。

5. 肥胖者尚须控制体重的增加，减肥有利于本病的恢复。

6. 坚持定期到医院复诊，及时调整治疗方案。

三、中风的防治

【疾病介绍】

中风是以突然昏仆，不省人事，半身不遂，口角㖞斜，语言不利，或不经昏仆而仅见半身不遂，口角㖞斜为主症的一种危重病证，病残率和死亡率很高。中风有原始病因和诱发因素两方面，原始病因以内伤积损、饮食不节、情志所伤、肝肾不足等为主，诱发因素主要为烦劳、恼怒、醉酒、酗烟、气候骤变等。基本病机是脏腑阴阳失调，气血逆乱，上冲犯脑，风、火、痰、瘀横窜经络。病位在脑、心，涉及肝、脾、肾。病性属本虚标实，上盛下虚之证。根据有无神志障碍、病情轻重，中风分为中经络和中脏腑。中脏腑又有闭、脱之别；闭证多为邪盛，又有阳闭和阴闭之分。中经络的治疗，以平肝息风、化痰通络为主；中脏腑之闭证，治当息风清火、豁痰开窍、通腑泄热等；脱证急宜救阴回阳固脱。后遗症期，多为虚实兼夹，当扶正祛邪、标本兼顾，应配合针灸、推拿等方法治疗，注意调护与康复训练。

中风属于急性脑血管意外疾病。急性脑血管疾病是由于各种血管性原因引起的一种非外伤性脑局部血液循环障碍，出现局灶性神经损害的一组疾病，又称脑卒中。在临床上根据病因病理不同，分为出血性和缺血性两大类。临床上又常将各种动脉血栓性梗死统称为脑梗死；而动脉硬化性脑梗死约占急性脑血管病发病率的60%以上，脑出血占20%～30%。本病发病率、致残率、致死率、复发率都很高，严重威胁中老年人的健康。

【发病原因】

1. 内伤积损 年老体弱，精气渐耗，或久病气血亏损，元气不足，脑脉失养，气虚血运无力，脑络瘀滞不通；或素体阴亏血虚，则阴不制阳，肝风内动，并夹痰浊、瘀血上扰清窍，突发本病。

2. 劳欲过度 烦劳过度，耗气伤阴，易使阳气鸱张，引动风阳，内风旋动，气血上逆，壅阻清窍；或房事不节，纵欲过度，耗伤肾精，伤及肾水，水不制火，则阴虚阳亢风动，发为本病。

3. 饮食不节 嗜食肥甘醇酒，饥饱失宜，脾伤不运；或形盛气虚，中气亏虚，脾虚运化无权，聚湿生痰，痰郁化热，或与肝风相合，终至风火痰热内盛，窜犯经络，蒙蔽清窍。

4. 情志所伤 情志失调，气机郁滞，血行不畅，瘀结脑络；或五志过极，暴怒伤肝，肝阳暴动；或心火暴盛，风火相扇，血随气逆，上冲犯脑。

5. 气虚邪中 气血不足，脉络空虚，风邪乘虚入中经络；或形盛气衰，痰湿素盛，外风引动痰湿，闭阻经络，可致口角㖞斜、半身不遂。

中风多是在内伤积损的基础上，复因劳欲过度、情志所伤、饮食不节，或外邪等因素触发，引起脏腑阴阳失调，气血逆乱，上冲犯脑，脑脉痹阻或血溢脑脉之外，从而发生突然昏仆、半身不遂等诸症。

【诊断检查】

临床以突然昏仆、不省人事、半身不遂、偏身麻木、口角㖞斜、言语不利或不语等特定的症状，大致可判断为该病。但要注意，轻者仅见眩晕，偏身麻木，口角㖞斜，半身不遂等，而无神志障碍。确诊借助于头颅 CT、磁共振等检查。必要时进行脑脊液、眼底检查。

【中医治疗】

1. 辨证论治

（1）辨证要点 无神志改变，病情轻，为中经络。表现为不经昏仆而突然发生口角㖞斜，语言不利，半身不遂；如果出现突然昏仆，不省人事，或神志恍惚、嗜睡，而伴见口角㖞斜、半身不遂等，则为中脏腑。中脏腑要进一步区分闭证与脱证。闭证为邪气内闭清窍，症见神昏，牙关紧闭，口噤不开，两手握固，肢体强痉，多属实证。看热象有无，阳闭有瘀热、痰火之象，如身热面赤，气粗鼻鼾，痰声如拽锯，便秘溲黄，舌红绛，舌苔黄腻，脉弦滑数；阴闭有寒湿、痰浊之征，如面白唇暗，痰涎壅盛，四肢不温，舌苔白腻，脉沉滑等。脱证为正气外脱，症见昏愦无知，目合口开，四肢松懈瘫软，手撒肢冷汗多，二便自遗，鼻息低微，为五脏正气衰微欲绝的表现，属虚证，多为中风危候。另外，中风发病后 2 周以内者为急性期，中脏腑可长至 1 个月；发病 2 周后或 1 个月至半年以内者为恢复期；发病半年以上者为后遗症期。

（2）治疗原则　中风为本虚标实之证，急性期虽有本虚，但以标实为急，应急则治其标。中经络以平肝息风、化痰祛瘀通络为主。中脏腑当以救急为先，闭证治当先以豁痰开窍醒神，再予息风清火，通腑泄热；脱证急宜回阳救逆、扶正固脱为要。对内闭外脱之证，则须醒神开窍与扶正固脱兼用。恢复期及后遗症期，多虚实夹杂，当扶正祛邪、标本兼顾，息风化痰与滋养肝肾、益气活血通络等多法并用。

（3）分证论治

1）中经络

①风痰入络

［主症］突然口角㖞斜，语言不利，甚则半身不遂。

［兼次症及舌脉］兼见手足拘挛，肢体酸痛等；舌苔白腻，脉浮滑。

［治法］祛风化痰通络。

［方药］半夏白术天麻汤加减（天麻、半夏、橘红、茯苓、甘草、白术、生姜、大枣）。

②风阳上扰

［主症］眩晕头痛，半身不遂。

［兼次症及舌脉］耳鸣目眩，面红目赤，口苦咽干，心烦身热；舌质红苔黄，脉弦有力。

［治法］平肝潜阳，活血通络。

［方药］天麻钩藤饮加减（天麻、钩藤、生石决明、川牛膝、益母草、黄芩、栀子、杜仲、桑寄生、朱茯神、首乌藤）。

③阴虚风动

［主症］突发口角㖞斜，言语不利，手指蠕动，头晕耳鸣。

［兼次症及舌脉］平素头晕耳鸣，腰膝酸软；舌质红，苔少或光滑无苔，脉弦细数。

［治法］滋阴潜阳，息风通络。

［方药］镇肝熄风汤加减（生龙骨、生牡蛎、代赭石、白芍、天冬、玄参、龟甲、怀牛膝、川楝子、茵陈、麦芽、甘草）。

④痰热腑实

［主症］突发半身不遂，口角㖞斜，舌强，眩晕，便秘。

［兼次症及舌脉］苔黄腻，脉弦滑。

［治法］化痰通腑泄热。

［方药］星蒌承气汤加减（胆南星、全瓜蒌、生大黄、芒硝）。

⑤气虚血瘀

［主症］半身不遂，气短乏力，口角流涎，自汗出，心悸。

［兼次症及舌脉］舌质暗淡，或有瘀斑、瘀点。

［治法］益气活血通络。

［方药］补阳还五汤加减（生黄芪、当归尾、赤芍、川芎、桃仁、红花、地龙）。

2）中脏腑：中脏腑分为闭证与脱证。闭证为邪实内闭之证，根据有无热象，分为阳闭和阴闭。

①阳闭（痰火内闭）

［主症］突然昏仆，不省人事，牙关紧闭，口噤不开，两手握固，二便不通，肢体强痉，喉中痰鸣；或面赤身热，气粗口臭，躁扰不宁。

［兼次症及舌脉］舌质红，苔黄腻，脉弦滑数。

［治法］辛凉开窍化痰，清肝息风。

［方药］羚羊角汤合安宫牛黄丸加减（前方由羚羊角粉、菊花、夏枯草、蝉衣、柴胡、薄荷、生石决明、龟甲、白芍、生地黄、牡丹皮、大枣组成；后方为成药）。

②阴闭（痰浊内闭）

［主症］突然昏仆，不省人事，口噤不开，静卧不烦。

［兼次症及舌脉］面白唇暗，四肢不温；苔白腻或白滑，脉沉滑缓。

［治法］辛温开窍，化痰醒神。

［方药］涤痰汤合苏合香丸加减（由制胆南星、制半夏、橘红、枳实、茯苓、石菖蒲、竹茹、人参、甘草、生姜、大枣组成；后方为成药）。

③脱证

［主症］突然昏仆，不省人事，目合口张，手撒尿遗，肢冷汗出。

［兼次症及舌脉］舌痿，舌质紫暗，苔白腻，脉细弱或脉微欲绝。

［治法］回阳救阴，益气固脱。

［方药］参附汤加减（人参、附子、生姜）。

3）后遗症：中风中脏腑经过救治，神志清醒后，多留有半身不遂、语言不利、失语、口角㖞斜等后遗症，仍要抓紧时机治疗。在运用药物治疗的同时，配合针灸、推拿等疗法，以提高疗效。

①风痰瘀阻

［主症］口角㖞斜，舌强语謇或失语。

［兼次症及舌脉］舌暗紫，苔白滑腻，脉弦滑。

［治法］搜风化痰，行瘀通络。

［方药］解语丹加减（天麻、白附子、全蝎、羌活、远志、胆南星、木

香、菖蒲、甘草）。

②气虚络瘀

［主症］半身不遂，痿软无力。

［兼次症及舌脉］舌质淡紫或有瘀斑，苔薄白，脉细弱或细涩。

［治法］益气行血，化瘀通络。

［方药］补阳还五汤加减（天麻、钩藤、生石决明、川牛膝、益母草、黄芩、栀子、杜仲、桑寄生、朱茯神、首乌藤）。

③肝肾亏虚

［主症］半身不遂，患侧肢体僵硬、拘急变形或软瘫而肌肉日渐萎缩，伴阴虚征象。

［兼次症及舌脉］舌红或淡红，脉细数或沉细。

［治法］滋养肝肾。

［方药］左归丸合地黄饮子加减（前方由熟地黄、山药、枸杞、龟甲胶、山茱萸、鹿角胶、菟丝子组成；后方由熟地黄、石斛、麦冬、五味子、山茱萸、巴戟天、肉苁蓉、附子、肉桂、茯苓、远志、菖蒲、薄荷、生姜、大枣组成）。

2. 其他疗法

（1）中成药　清开灵注射液、醒脑静注射液、安宫牛黄丸适用于中风阳闭证；苏合香丸适用于中风阴闭证；参麦注射液和参附青注射液适用于中风脱证；复方丹参注射液、脉络宁注射液、云南灯盏花注射液、血栓心脉宁胶囊、脑心通片、银杏叶片、丹七片适用于中风血瘀阻络者；竹沥水适用于中风痰多者；华佗再造丸、醒脑再造丸、中风回春丸、大活络丸适用于中风后遗症偏瘫者。

（2）针灸和推拿疗法　针灸和推拿疗法对治疗中风后遗症有较好疗效。

（3）功能训练　功能训练是中风的重要治疗措施之一，早期规范的功能训练对中风后遗症的康复有非常重要的作用。

肢体训练：急性期即应把患者的肢体置于功能位，并定期翻身，做被动运动。对神志清醒者，要在被动运动的基础上进行主动训练，随着逐步恢复，应循序渐进地进行综合训练。

语言训练：当患者神志清醒后，应该鼓励患者说话，按照语言发音规律依次耐心练习，并持之以恒，循序渐进。

唇角流涎训练：唇角流涎者，应每日坚持做鼓腮、示齿等动作，并自我或由他人按摩患侧面颊。

【预防调护】

1. 中风的发生，多与饮食不节、劳逸过度、情志所伤等密切相关。因此，要保持精神愉悦，情绪稳定，避免七情所伤。日常生活要有规律，注意劳逸适度，加强锻炼，以使血脉流畅；少吃肥甘厚味，忌嗜酒酗酒。

2. 重视中风先兆症状的发现，早期诊断、早期治疗是预防中风发生的关键。

3. 中风急性期，病情危重，要卧床休息，应严密观察患者神志、眼神、气息、脉象的变化，警惕抽搐、呃逆、呕血及虚脱等重证的发生。

4. 患者肢体偏废，活动不便，易发生褥疮，须勤翻身并配合按摩，以促进局部血液的循环，防止褥疮的发生。

5. 中风恢复期或后遗症期鼓励及辅导患者进行功能锻炼，促进患肢功能的恢复。

四、高血压病的防治

【疾病介绍】

高血压，是指以体循环动脉压升高为主要临床表现的心血管综合征，属于中医学的"眩晕""头痛""肝风"范畴。本病是由于情志不遂、年老体弱、饮食不节、外感六淫等因素导致清窍失宁或髓海失养，以头晕、头痛、头胀、眼花，或伴有耳鸣、心悸、汗出为主症的一种疾病。其病理因素主要有痰浊、瘀血、肝阳上扰，阴阳失调等，基本病机为肾阴不足，肝阳偏亢。病位以脑窍为主，涉及肝、肾二脏，病理性质为本虚标实，虚实夹杂。发作期主要是风、火、痰、瘀扰乱，清窍失宁，标实为主；缓解期主要是阴阳两虚，髓海失养，本虚为主。临证应分清标本虚实，治疗上应补虚泻实，调整阴阳。实者当清肝泻火、化痰行瘀为主，虚者当滋养肝肾为主，不可滥补、猛攻。

高血压病是指非同日测量三次血压值，收缩压均≥140mmHg 和（或）舒张压均≥90mmHg。引起高血压病的原因众多，因此根据发病原因的不同，将高血压分为原发性高血压和继发性高血压，其中原发性高血压约占所有高血压的95%，继发性高血压约占5%。本病与遗传、环境、精神、饮食、体重等众多因素相关，多发于中老年人，是心脑血管疾病的危险因素，可累及心、脑、肾等脏器。

【发病原因】

本病常见的病因有情志不遂、年老体弱、饮食不节、外感六淫等因素导致清窍失宁或髓海失养，肾阴不足、肝阳偏亢为其基本病机。

1. 情志不遂 忧郁恼怒太过，肝失调达，肝气郁结，气郁化火，肝阴耗伤，风阳易动，上扰头目，发为眩晕。

2. 年老体弱 肾为先天之本，主藏精生髓，脑为髓之海。年老肾精亏虚，髓海不足，无以充盈于脑，或体虚多病，损伤肾精肾气，或房劳过度，肾精亏虚，均可导致髓海空虚，发为眩晕。且肾阴亏虚，水不涵木，阳亢于上，亦可发为眩晕。

3. 饮食不节 嗜食生冷，饮酒无度，过食肥甘厚味，损伤脾胃，以致健运失司，水湿内停，聚而生痰，痰湿中阻，清阳不升，头窍失养，故发为眩晕；或进食较少，脾胃生化气血不足，致脑失所养，发为眩晕。

4. 外感六淫 寒则收引，热则弛张，颠顶之上唯风可到，湿性黏滞，燥性干涩，均致经脉运行失度，挛急异常，而致脑失所养，发为眩晕。

此外，跌仆损伤，头脑外伤，瘀血停留，阻滞经脉，而致气血不能上荣于头目，故眩晕时作。

【诊断检查】

头晕目眩，视物眩晕，轻者闭目自止，重者如坐舟车，可伴有头痛、恶心呕吐、汗出、心慌心悸等临床表现。本病常与其他心血管疾病危险因素共存，可合并脑出血、脑血栓形成、腔隙性脑梗死、短暂性脑缺血发作等，可发生偏瘫、猝死等危候。多见于中老年，常因情志不遂、劳累过度、暴饮暴食、外感六淫等原因而诱发，亦有无明显诱因者。非同日测量三次血压值、24小时动态血压监测、心电图、超声心动图、体格检查等有助于诊断。

【中医治疗】

1. 辨证论治

（1）辨证要点

辨相关脏腑：本病虽病位在脑窍，但与肝肾二脏功能失调密切相关。眩晕兼见头晕胀痛、面色潮红、急躁易怒、口苦脉弦等为肝阳上亢；眩晕兼见纳呆呕恶、头痛、苔腻等为脾失健运，痰湿中阻；眩晕兼有腰膝酸软、耳鸣如蝉等为肾精不足。

辨标本虚实：眩晕较轻，反复发作，伴两目干涩，腰膝酸软，或神疲乏力，面色㿠白，脉细或弱者，多属虚证，由精血不足所致；眩晕重，突然发作，视物旋转，伴呕恶痰涎，头痛，面赤，多属痰湿所致；眩晕日久，伴头痛，痛点固定，唇舌紫暗，舌有瘀斑瘀点，血瘀所致；眩晕，面赤，烦躁口苦，肢麻震颤，甚则昏仆，脉弦有力者，肝阳风火所致。

（2）治疗原则 眩晕的治疗原则是补虚泻实，调整阴阳。虚者补益气血，滋养肝肾，填精生髓；实者潜阳息风，清肝泻火，化痰行瘀。

（3）分证论治

①肝阳上亢

[主症] 眩晕，耳鸣，头目胀痛。

[兼次症及舌脉] 口苦，失眠，遇烦劳郁怒加重，甚至仆倒，颜面潮红，急躁易怒；舌红苔黄，脉弦或数。

[治法] 平肝潜阳。

[方药] 天麻钩藤饮加减（天麻、钩藤、石决明、山栀子、杜仲、桑寄生、牛膝、黄芩、菊花、白芍）。

②痰湿中阻

[主症] 眩晕，头重如裹。

[兼次症及舌脉] 胸闷恶心，呕吐痰涎，食少多寐；舌苔白腻，脉濡滑。

[治法] 化痰祛湿，健脾和胃。

[方药] 半夏白术天麻汤加减（半夏、陈皮、白术、薏苡仁、茯苓、天麻）。

③瘀血阻窍

[主症] 眩晕，头痛如刺，痛处固定。

[兼次症及舌脉] 健忘，失眠，心悸，面唇紫暗；舌暗有瘀斑、瘀点，脉涩或细涩。

[治法] 祛瘀生新，活血通窍。

[方药] 通窍活血汤加减（川芎、赤芍、桃仁、红花、白芷、石菖蒲、当归、地龙、全蝎）。

④肾精不足

[主症] 眩晕日久，腰膝酸软，耳鸣齿摇。

[兼次症及舌脉] 少寐多梦，健忘，两目干涩，或遗精滑泄，或颧红咽干，五心烦热，舌红少苔，脉细数；或形寒肢冷，舌淡苔白，脉弱。

[治法] 滋养肝肾，填精益髓。

[方药] 左归丸加减（熟地黄、山萸肉、山药、龟甲、鹿角胶、紫河车、杜仲、枸杞、菟丝子、牛膝）。

2. 其他疗法

（1）中成药　天麻钩藤颗粒、松龄血脉康、复方罗布麻颗粒、牛黄降压丸、清脑降压片、安宫降压丸可用于肝阳上亢型高血压；杜仲降压片适用于肾精不足型高血压。

（2）单方验方　①菊花300g，加水浸泡过夜，次日煎2次，每次煎半小时，浓缩至500mL，分2~3次口服。亦可用菊花泡茶频饮，或服用菊花制品代茶饮。适用于肝阳上亢型高血压。②将小蓟草 30~60g，水煎半小时，代茶饮用，每日 1 剂。适用于早期高血压或血压不太高的患者的康复。③将适量的芹菜根洗净榨汁，每次 100mL 左右，每日服 2~3 次。适用于肝阳上亢型高血压。④将钩藤和 1000mL 水同煎，煎煮 10 分钟，分早晚 2 次服，30 天为 1 个疗程。适用于肝阳上亢型高血压。

（3）穴位贴敷 将吴茱萸 15~30g，研成末，以食醋调成糊状，于临睡前敷于两足的涌泉穴上，以纱布包裹固定，12~24 小时一换。对肝阳上亢引起的高血压有疗效。

【预防调护】

1. 减轻体重，将 BMI 控制在 $<24kg/m^2$；减少钠盐摄入，每人每日食盐摄入不超过 6g；减少脂肪摄入，防止暴饮暴食。

2. 戒烟限酒，增加运动，提高心血管调节适应能力，稳定血压压水平，避免久坐少动，注意劳逸结合。

3. 减轻精神压力，保持精神舒畅，情绪稳定，避免过度刺激。

4. 定期监测血压。

五、老年高脂血症的防治

【疾病介绍】

高脂血症是导致动脉硬化、冠心病、脑血管疾病的重要因素之一，属于中医学的"痰湿""痰浊"范畴。本病多由饮食不节、情志不遂、年老体弱等因素导致脏腑功能失调，痰湿内生，痰浊中阻所致，其病机主要与肝、脾、肾三脏关系十分密切。脾主运化，由于饮食不节，过食肥甘厚味或脾虚运化失常，脾失健运，痰湿内生，混于血脉之中，使脉络阻塞，血行不畅。肝主疏泄，胆为中精之府，能分泌精汁，净脂化浊。七情内伤，情志忧郁，或长期精神刺激，使肝气郁结，疏泄失职，水谷精微不能正常输布，亦可造成痰湿内阻；肝阳上亢，木旺克土，导致脾胃蕴热，则痰热内生。肾藏精，主水，年老体虚，肾气渐衰，肾阳虚不能温煦脾土而衍生痰饮脂浊；肾阴虚则能生热化火，炼液为痰，熬血为脂。此外，禀赋不同，某些遗传因素也是导致高脂血症的原因之一。本病主要涉及肝、脾、肾三脏，病性为本虚标实，虚实夹杂。临证应分清标本虚实，治疗上应补虚泻实、调整阴阳。

高脂血症常被称为高血脂，又称为血脂异常，通常指血浆中甘油三酯和（或）总胆固醇升高，也包括高密度脂蛋白胆固醇降低。高脂血症与其他心血管风险因素相互作用导致动脉硬化，可增加心脑血管疾病的发病率和死亡率。

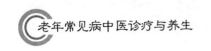

本病可见于不同年龄及性别的人群，发病高峰在 50~69 岁，某些家族性高脂血症还可见于婴幼儿。

【发病原因】

本病通常由环境因素、疾病因素及药物因素引起。

1. 环境因素　①不良饮食习惯，嗜食肥甘厚味、油煎油炸食品、方便食品、快餐、巧克力等，饮食缺乏新鲜蔬菜和水果。②肥胖，体力活动不足，能量消耗减少导致体内耗能减少。③年龄增加，吸烟、酗酒等均为高脂血症的发病因素。

2. 疾病影响　如糖尿病、甲状腺功能减退症、库欣综合征、肝肾疾病、系统性红斑狼疮、骨髓瘤等均可引起血脂异常。

3. 药物影响　①某些药物的不良反应，如噻嗪类利尿剂、β 受体拮抗剂等。②长期大量服用糖皮质激素可促进脂肪分解，血浆中胆固醇和甘油三酯水平升高。

【诊断检查】

本病多数患者无任何症状及体征，常于血液生化检查时发现。应详细询问病史，包括个人饮食和生活习惯、药物服用史及家族史。重点对象包括：①已有冠心病、脑血管病或周围动脉粥样硬化病者；②有高血压、糖尿病、肥胖、过量饮酒及吸烟者；③有冠心病或动脉粥样硬化家族史者，尤其是直系亲属中有早发冠心病或其他动脉粥样硬化性疾病者；④有皮肤黄色瘤者；⑤有家族性高脂血症者进行重点检查。首次发现血脂异常时应在 2~4 周内复查，若仍属异常，则可确立诊断。

【中医治疗】

1. 辨证论治

（1）辨证要点　本病与肝、脾、肾三脏功能失调密切相关。平素嗜食肥甘，久坐多卧，形体肥胖，胸脘痞闷，肢体沉重为脾虚湿盛；胸痹闷胀，隐隐作痛，或痛如针刺而固定，心悸气憋为痰瘀阻滞；头胀跳痛，急躁易怒，口苦心烦，梦多寐少为肝阳上亢；神疲乏力，面色淡白，形寒肢冷，面肢浮肿，纳减便溏，腰膝酸软为脾肾阳虚；形体不肥反瘦，头晕耳鸣，口干咽燥，腰膝酸软为阴虚阳亢。

（2）治疗原则　本病与肝、脾、肾三脏关系密切，由脾失健运、肝失疏泄、肾精亏虚相互作用所致，因此治疗上从肝、脾、肾三脏分证论治。

（3）分证论治

①痰浊中阻

[主症] 嗜食肥甘，久坐多卧，形体肥胖。

［兼次症及舌脉］头昏不爽，胸脘痞闷，怠倦乏力，肢体沉重；舌苔白腻或厚腻，脉象弦滑。

［治法］健脾助运，祛痰化浊。

［方药］七味白术散合涤痰汤加减（党参、苍术、白术、薏苡仁、砂仁、葛根、木香、陈皮、半夏、制南星、枳实、茯苓、竹茹、石菖蒲）。

②痰瘀阻滞

［主症］胸痞闷胀，隐隐作痛，或痛如针刺而固定。

［兼次症及舌脉］心悸气憋；舌苔白腻，舌质紫暗或有瘀点，脉象沉缓而涩或结代。

［治法］祛痰化瘀，活血通络。

［方药］栝楼薤白半夏汤合血府逐淤汤加减（栝楼实、薤白、半夏、陈皮、当归、川芎、桃仁、红花、赤芍、枳壳、桔梗、丹参、郁金、枇杷叶）。

③肝阳上亢

［主症］头目胀痛，急躁易怒。

［兼次症及舌脉］眩晕，耳鸣，口苦心烦，梦多寐少，颜面潮红，急躁易怒；舌红苔黄，脉弦或数。

［治法］平肝潜阳。

［方药］天麻钩藤饮加减（天麻、钩藤、石决明、山栀子、杜仲、桑寄生、牛膝、黄芩、菊花、白芍）。

④脾肾阳虚

［主症］形寒肢冷，面肢浮肿。

［兼次症及舌脉］症见神疲乏力，面色淡白，纳减便溏，腰膝酸软；舌淡胖，边有齿痕，脉象沉弱或沉涩。

［治法］健脾益肾，温阳化浊。

［方药］济生肾气丸合保元汤加减（附子、肉桂、熟地黄、山药、泽泻、牡丹皮、茯苓、怀牛膝、车前子、巴戟天、淫羊藿、黄芪、人参、菟丝子）。

⑤阴虚阳亢

［主症］形体消瘦，头晕耳鸣，腰膝酸软。

［兼次症及舌脉］口燥咽干，腰膝酸软，或肢体麻木，少寐多梦，记忆力减退；舌红少苔，脉象弦细。

［治法］滋阴潜阳，祛浊扬清。

［方药］知柏地黄丸加减（熟地黄、山萸肉、山药、枸杞子、何首乌、黄精、桑寄生、怀牛膝、生白芍、泽泻、牡丹皮、茯苓、葛根、菊花）。

2. 其他疗法

（1）中成药　复方山楂片、复方葛根片 2 号、血通片、首乌合剂、脉安冲剂、降脂冲剂、平脂宁等，对降低肝固醇、甘油三酯具有一定疗效。

（2）单方验方

山楂毛冬青煎剂：山楂 30g，毛冬青 60g，水煎服，每日 1 剂，疗程 10~12 周。降胆固醇作用明显。

首乌方：制何首乌 30g，加水 300mL，煎 20 分钟左右，取汁 150~200mL，分 2 次温服，每日 1 剂，20 天为 1 个疗程。治疗阴虚火旺型高脂血症。

菊决粥：菊花 10g，决明子 10~15g，粳米 50g，冰糖适量。先将决明子放入炒至微有香气，取出待冷后与菊花煎汁，去渣取计 350mL，放入粳米煮粥，粥将熟时加入冰糖，再煮一二沸即可食用。每日 1 次顿食，5~7 天为 1 个疗程。大便稀溏者忌服。

楂荷茶：山楂 15g，荷叶 12g，水煎服。每日 1 剂，日服 2 次或代茶频饮。

【预防调护】

1. 增加运动，控制体重在正常范围内。

2. 低盐低脂饮食，减少饱和脂肪酸和胆固醇摄入，避免油煎油炸食物，补充植物蛋白和可溶性纤维，戒烟限酒，限制钠盐摄入，禁饮烈酒。

3. 保持精神舒畅，情绪稳定。

4. 定期复查血脂。

六、老年慢性支气管炎的防治

【疾病介绍】

慢性支气管炎俗称"老慢支"，其可由于感染、非感染等因素引起，是气管、支气管黏膜及其周围组织的慢性非特异性炎症，特别是小气道炎症是本病的主要病变及发病原因。慢性支气管炎常发生于老年群体，其病程漫长而迁延不愈，容易反复发作，而给老年人的身体健康带来较大危害。慢性支气管炎临床以咳嗽、咳痰、喘息为主要临床表现，若病时长、病变迁延不愈、病情较重者，亦可见喘息，更甚者可见胸闷、胸痛、咯血等症状。老年慢性支气管炎一般归属于中医学的"咳嗽""喘证"范畴。老慢支患者身体脏腑功能低下，正气虚弱，外环境的气候突然变化或脏腑自身功能的突然失常，均可促使其病的发生。在中医学，老慢支主要分为风寒袭肺、风热犯肺、痰湿蕴肺、痰热郁肺、寒饮内伏、肺气虚、脾肺气虚、肺肾阴虚八证，治疗总以调畅肺气、祛除痰浊为治疗原则，并依据不同的病因，采用相应的治法。老慢支患者当养成良好的生活习惯，如饮食、睡眠、保暖等，平时当注意适当的锻炼身体，如练习太极拳、八段锦、五禽戏等传统的保健项目，以增强正气，避免其病过于频繁地发作。

【发病原因】

本病常由生活习惯及某些药物因素引起。

1. 生活及环境的影响 ①长期吸烟是老慢支发生的主要原因之一，且吸烟时间越长，吸烟量越大，则患病率越高。②粉尘、花粉、烟雾等的刺激，大气的污染，亦是老慢支常见的诱发原因，特别是长期接触大量粉尘和有害气体者，患病率远远高于未接触者。③老慢支患者肺功能差，在气候突然变化或寒冷的情况下容易发作，特别是寒冷常为老慢支发作的重要诱因和原因。

2. 疾病影响 ①喘息性老慢支患者大多有过敏史。常见的致敏原如花粉、尘埃、寄生虫、尘螨及化学气体等。②伴随着老年人身体功能的减弱，呼吸道的免疫功能亦减退，其是老慢支发病的内在条件。

【诊断检查】

咳嗽、咳痰、喘息，每年持续 3 个月或以上，连续发作 2 年或以上，并排除其他能引起类似症状的疾病。老慢支的主要检查包括：①X 线检查：可见肺纹理增粗、紊乱，大多可见网状、条索状、斑点状阴影，以双下肺更为明显；②肺功能检查：如有小气道阻塞时，最大呼气流速-容量曲线在 75% 及 50% 肺容量时明显降低，当使用支气管扩张剂后 $FEV_1/FVC<0.7$ 提示已发展为慢性阻塞性肺疾病；③血液检查：在急性发作期可见白细胞总数或中性粒细胞计数的增高。

【中医治疗】

1. 辨证论治

（1）辨证要点 咳嗽，咳痰清晰而色白，恶寒发热，鼻塞涕清，头身疼痛，舌苔薄白，脉浮紧者，为风寒袭肺；咳嗽，痰黄稠黏，咳吐不利，口渴发热，头身疼痛，鼻涕黄稠，舌尖红，苔薄黄脉浮数者，为风热犯肺；咳嗽，痰多而黏，或白或灰，胸闷脘痞，腹胀便黏，神疲乏力，舌淡胖苔白腻，脉沉缓或濡滑者，为痰湿蕴肺；咳嗽，痰黄稠而黏，难以咳出，身热面赤，口干饮冷，舌红苔黄腻，脉滑数者，为痰热郁肺；咳嗽，咳痰清稀，遇寒加重，畏寒怕冷，舌淡胖有齿痕，苔水滑，脉弦紧者，为寒饮内伏；咳声低怯，痰清稀，少气懒言，神疲乏力，自汗恶风，舌淡嫩苔薄白，脉细弱，为肺气虚；咳声低怯，痰多易排，神疲乏力，少气懒言，脘痞腹胀，纳差便溏，舌淡苔白，脉细弱者，为脾肺气虚；咳嗽气喘，动则加重，痰黏量少，难以咳出，五心烦热，心烦失眠，潮热盗汗，舌质瘦小而红，苔薄黄，脉细数者，为肺肾阴虚。

（2）治疗原则 治疗老年慢性支气管炎以化痰止咳平喘为主，其病以本虚标实为主，故治疗之时当注意适当的扶助正气，以标本兼治，不可纯用攻邪之法，伤其正气，损其身体。实证偏于邪实为主，可根据寒、热、痰的侧重的不同，处以散寒、清热、化痰治法，并加以宣降肺气之品及扶助正气之品；虚证者，治疗之时主以扶正为主，但不可补而呆滞，可适当加入行气、调畅肺气及消化痰浊之品。老慢支的主要病机是肺气的失和，故治疗之时当注重对肺气的调节。

（3）分证论治

1）实证

①风寒袭肺

［主症］咳嗽，咳痰清晰而色白，恶寒发热。

［兼次症及舌脉］咳声重浊，喘息气促，项僵，鼻塞，涕清，咽痒咽痛，头身疼痛；舌苔薄白，脉浮缓或浮紧。

［治法］疏散风寒，宣肺止咳。

［方药］三拗汤合止嗽散加减（麻黄、荆芥、杏仁、紫菀、白前、百部、桔梗、甘草）。

②风热犯肺

［主症］咳嗽，痰黄或稠黏，咳吐不利，发热口渴。

［兼次症及舌脉］喉燥干燥或咽痛，恶风，头身疼痛，鼻涕黄稠；舌尖红，苔薄黄，脉浮数。

［治法］疏风清热，宣肺止咳。

［方药］桑菊饮加减（连翘、薄荷、桑叶、菊花、杏仁、桔梗、甘草、芦根、黄芩）。

③痰湿蕴肺

［主症］咳嗽，痰多而黏，或白或灰，胸闷脘痞。

［兼次症及舌脉］咳痰以清晨为重，声重浊，痰出则减咳气平，神疲乏力，腹胀，便黏或便溏不爽；舌淡胖，苔白腻，脉沉缓或濡滑。

［治法］燥化湿痰，理气止咳。

［方药］二陈汤合三子养亲汤加减（茯苓、法半夏、桔梗、杏仁、紫苏子、陈皮、苍术、党参、白芥子、莱菔子）。

④痰热郁肺

［主症］咳嗽，痰黄稠而黏，难以咳出。

［兼次症及舌脉］气促胸闷，痰黄而腥或痰中带血，身热面赤，口干欲饮；舌质红，舌苔黄腻，脉滑数。

［治法］清热化痰，清肺止咳。

［方药］清金化痰汤加减（桑白皮、地骨皮、知母、贝母、瓜蒌、黄芩、山栀、桔梗、杏仁、陈皮、甘草、茯苓、麦冬）。

⑤寒饮内伏

［主症］咳嗽，咳痰清稀，遇寒加重。

［兼次症及舌脉］咳吐白色泡沫清稀痰，痰色白或灰，恶寒怕冷；舌淡胖有齿痕，苔水滑，脉弦紧。

［治法］温阳化饮，散寒止咳。

［方药］小青龙汤加减（荆芥、防风、桂枝、白芍、炙甘草、干姜、辽细辛、北五味子、法半夏、茯苓、杏仁、厚朴、党参、淫羊藿）。

2）虚证

①肺气虚

［主症］咳声低祛，痰清稀，少气懒言。

［兼次症及舌脉］易感冒，神疲乏力，自汗恶风；舌淡嫩苔薄白，脉细弱。

［治法］补肺益气，化痰止咳。

［方药］补肺汤合玉屏风散加减（人参、黄芪、炙甘草、干姜、钟乳石、白石英、桂心、茯苓、厚朴、桑白皮、紫菀、陈皮、远志、当归、熟地黄、麦冬、大枣、五味子、防风）。

②脾肺气虚

［主症］咳声低怯，痰多易排，少气懒言，便溏。

［兼次症及舌脉］神疲乏力，脘痞腹胀，纳差；舌淡苔白，脉细弱。

［治法］补益脾肺，化痰止咳。

［方药］玉屏风散合六君子汤加减（党参、黄芪、白术、炙甘草、干姜、茯苓、法半夏、陈皮、广藿香、防风、白芥子）。

③肺肾阴虚

［主症］咳嗽，气喘，痰黏量少，难以咳出，五心烦热。

［兼次症及舌脉］咳喘动则加重，咽干口渴，心烦失眠，潮热，盗汗，耳鸣，腰膝酸软；舌质瘦小而红，苔薄黄，脉细数。

［治法］滋养肺肾，化痰止咳。

［方药］沙参麦冬汤合六味地黄丸加减（北沙参、玉竹、麦冬、熟地黄、枣皮、山药、茯苓、杏仁、生甘草、桔梗、天花粉、百部、陈皮、党参）。

2. 其他疗法

（1）中成药 三拗片、通宣理肺丸、苏子降气丸、参苏理肺丸可用于风寒袭肺型咳嗽；桑菊感冒片、止咳定喘口服液、羚羊清肺丸、咳喘灵口服液、蛇胆川贝液、橘红片、急支糖浆可用于外感风热型咳嗽；半夏天麻丸、二陈丸等可用于痰湿蕴肺型咳嗽；急支糖浆、咳露口服液、肺力咳合剂、咳喘安口服液可用于痰热郁肺型咳嗽；小青龙合剂可用于寒饮内伏型咳嗽；人参保肺丸可用于肺气虚型咳嗽；香砂六君子丸、参苓白术散可用于脾肺气虚型咳嗽；二母宁嗽丸、养阴清肺丸、六味地黄丸可用于肺肾阴虚型咳嗽。

（2）单方验方 ①茶叶 3g，白萝卜 100g，食盐适量。将茶叶用沸水浸泡10 分钟，取汁备用。将白萝卜切片煮烂，加入食盐，并兑入茶水混匀，代茶温服，每日 2 剂。适用于痰热郁肺证。②紫菀 20g，生姜 15g，党参 30g。水煎 2 次，合并药液约 200mL，分 3 次温服，每日 1 剂。适用于痰湿蕴肺证。③党参 20g，生姜 15g，葱白 15g。水煎 2 次，合并药液约 200mL，分 3 次温服，每日 1 剂。感受风寒而咳嗽初现时服用。

（3）刮痧疗法 选取大椎、风门、肺俞穴，取坐位或俯卧位，在需要刮痧的部位抹刮痧油，依次刮上述诸穴。若严重者，亦可更刮膻中、肾俞、中府穴。刮痧用力当轻柔，不可过重，时间不可过长，以出痧为度。

【预防调护】

1. 注意保暖，坚持锻炼身体，不食生冷坚硬不易消化或影响消化之物，饮食清淡，早睡早起。

2. 清心寡欲，乐观豁达，保持心情愉快。

3. 戒除吸烟、饮酒、偏食等不良嗜好。

七、老年性肺炎的防治

【疾病介绍】

老年性肺炎是指老年人（年龄≥65 岁）肺部实质（终末气道、肺泡及肺间质）发生的炎症，常由病原微生物、理化因素、免疫损伤、药物及过敏所致，因老年人抵抗力较低，临床上多以呼吸困难、气粗、乏力为主，咳嗽、咳痰、发热较轻，因而容易发生漏诊、错诊，延误诊治。老年性肺炎病性进展快，大多预后险恶，其发病率和死亡率显著高于中青年，并且随年龄的增长而发病率呈增高趋势，是老年人慢性疾病突然加重的主要诱因之一。依据老年性肺炎的临床表现，可将其归属于中医学的"咳嗽""喘证""哮证""肺热病""风温病"等。本病多发于老年群体，由于老年人年高体弱，正气亏虚、抗邪无力，故发病时常无典型临床症状，发病较为隐蔽，一般无明显热、咳、痰、喘等肺炎的典型症状，常以肺外表现为首发症状，容易出现严重并发症。按照正虚邪实的不同，可将其分为实证类、正虚邪恋类与危重证类，实证类包括外寒内热证、痰湿阻肺证、风热犯肺证、外寒内热证，正虚邪恋类包括肺脾气虚、气阴两虚，危重证包括热陷心包证、热陷正脱证。治疗当以祛邪扶正为主法，祛邪当分热、痰、毒、腑实，治疗时当注重对痰、毒（热）的治疗，兼以活血与通腑，扶正则以补脾益肺或益气养阴为主。在治疗过程中当注意清热解毒而不过于寒凉伤胃，并注意调畅气机、宣降肺气。

【发病原因】

本病通常由正气虚弱、基础病多及滥用药物、环境影响等因素引起。

1. 正气衰弱 随着人体年龄的增加，机体的正气逐渐衰弱，相应的脏腑功能亦逐渐降低。正虚则抗邪无力，邪易侵袭，脏腑功能低下，又不耐邪气扰动，故老年性肺炎会随着年龄的增大而发病率和死亡率逐渐增多。

2. 基础病多 年老而正气虚弱，脏腑功能低下，导致各种疾病接踵而来（如肺心病、高血压、脑血管疾病、糖尿病、冠心病等）。五脏功能相互影响，他脏功能的失常，亦常常影响及肺，使肺的功能低下，而易为邪气侵袭。

3. 滥用药物 特别是对保健品和抗生素的滥用，严重地影响了人体内环境阴阳的平衡，而阴阳失衡是疾病发作的内在原因。

4. 环境影响 老年患者正气亏虚，腠理不固，最容易感受风寒之邪，所以居住当有一定的保温设施，并且门窗不可过度敞开，防止"过堂风"的形成。在夏季炎热之时，室内空调不可过低，并且尽量减少白天在户外活动的频率，从户外进入空调房后，当立即添加衣物，以免身体不能突然适应新环境而形成"空调病"。

【诊断检查】

原有的呼吸道疾病症状的突然加重，或近期突然出现的咳嗽、咯痰，常伴有呼吸困难、胸痛、浓痰，甚至见咯血；出现发热，低温较多，体温 > 37.3℃；听诊可闻及湿啰音。病理检查可见外周血白细胞计数 > $10×10^9$/L 或 < $4×10^9$/L，可伴有细胞核左移；胸部 X 线可见新出现的叶或段实变影、斑片状浸润影、磨玻璃影，或间质性改变，可伴有胸腔积液。在诊断的同时当排除肺水肿、肺肿瘤、肺栓塞、肺结核、肺不张、肺血管炎、肺嗜酸性粒细胞浸润症、非感染性肺间质性疾病等后，可建立临床诊断。

【中医治疗】

1. 辨证论治

（1）辨证要点 若见干咳，痰少而白黏或黄、难以咯出，发热重，恶寒轻，舌尖红，舌苔薄白干，脉浮数者，多为风热袭肺；咳嗽，痰白干黏或黄，咯痰不爽，发热重，恶寒轻，无汗，舌质红，舌苔黄，脉浮数者，多为外寒里热；咳嗽，痰多而黄，或白而干黏，胸痛，发热，舌质红，苔黄腻，脉滑数者，多为痰热壅肺；咳嗽气短，痰多而白黏，或呈泡沫状，纳呆食少，胃脘胀满，腹胀，舌苔白腻，脉弦滑者，为痰浊阻肺；咳嗽，气短乏力，少气懒言，食少纳呆，胃脘胀满不适，舌体胖大，或伴见齿痕，舌质淡嫩，舌苔薄白，脉沉而细缓、无力者，为肺脾气虚；干咳，痰少或咳吐不利，气短乏力于动时明显加重，口干口渴，自汗盗汗，手足心热，舌瘦而小，舌质或淡或红，舌苔或薄少或花剥，脉或沉细或细数者，为气阴两虚；咳嗽，气喘，高热，心烦不寐，烦躁不安，谵语，精神恍惚，神志昏蒙，昏愦不语，身热夜甚，舌红绛，脉滑数者，为热陷心包；神志异常，气短息弱，呼吸短促，身热，面色潮红，大汗淋漓，面色苍白，四肢逆冷，舌质淡或绛，脉疾促或微细者，为邪陷正脱。

（2）治疗原则　对肺炎的治疗切忌单纯使用清热之法，必须根据不同的病机，处以相应的治法。实证偏向于邪气盛实，故治疗之时当以祛除邪气为主，但因老年人年高体弱，正气亏虚，故在祛除邪气的同时，必须适当地扶助正气，或补气血，或益阴阳，绝不可不顾正气之虚而一味地祛邪，只能更伤正气而使疾病缠绵难愈。对正虚邪恋类的治疗，当在补益气血阴阳的基础上，少加以祛邪调气之品，以期正气得复而邪气得祛，以免纯补而闭门留寇。若危重证者，必当分清邪实还是正虚，对热毒内陷心包者，当以清热凉血、化浊祛邪为主；若正气虚脱者，必当分清阳脱与阴竭，救治当以扶正固脱为主。

（3）分证论治

1）实证

①风热袭肺

[主症]　干咳，痰少而白黏或黄，难以咳出。

[兼次症及舌脉]　发热恶寒，鼻塞或鼻干而热，或流浊涕，口干口渴，咽干咽痛；舌尖红，舌苔薄白而干，脉浮数。

[治法]　疏风清热，清肺化痰。

[方药]　银翘散加减[金银花、连翘、前胡、桔梗、苦杏仁、桑白皮、黄芩、芦根、牛蒡子、薄荷（后下）、甘草]。

②外寒里热

[主症]　咳嗽，痰白干黏或黄，咳痰不爽。

[兼次症及舌脉]　发热恶寒，无汗，肢体酸痛，口干渴，咽干咽痛；舌质红，舌苔黄，脉数。

[治法]　疏风散寒，清肺化痰。

[方药]　麻杏石甘汤合清金化痰汤加减（荆芥、防风、麻黄、苦杏仁、生

石膏、知母、桔梗、瓜蒌、桑白皮、黄芩、栀子、陈皮、炙甘草）。

③痰热壅肺

[主症] 咳嗽，痰多而黄，或白而干黏，胸痛。

[兼次症及舌脉] 咳嗽甚则见胸痛，发热，口干渴，腹胀或大便干结；舌质红，舌黄腻，脉滑数。

[治法] 清热解毒，宣肺化痰。

[方药] 贝母瓜蒌散合清金降火汤加减（浙贝母、全瓜蒌、苦杏仁、生石膏、知母、黄芩、鱼腥草、连翘、白头翁、炙甘草）。

④痰浊阻肺

[主症] 咳嗽，气短，痰多而白黏，或呈泡沫状。

[兼次症及舌脉] 胃脘胀满或伴见腹胀，纳呆，食少，痰易咳出，多呈泡沫痰；舌苔白腻，脉弦滑。

[治法] 燥湿化痰，宣降肺气。

[方药] 半夏厚朴汤合三子养亲汤加减（生姜、法半夏、厚朴、苦杏仁、茯苓、陈皮、紫苏子、白芥子、炒莱菔子）。

2）正虚邪恋类

①肺脾气虚

[主症] 咳嗽，气短乏力，食少纳呆。

[兼次症及舌脉] 神疲乏力，少气懒言，胃脘胀满不适，或见腹胀，自汗；舌体胖大，或伴见齿痕，舌质淡嫩，舌苔薄白，脉沉而细缓，无力。

[治法] 补肺健脾，益气固卫。

[方药] 参苓白术散加减（人参、山药、白术、茯苓、白扁豆、莲子、苦杏仁、豆蔻、陈皮、炙甘草）。

②气阴两虚

[主症] 干咳，痰少或咯吐不利，气短乏力。

[兼次症及舌脉] 气短乏力于动时明显加重，口干口渴，自汗盗汗，手足心热；舌瘦而小，舌质或淡或红，舌苔或薄少或花剥，脉或沉细或细数。

[治法] 益气养阴，润肺化痰。

[方药] 生脉散合沙参麦冬汤加减（人参、五味子、麦冬、沙参、百合、山药、玉竹、川贝母、天花粉、桑叶、地骨皮、炙甘草）。

3）危重证类

①热陷心包

[主症] 咳嗽，气喘，高热，神志异常。

[兼次症及舌脉] 心烦不寐，烦躁不安，谵语，精神恍惚，神志昏蒙，或

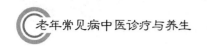

昏愦不语，身热夜甚；舌红绛，脉滑数。

［治法］清心凉营，豁痰开窍。

［方药］清营汤合犀角地黄汤加减（水牛角、黄连、玄参、赤芍、生地黄、麦冬、金银花、连翘、栀子、丹参、天竺黄、石菖蒲）。

②邪陷正脱

［主症］神志异常，气短息弱，呼吸短促。

［兼次症及舌脉］烦躁，身热，面色潮红，大汗淋漓，面色苍白，四肢逆冷；舌质淡或绛，脉疾促或微细。

［治法］益气救阴，回阳固脱。

［方药］阳脱者以四逆加人参汤加味［白附片（先煎）、干姜、炙甘草、红参、煅牡蛎、锻龙骨］，阴竭者以生脉散加味（生晒参、麦冬、五味子、山茱萸、煅牡蛎、锻龙骨）。

2. 其他疗法

（1）中成药　疏风解毒胶囊、连花清瘟胶囊（颗粒）可用于风热袭肺证；通宣理肺丸可用于外寒里热证之偏于风寒外束者；清肺消炎丸可用于痰热壅肺证；玉屏风散颗粒、参苓白术散、六君子丸可用于肺脾气虚证；生脉饮口服液、养阴清肺丸可用于气阴两虚证。

（2）单方验方　①金银花3g，菊花3g，开水泡服，频频小口饮之。适用于风热袭肺证。②生姜15g，鱼腥草15g，两药切碎，以500mL水煎取300mL，再加冰糖10g，每次服用100mL，每日服3次。适用于外寒里热证。③鱼腥草60g，陈皮15g，以500mL水煎取300mL，再加冰糖20g，每次服用100mL，每日服3次。适用于痰热壅肺证。

（3）按摩疗法　选取肺俞、中府、尺泽、列缺穴，若外感者，可加风池穴，各穴以拇指揉按1~2分钟，以酸胀为宜，每天按揉2次。

【预防调护】

1. 适当的户外活动，合理的身体锻炼，呼吸新鲜空气，接受阳光照射，以增强体质，从而提高抗病能力。

2. 少食油腻及难以消化的食物，不食生冷之物，饮食以清淡为主，注意保护胃肠，畅通大便。

3. 室内在保暖的基础上注意通风，以利于室内空气的新鲜；空调或暖气温度夏季不可过低，冬季不可过高，并当根据环境温度的变化及时增加或减少衣物，避免感受风寒之邪。

4. 平时不可乱服、过服各类药物，如保健药、补益药等，对抗生素的服用当遵医嘱。

八、老年人胃炎的防治

【疾病介绍】

胃炎是指任何病因引起的胃黏膜炎症，根据临床常见类型，可以分为急性胃炎、慢性胃炎和特殊类型胃炎。由于胃炎类型不同，常见临床症状有差异，急性胃炎平素没有临床症状，发病迅速，主要表现为轻微上腹部不适或隐痛，突出表现为上消化道出血，可以突然呕血或黑色大便为最显著特征。慢性胃炎则发病缓慢，多数在平时多有临床不适，主要表现为非特异性的消化不良症状，如上腹部不适、饱胀、疼痛，这些症状一般没有固定的规律，通过进食可加重或减轻。从中医学角度看，此类疾病多属于"胃痛""胃痞""便血"范畴。

【发病原因】

本病通常由急性应激、化学药物损伤、胃黏膜损伤因子引起。

1. 急性应激 人体在突然的应激状态下，比如严重创伤、大手术、大面积烧伤、脑血管意外和严重脏器功能衰竭的情况下，会造成人体代偿能力不足，没有足够的营养满足胃黏膜微循环的正常运行。在这种情况下，就会引起胃黏膜缺血和缺氧，损伤黏膜，引起糜烂和出血。造成胃部急性的炎症反应。

2. 化学药物损伤 很多药物对胃黏膜有损伤作用。如阿司匹林等，可以直接引起胃黏膜糜烂和出血；乙醇具有亲脂性和溶脂能力，经常饮用高浓度白酒，也可以直接引起上皮细胞损伤，导致胃黏膜水肿、糜烂和出血。

3. 胃黏膜损伤因子 很多因素也会损伤胃黏膜，造成炎症反应。如长期摄入粗糙或者刺激性食物、长期高盐饮食、长期酗酒等；还有一些慢性疾病也能损伤胃黏膜，如慢性右心衰竭、肝硬化门静脉高压等可引起胃黏膜的淤血缺氧。

【诊断检查】

本病的诊断因具体的胃炎类型不同而异。

急性胃炎以上消化道出血为主要临床表现，以突然呕血和（或）伴有黑便为首发症状，伴随有轻微上腹部不适或隐痛。此病确诊需要靠急诊胃镜检查，胃镜可见多发性糜烂、浅表溃疡和出血灶为特征的急性胃黏膜损害。

慢性胃炎需要结合临床表现和相关的实验室检查。临床表现以长期的非特异性消化不良为主，如上腹部不适、钝痛、饱胀等，此外也可以见到食欲减退、反酸等症状；另外还需要做内镜检查和病理组织学检查，其检查结果

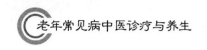

应符合胃炎诊断标准。

【中医治疗】

1. 辨证论治

（1）辨证要点　首先应辨别清楚是急性胃炎还是慢性胃炎。一般来说，以突然出现的吐血或便血症状为主的，多属于急性胃炎，多是由于各种原因导致胃络受损，血溢胃肠，随胃气上逆为吐血，或随大便而下为便血。慢性胃炎因发病较为缓慢，因此在实际辨证中应该注意虚实寒热的辨别。如果胃部胀满，喜温喜按，不欲饮食，大便不成形，脉虚大无力，多为虚证；胃部痞满，不喜按，饮食后加重，舌苔厚腻的，多为实证。口不渴，舌淡苔白，脉沉而迟的多为寒；口渴喜饮，舌红而厚腻，脉滑数的多为热。

（2）治疗原则　急性胃炎多表现为血证，因此应标本兼治，根据出血的原因，做到急则治其标，缓则治其本；慢性胃炎的发病多缓慢，常是虚实夹杂、寒热错杂。治疗过程中要扶正祛邪，寒热并调；总以调理脾胃升降，行气消痞除满为基本原则。

（3）分证论治　急性胃炎从吐血、便血分型论治，慢性胃炎以胃痞论治。

1）吐血

①胃热壅盛

［主症］吐血色红或紫暗。

［兼次症及舌脉］脘腹胀满，嘈杂不适，口臭便秘，大便色黑；舌质红，苔黄腻，脉滑数。

［治法］清胃泻火，化瘀止血。

［方药］泻心汤合十灰散加减（大黄、黄连、黄芩、大蓟、小蓟、侧柏叶、荷叶、茜根、栀子、白茅根、大黄、牡丹皮、棕榈皮）。

②肝火犯胃

［主症］吐血色红

［兼次症及舌脉］口苦胁痛，心烦易怒；舌质红，脉弦数。

［治法］泻肝清胃，凉血止血。

［方药］龙胆泻肝汤加减（龙胆草、柴胡、栀子、黄芩、木通、泽泻、车前子、生地黄、当归、甘草）。

③气虚血溢

［主症］吐血绵绵不止，时轻时重。

［兼次症及舌脉］神疲乏力，心悸气短；舌质淡，脉细弱。

［治法］健脾益气摄血。

［方药］归脾汤（黄芪、人参、白术、茯神、当归、酸枣仁、远志、龙眼

肉、木香、甘草、生姜、大枣）。

2）便血

①热灼胃络

［主症］便色如柏油。

［兼次症及舌脉］胃脘疼痛，口干；舌质淡红，苔薄黄，脉弦数。

［治法］清胃止血。

［方药］泻心汤合十灰散（大黄、黄连、黄芩、大蓟、小蓟、侧柏叶、荷叶、茜根、栀子、白茅根、大黄、牡丹皮、棕榈皮）。

②脾胃虚寒

［主症］便血紫暗，色黑。

［兼次症及舌脉］脘腹隐痛，喜热饮，面色不华，神倦懒言；舌淡，脉细。

［治法］健脾温中，养血止血。

［方药］黄土汤（灶心黄土、白术、炮附子、干地黄、阿胶、黄芩、甘草）。

3）胃痞

①饮食内停

［主症］脘腹痞闷而胀，进食尤甚。

［兼次症及舌脉］嗳腐吞酸，呕吐；舌苔黄腻，脉滑。

［治法］消食和胃，行气消痞。

［方药］保和丸（山楂、神曲、莱菔子、半夏、陈皮、茯苓、连翘）。

②痰湿中阻

［主症］脘腹痞塞不适，胸膈满闷。

［兼次症及舌脉］身重困倦，呕吐恶心，饮食减少；舌苔白厚腻，脉沉滑。

［治法］除湿化痰，理气和中。

［方药］二陈平胃散（制半夏、藿香、苍术、陈皮、厚朴、茯苓、甘草）。

③湿热阻胃

［主症］脘腹痞闷，恶心呕吐。

［兼次症及舌脉］口干不欲饮，口苦，纳少；舌红苔黄腻，脉滑数。

［治法］清热化湿，和胃消痞。

［方药］泻心汤合连朴饮（大黄、黄芩、黄连、栀子、厚朴、石菖蒲、半夏、芦根、淡豆豉）。

④肝胃不和

［主症］脘腹痞闷，心烦易怒，善太息。

［兼次症及舌脉］呕吐苦水，大便不爽；舌质淡红，苔薄白，脉弦。

［治法］疏肝解郁，和胃消痞。

［方药］越鞠丸合枳术丸（香附、川芎、苍术、神曲、栀子、枳实、白术、荷叶）。

⑤脾胃虚弱

［主症］脘腹满闷，时轻时重，喜温喜按。

［兼次症及舌脉］纳呆便溏，平素神疲乏力，少气懒言，语声低微；舌质淡，苔薄白，脉细弱。

［治法］补气健脾，升清降浊。

［方药］补中益气汤加减（黄芪、党参、白术、炙甘草、升麻、柴胡、当归、陈皮）。

⑥胃阴不足

［主症］脘腹痞闷，嘈杂不适。

［兼次症及舌脉］饥不欲食，口燥咽干，大便干结；舌红苔少，脉细数。

［治法］益胃养阴，和中消痞。

［方药］益胃汤（沙参、麦冬、生地黄、玉竹、白扁豆、香橼）。

2. 其他疗法

（1）单方验方　①砂仁5g，陈皮5g，红糖5g，水煎服。适用于脾胃虚弱，气滞痞满。②丁香3g，木香3g，草果3g，生姜5g，红糖少许，水煎服。适用于脾胃虚弱，喜温喜按者。③槟榔烧存灰，为末，每次服5g，温开水送下，每日1~2次。主治脘腹痞满有积滞者。

（2）食疗调养　食疗调养，饮食宜清淡，忌辛辣、肥甘、过酸、过硬，戒烟酒、浓茶。此外可以辨证选用以下食疗方：①扁豆粥：白扁豆250g，党参20g，先煮熟白扁豆，去皮，入党参、大米适量煮粥服。用于脾胃虚弱者。②豆蔻砂仁馒头：面粉1000g，酵母50g，发酵后，加入研为细末的豆蔻、砂仁各15g，制成馒头食用。有行气降逆、健脾化湿之功效。③香砂藕粉：木香10g，砂仁1.5g，藕粉30g。将木香、砂仁共研细末，和藕粉、白糖适量，温水调糊，再用开水冲热，晨起服。适用于慢性萎缩性胃炎食后欲吐、腹胀者。

【预防调护】

1. 应保持心情愉悦。很多胃炎的发生都和精神因素有密切关系，如抑郁、焦虑等。

2. 养成规律饮食的习惯。饮食有节制，不暴饮暴食，避免生冷油腻的食物，饮食宜易消化吸收。

3. 保持适度的体育锻炼，有助于增强脾胃功能。

九、老年人尿路感染的防治

【疾病介绍】

尿路感染又称泌尿道感染，是由各种病原体（细菌、支原体、衣原体、病毒等）入侵泌尿系统引起的尿路感染性疾病，以尿频、尿急、尿痛、血尿、排尿困难为主要临床表现。在古代医籍中本病归属于"淋证""腰痛"等范畴。本病在临床发病率较高，尤以老年人、育龄期女性为多见，女性发病率约为男性的 10 倍。西医学的肾盂肾炎、膀胱炎等各种急慢性尿路感染过程中以尿频、尿急、尿痛为主要症状者，均可参照下文防治。根据寒热虚实的不同，本病可分为膀胱湿热、肝胆郁热、脾肾亏虚、肾阴不足四种证型，以实则清利、虚则补益为主要治疗原则，并根据不同的致病原因，采用不同的治疗方法，尤应重视清热利湿、补益脾肾。尿路感染患者平素应多休息，多饮水，勤排尿，养成良好的个人卫生习惯，合理用药及配合运动以提高机体免疫力，加快身体康复。

【发病原因】

本病通常与尿路受损、机体抵抗力下降、解剖结构及先天因素有关。

1. 尿路受损影响　①各种原因导致的尿路梗阻，如泌尿系统结石、泌尿系统肿瘤、前列腺增生、习惯性憋尿等均可引起尿潴留，从而有利于细菌大量繁殖而发病。②输尿管内段及膀胱开口处的黏膜形成阻止尿液反流的保护性屏障，当其受损后可使尿液从膀胱反流至输尿管，甚至肾盂，导致逆行性感染。③导尿或者器械检查等造成的尿路受损，亦加大细菌感染的风险，同时也可将细菌带入尿路，诱发感染。

2. 机体抵抗力下降影响　素有慢性疾病，如长期服用肾上腺皮质激素、各型糖尿病、高血压病、慢性肝病、慢性肾病、慢性腹泻等使机体抵抗力下降，也容易出现尿路感染。

3. 解剖结构影响　①女性尿道口靠近肛门，且尿道直、宽、短，尿道括约肌作用较弱，故细菌易沿尿道口上行至膀胱引发感染。②肾、肾盂及输尿管先天发育畸形等，均易使机体对细菌抵抗力降低而发病。③2%～8%的女性在妊娠后可发生尿路感染，与妊娠期间输尿管蠕动功能减弱，暂时性膀胱-输尿管活瓣关闭不全导致尿液反流，及妊娠后期子宫增大压迫输尿管导致尿液流出不畅而诱发感染。

4. 先天因素影响　宿主的基因影响尿路感染的易感性，由于遗传而致尿路黏膜局部抗尿路感染能力缺陷。如尿路上皮细胞 P 菌毛受体的数目增多，

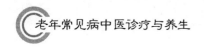

可使尿路感染发生的危险性增加。

【诊断检查】

本病主要表现为尿频、尿急、尿痛，血尿，排尿困难，下腹部疼痛，尿液浑浊、有异味，部分兼有肾乳头坏死和肾周围脓肿症状，一般无明显全身症状，少数患者伴有腰痛、发热，体温多在 38℃以下等。临床上对于尿道感染的患者，泌尿系统超声、尿常规检查、尿细菌培养、亚硝酸盐还原试验、尿白细胞排泄率、血常规、尿涂片细菌检查、尿路平片和静脉尿路造影、CT等应是常规检查的内容。一般尿频、尿急、尿痛 1 年以上，多次尿细菌培养为阳性，有肾盂肾盏变形，持续性肾小管功能损害；输尿管点和肋脊点压痛、肾区叩击痛为上尿道感染；常以膀胱刺激征为突出表现，少有发热、腰痛等为下尿道感染。

【中医治疗】

1. 辨证论治

（1）辨证要点　一般而言，小便频数，灼热刺痛，色黄赤，舌质红，苔薄黄腻者，多为膀胱湿热；小便不畅，少腹胀满疼痛，小便灼热刺痛，舌质暗红，可见瘀点者，多为肝胆郁热；小便淋沥不已，时作时止，每于劳累后发作或加重，舌质淡，苔薄白者，多为脾肾亏虚；小便频数，滞涩疼痛，尿黄赤混浊，舌质红少苔者，多为肾阴不足。

（2）治疗原则　治疗尿路感染以实则清利、虚则补益为主要原则，需根据不同的证型，采取对应的治法。实证以清热解毒、利湿通淋为主；虚证以健脾补肾为主，病情日久或年老体弱，正气不足者还应兼以扶正祛邪。尿路感染证型各异，但共同病机是下焦湿热，所以在治疗各种不同证型时都应考虑清热利湿。

（3）分证论治

①膀胱湿热

[主症] 小便频数，灼热刺痛，色黄赤。

[兼次症及舌脉] 小腹拘急胀痛，或腰痛拒按，或见恶寒发热，或见口苦，大便秘结；舌质红，苔薄黄腻，脉滑数。

[治法] 清热利湿通淋。

[方药] 八正散加减（瞿麦、萹蓄、车前子、滑石、甘草、大黄、栀子、灯心草、木通）。

②肝胆郁热

[主症] 小便不畅，少腹胀满疼痛，小便灼热刺痛。

[兼次症及舌脉] 有时可见血尿，烦躁易怒，口苦口黏，或寒热往来，胸

胁苦满；舌质暗红，可见瘀点，脉弦或弦细。

[治法] 疏肝理气，清热通淋。

[方药] 丹栀逍遥散合石韦散加减（牡丹皮、山栀、当归、茯苓、芍药、白术、柴胡、薄荷、瞿麦、萹蓄、金钱草、海金沙、鸡内金、石韦、王不留行、乌药、沉香、甘草）。

③脾肾亏虚

[主症] 小便淋沥不已，时作时止，每于劳累后发作或加重。

[兼次症及舌脉] 尿热，或有尿痛，面色无华，神疲乏力，少气懒言，腰膝酸软，食欲不振，口干不欲饮水；舌质淡，苔薄白，脉沉细。

[治法] 健脾补肾。

[方药] 无比山药丸加减（山药、熟地黄、杜仲、肉苁蓉、山茱萸、茯苓、菟丝子、巴戟天、泽泻、牛膝、五味子）。

④肾阴不足

[主症] 小便频数，滞涩疼痛，尿黄赤混浊。

[兼次症及舌脉] 腰膝酸软，手足心热，头晕耳鸣，四肢乏力，口干口渴；舌质红少苔，脉细数。

[治法] 滋阴益肾，清热通淋。

[方药] 知柏地黄丸加减（知母、熟地黄、黄柏、山茱萸、山药、牡丹皮、茯苓、泽泻）。

2. 其他疗法

（1）中成药　龙胆泻肝丸可用于湿热型尿路感染；逍遥丸可用于肝胆郁热型尿路感染；金匮肾气丸可用于脾肾亏虚型尿路感染；六味地黄丸、麦味地黄丸、大补阴丸可用于肾阴不足型尿路感染。

（2）单方验方　①珍珠草（鲜品）、车前草（鲜品）、黄连（鲜品）各30g，煎汤服，每日服3次。适用于膀胱湿热型尿路感染。②鲜苋菜根30g，车前草25g，煎汤服，每日服3次，连服数日。适用于膀胱湿热型尿路感染。③枸杞子30g，山药60g，核桃仁15g，煎汤服，每日服3次。适用于肾阴不足型尿路感染。

（3）针灸治疗

主穴：中极、膀胱俞、肾俞、脾俞。

配穴：膀胱湿热加阴陵泉、委中、太溪、行间；肝胆郁热加肝俞、太冲、期门、气海、足三里；脾肾亏虚加关元、足三里、命门；肾阴不足加照海、太溪、三阴交。

操作：毫针刺，每日1次，每次留针30分钟，10次为一疗程。实证用泻

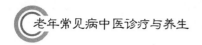

法，虚证用补法。

【预防调护】

1. 坚持多饮水、勤排尿是尿路感染最有效的预防方法。

2. 尽量减少尿路器械的使用，必须应用时应严格执行无菌操作。

3. 保持会阴部清洁，减少感染的发生。

十、常见老年肿瘤的防治

（一）肺癌

【疾病介绍】

肺癌又称原发性支气管肺癌，是多种原因导致的肺部原发性恶性肿瘤，绝大多数起源于支气管黏膜或腺体，常有淋巴结和血行转移，并以咳嗽、咯血、血痰、胸痛、气急、发热为主要临床表现。在古代医籍中肺癌有很多名称，如"肺积""息贲"等。肺癌是临床最常见的恶性肿瘤之一，居恶性肿瘤死亡原因的第一位。西医学的肺癌可参照下文防治。根据寒热虚实的不同，肺癌可分为痰气内阻、邪热伤肺、气滞血瘀、肺气亏虚、肺肾阴虚、毒热蕴结六种证型，以扶正祛邪为主要治疗原则，并根据不同的致病原因，采用不同的治疗方法，尤应重视攻邪毒之实、补正气之虚。肺癌患者平素应保持良好的心态，合理用药及配合运动以增强机体功能，减轻痛苦，提高生存率与生活质量。

【发病原因】

肺癌的确切病因尚未阐明，目前认为本病通常由生活习惯影响、某些疾病及遗传等因素引起。

1. 生活习惯影响 ①有研究表明，吸烟是导致肺癌进行性增加的主要原因。②多种化学物质，如石棉、煤焦、焦油等，是导致肺癌发生的重要因素。③严重空气污染的地区肺癌的发病率也比无污染地区高。

2. 疾病影响 ①平素患有肺结节、间质性肺纤维化的人群，肺癌的发病情况也较高。②患有肺结核的人群中肺癌的发病危险性约是正常人的 10 倍。

3. 遗传等因素影响 家族聚集、遗传易感性，以及免疫功能降低，代谢、内分泌功能失调等也可能在肺癌的发生中起重要作用。

【诊断检查】

肺癌早期多表现为刺激性干咳、咳痰、痰中带血等呼吸道症状，随病情进展，瘤体在胸腔内蔓延，侵犯周围组织、器官，可出现胸痛、呼吸困难、声音嘶哑、上腔静脉阻塞综合征等局部压迫症状，还可通过淋巴道、血道远处转移，晚期出现恶病质等表现。临床上对于肺癌患者，痰脱落细胞学检查是肺癌客观诊断的重要方法之一，阳性率在80%左右，多次检查阳性率可提高；胸部X线摄片、CT检查、支气管碘油造影有助于肺癌的早期诊断；纤维支气管镜检查，确定病变性质，也是发现中心型早期肺癌的重要方法。此外，对临床上高度怀疑为肺癌的病例，经上述检查未能确诊，可做肺穿刺活检，或及时剖胸探查，还可以通过血清学和免疫学检查、纵隔镜检查及基因检测等方式进行检查诊断。

【中医治疗】

1. 辨证论治

（1）辨证要点 一般而言，咳嗽阵作，咳而少痰或带血丝，胸闷或钝痛，舌红苔薄白或薄黄者，多为痰气内阻；咳吐血痰，胸闷痛，舌红苔白或苔黄者，多为邪热伤肺；胸闷痛或钝痛，咳嗽痰吐不爽，舌暗苔白者，多为气滞血瘀；气短乏力，咳嗽声低，舌淡红苔白者，多为肺气亏虚；咳嗽少痰或痰中带血，口燥咽干，乏力盗汗，舌红少苔者，多为肺肾阴虚；发热不恶寒或微恶寒，咳嗽频作，痰黄或黏稠或痰中带血，舌红苔薄黄或黄厚者，多为毒热蕴结。

（2）治疗原则 治疗肺癌以扶正祛邪，标本兼治为主要原则。本病整体属虚，局部属实，正虚为本，邪实为标。临床还应根据不同的证型，采用不同的治疗方法，按标本缓急恰当处理。实证以祛邪为主，根据痰气内阻、邪热伤肺、气滞血瘀、毒热蕴结之不同，给予化痰行气、清热化痰、理气活血、化解毒热之法。虚证以扶正为主，根据肺气亏虚、肺肾阴虚之不同，给予补益肺气、润肺滋肾之法，不可使用峻猛攻下之品，以免伤正。临证除辨证选用以下主方外，常需根据病情加夏枯草、山慈菇、贝母、黄药子等以化痰散结。

（3）分证论治

①痰气内阻

［主症］咳嗽阵作，咳而少痰或带血丝，胸闷或钝痛。

［兼次症及舌脉］咽干；舌红苔薄白或薄黄，脉细。

［治法］化痰行气，调肺止咳。

［方药］金水六君煎加减（清半夏、茯苓、薏苡仁、地龙、陈皮、当归、熟地黄、桃仁、百部、紫菀、生甘草、夏枯草）。

②邪热伤肺

［主症］咳吐血痰，胸闷痛。

［兼次症及舌脉］痰白或黄稠，舌红苔白或苔黄，脉滑。

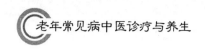
［治法］清热化痰，降逆止血。

［方药］苇茎汤合百部丸加减（芦根、桃仁、薏苡仁、降香、茜草、百部、紫菀、浙贝母、桔梗、生甘草、紫草、海浮石）。

③气滞血瘀

［主症］胸闷痛或钝痛，咳嗽痰吐不爽。

［兼次症及舌脉］气短，舌暗苔白，脉弦或涩。

［治法］理气活血，通络止痛。

［方药］血府逐瘀汤加减（当归、生地黄、赤芍、桃仁、红花、桔梗、枳壳、浙贝母、怀牛膝、地龙、全蝎、三七粉）。

④肺气亏虚

［主症］气短乏力，咳嗽声低。

［兼次症及舌脉］面色无华，胸闷自汗，舌淡红苔白，脉弱。

［治法］补益肺气，扶正达邪。

［方药］人参补肺饮合升陷汤加减（生黄芪、人参、紫河车、知母、升麻、柴胡、桔梗、百部、川贝母、僵蚕、炙甘草）。

⑤肺肾阴虚

［主症］咳嗽少痰或痰中带血，口燥咽干，乏力盗汗。

［兼次症及舌脉］消瘦便干，舌红少苔，脉细；或兼腰膝酸软，潮热颧红，头晕目眩；舌红少苔，脉细或细数。

［治法］养阴生津，润肺滋肾。

［方药］六味地黄丸合清金益气汤加减（生地黄、山药、山茱萸、牡丹皮、茯苓、泽泻、玉竹、石斛、沙参、杏仁、扁豆、川贝母、百合、天花粉、僵蚕、生甘草）。

⑥毒热蕴结

［主症］发热不恶寒或微恶寒，咳嗽频作，痰黄或黏稠或痰中带血。

［兼次症及舌脉］胸痛乏力，口干渴；舌红苔薄黄或黄厚，脉数或滑数。

［治法］化解毒热，调和营卫。

［方药］三花银翘汤加减（金银花、连翘、蒲公英、紫花地丁、天花粉、赤芍、野菊花、芦根、桔梗、牛蒡子、竹叶、生甘草、杏仁、浙贝母、荆芥）。

2. 其他疗法

（1）中成药　橘红颗粒可用于痰气内阻型肺癌；血府逐瘀丸可用于气滞血瘀型肺癌；六味地黄丸可用于肺肾阴虚型肺癌；牛黄解毒片、银翘解毒丸可用于毒热蕴结型肺癌。

（2）单方验方　①野葡萄根60g，煎水代茶饮。适用于邪热伤肺型肺癌。

②蒲公英 30g，垂盆草 30g，煎汤服，每日服 3 次。适用于毒热蕴结型肺癌。③梅花点舌丹：每次 2 粒，每日服 3 次，3 个月为一疗程。适用于气滞血瘀型肺癌。

（3）针灸疗法　针灸具有双向的免疫调节作用。常取肺俞、风门、膻中、尺泽、中府、肾俞、列缺、内关、足三里等穴进行针刺。操作：毫针刺，每日 1 次，每次留针 30 分钟，7 次为一疗程．实证用泻法，虚证用补法。

（4）耳穴疗法　耳穴取肺、心、大肠、肾上腺、内分泌、胸等部位，用王不留行子进行贴敷，连续贴 5 天，休息 2 天，再贴第 2 个疗程。

【预防调护】

1. 吸烟是导致肺癌发生的重要原因，不吸烟和戒烟对肺癌的预防具有重要意义。

2. 尽量避免接触与肺癌发病有关的致病因素，加强职业接触中的安全保护，可减少肺癌发病危险。

3. 积极治疗肺部慢性疾病，对高危人群（长期吸烟，慢性咳嗽，有家族史，经常接触放射性物质、石棉等）要定期检查，做到早发现、早诊断、早治疗。

4. 一旦确诊为肺癌，患者需要保持乐观向上的心态，增强信心，以利于疾病的治疗。

（二）胃癌

【疾病介绍】

胃癌又称胃腺癌，是多种原因导致的胃黏膜上皮细胞恶性肿瘤。胃癌早期多无明显症状，进展期胃癌较早出现的症状是上腹痛、上腹包块，可伴有早饱、呕吐、便血、消瘦、贫血、食欲缺乏和体重减轻，晚期转移时可出现腹水，左锁骨上、腹膜后和腹腔淋巴结肿大为主要临床表现。在古代医籍中胃癌有很多名称，如"噎膈""胃痛""反胃""积聚"等。胃癌也是临床最常见的恶性肿瘤之一，居恶性肿瘤死亡原因的第二位。西医学的胃癌可参照下文防治。根据寒热虚实的不同，可分为肝胃不和、胃热伤阴、气滞血瘀、痰湿阻胃、中焦虚寒、气血两虚六种证型，以扶正祛邪为主要治疗原则，并根据不同的致病原因，采用不同的治疗方法，尤应重视攻邪毒之实、补正气之虚。胃癌患者平素应保持良好的心态，合理用药及配合运动以增强机体功能，减轻痛苦，延长寿命，提高生活质量。

【发病原因】

胃癌的确切病因尚未阐明，目前认为本病通常由生活习惯影响、某些疾病及精神遗传因素引起。

1. 生活习惯影响 ①长期食用酸菜、熏烤、泡菜、腌制、油炸食品及高盐饮食者是胃癌的高发人群，与食品中亚硝酸盐、多环芳烃化合物、亚硝胺类化合物、霉菌中杂色曲霉及其代谢产物等致癌物含量高有关。②不良的进食习惯，如喜食烫食、进餐过快、饮食不规律等，亦可引起胃黏膜损伤而成为胃癌的发病诱因。③吸烟者的胃癌发病率较不吸烟者高。

2. 某些疾病影响 ①幽门螺杆菌感染与胃癌的发病有共同的流行病学特点，胃癌高发区幽门螺杆菌感染率高。目前一般认为，幽门螺杆菌感染是胃癌发病的重要因素。②与慢性萎缩性胃炎、慢性胃溃疡、胃息肉、残胃炎等癌前病变有关。

3. 精神遗传因素影响 ①胃癌患者比健康人更容易焦虑、抑郁、易怒。②有胃癌家族史的发病率高于普通人。

【诊断检查】

早期胃癌多无特异性症状及体征。中晚期胃癌的体征中以上腹压痛最为常见。常伴有早饱、食欲缺乏、腹胀、体重下降，甚至出现咽下困难、幽门梗阻、上消化道出血、转移受累器官症状等。临床上对于胃癌患者，细胞病理学检查、生化免疫学检查、X线钡餐检查、内镜检查、超声胃镜检查、CT检查是常规检查的内容。对于并见出血、梗阻、穿孔，应予进行胃镜、X线等检查，可有助于进一步诊治。

【中医治疗】

1. 辨证论治

（1）辨证要点　一般而言，胃脘胀满，时时隐痛，窜及两胁，舌淡红或暗红者，多为肝胃不和；胃内灼热，口干欲饮，胃脘嘈杂，食后脘痛，舌红少苔或苔黄少津者，多为胃热伤阴；胃脘刺痛，心下痞硬，腹胀满不欲食，舌质紫暗者，多为气滞血瘀；胸闷膈满，面黄虚胖，呕吐痰涎，舌淡红苔滑腻者，多为痰湿阻胃；胃脘冷痛，喜温喜按，呕吐宿谷不化或泛吐清水，苔白滑或白腐者，多为中焦虚寒；全身乏力，心悸气短，头晕目眩，面色无华，舌淡苔白者，多为气血两虚。

（2）治疗原则　治疗胃癌以扶正祛邪为主要原则，攻邪勿忘顾其正气，扶正尚需祛其邪毒。需根据不同证型，采用不同的治疗方法。实证以祛邪为主，根据肝胃不和、胃热伤阴、气滞血瘀之不同，给予疏肝和胃、清热养阴、理气活血之法，且均可加入滋阴养血润燥之品；虚证以扶正为主，给予温中散寒、补气养血之法，不可妄用峻猛之药，以免伤正。胃癌病因虽多，但共同病机是气机失调，既是胃癌的发病原因，亦是胃癌发病过程中的重要病理变化，故理气法即使对"因"的治疗，也是对"证"的治疗。胃癌的治疗应以缓图之，用药宜平和，用方宜平和，如用药太过，反伤脾胃。

（3）分证论治

①肝胃不和

［主症］胃脘胀满，时时隐痛，窜及两胁。

［兼次症及舌脉］呃逆嗳气，吞酸嘈杂；舌淡红或暗红，苔薄白或薄黄，脉沉或弦。

［治法］疏肝理气，和胃降逆。

［方药］柴胡疏肝散加减（柴胡、枳壳、郁金、半夏、川芎、丹参、白芍、甘草、当归）。

②胃热伤阴

［主症］胃内灼热，口干欲饮，胃脘嘈杂，食后脘痛。

［兼次症及舌脉］五心烦热，大便干燥，食欲不振；舌红少苔或苔黄少津，脉弦数或细数。

［治法］清热养阴，润燥和胃。

［方药］玉女煎加减（麦冬、沙参、天花粉、玉竹、半夏、陈皮、淡竹叶、生石膏、知母、白花舌蛇草）。

③气滞血瘀

［主症］胃脘刺痛，心下痞硬，腹胀满不欲食。

［兼次症及舌脉］呕吐宿食或如赤豆汁，便血，肌肤甲错；舌质紫暗，脉沉细涩。

［治法］理气活血，祛瘀止痛。

［方药］失笑散或膈下逐瘀汤加减（桃仁、红花、甘草、赤芍、川芎、柴胡、枳壳、川牛膝、五灵脂、蒲黄、乌药）。

④痰湿阻胃

［主症］胸闷膈满，面黄虚胖，呕吐痰涎。

［兼次症及舌脉］腹胀便溏；舌淡红苔滑腻，脉滑。

［治法］健脾燥湿，化痰散结。

［方药］二陈汤加减（半夏、陈皮、茯苓、白术、枳壳、郁金、浙贝母、全瓜蒌、炒薏苡仁、山慈菇、白豆蔻）。

⑤中焦虚寒

［主症］胃脘冷痛，喜温喜按，呕吐宿谷不化或泛吐清水。

［兼次症及舌脉］面色㿠白，肢冷神疲，便溏浮肿；苔白滑或白腐，脉沉无力。

［治法］温中散寒，健脾和胃。

［方药］附子理中汤加减（附子、党参、白术、干姜、炙甘草、高良姜、吴茱萸、半夏、陈皮、茯苓、薏苡仁、焦山楂、神曲、丁香、厚朴）。

⑥气血两虚

［主症］全身乏力，心悸气短，头晕目眩，面色无华。

［兼次症及舌脉］脘腹肿块硬结，形体消瘦，虚烦不寐，自汗盗汗；舌淡苔白，脉细无力或虚大无力。

［治法］补气养血，化瘀散结。

［方药］八珍汤加减（熟地黄、白芍、当归、川芎、人参、黄芪、白术、茯苓、炙甘草、莪术、丹参、炒杏仁、陈皮、枸杞子、菟丝子）。

2. 其他疗法

（1）中成药　逍遥丸可用于肝胃不和型胃癌；血府逐瘀丸可用于气滞血瘀型胃癌；补中益气丸可用于中焦虚寒型胃癌；十全大补丸可用于气血两虚型胃癌。

（2）单方验方　①犀黄丸，每次 3g，每日服 2 次。适用于气滞血瘀型胃癌。②小金丹，每次 2~5 丸，每日服 2 次。适用于肝胃不和型胃癌。③丁蔻理中丸，每次 6~9g，每日服 3 次，温开水送服。适用于中焦虚寒型胃癌。

（3）针灸治疗　选取主穴中脘、下脘、章门、胃俞、膈俞、足三里、丰隆、肾俞、脾俞、内关、三阴交等进行针刺。操作：毫针刺，每日 1 次，每次留针 30 分钟，7 次为一疗程．实证用泻法，虚证用补法。

【预防调护】

1. 加强预防胃癌的宣传教育，纠正不良的饮食习惯，避免进食粗糙食物，少吃或不吃腌制食品及烟熏、油炸食物，多吃新鲜蔬菜水果，改进不良饮食习惯和方式。

2. 提倡"三早"，早发现、早诊断、早治疗，对癌前病变进行监控，对有胃癌家族史、胃病久治不愈者应定期检查，一旦确诊尽早采取综合治疗，提高生存率与生活质量，促进患者康复。

3. 保持良好的心情，指导患者积极配合治疗，进行适当的体能锻炼，以做好康复治疗，从而提高患者的生活质量，延长生存期。

（三）肝癌

【疾病介绍】

肝癌又称原发性肝癌，是多种原因导致的发生在肝细胞或肝内胆管上皮细胞的恶性肿瘤，以肝区疼痛、肝大、黄疸、腹水、恶病质等为主要临床表现。肝癌为我国常见十大恶性肿瘤之一，其死亡率在消化道恶性肿瘤中居第三位，仅次于胃癌和食管癌。在古代医籍中肝癌有很多名称，如"癥瘕""肝积""积聚""黄疸""鼓胀""胁痛"等。本病可发生于任何年龄,尤以青壮年为主,且40~49岁为高发人群。西医学的肝癌可参照下文防治。根据寒热虚实的不同,肝癌可分为气滞血瘀、湿热瘀毒、肝肾阴虚、脾虚肝郁、脾肾阳虚、肝胆湿热六种证型。以扶正祛邪为主要治疗原则,并根据不同的证型,采用不同的治疗方法,尤应重视攻邪毒之实、补正气之虚。肝癌患者平素应保持良好的心态,树立信心,避免紧张和情绪急躁,采取中西医结合治疗,改善生存质量,提高肝癌患者的治疗效果。

【发病原因】

肝癌的确切病因尚未阐明,目前认为本病通常由生活习惯影响、某些疾病及遗传因素引起。

1. 生活习惯影响 ①流行病学调查发现:长期食用含有较高黄曲霉毒素污染的玉米和花生,肝癌的发病率较高,说明黄曲霉素可能是导致肝癌高发的因素之一。②有研究表明:池塘中生长的蓝绿藻产生藻类毒素污染水源,可诱发肝癌的发生。

2. 某些疾病影响 ①流行病学调查发现:原发性肝癌患者中约1/3有慢性肝炎病史,乙型肝炎表面抗原阳性肝癌的发病率要明显高于普通人,说明乙型肝炎与肝癌高发可能有关。②患有脂肪肝、肝硬化等肝脏病变的发病率要高于正常人。

3. 遗传等因素影响 ①有肝癌家族史的发病率高于普通人。②肝癌患者比普通人更容易情绪波动。

【诊断检查】

肝癌早期临床症状并不典型,主要表现为消化道症状,如上腹部不适、腹胀、食欲缺乏、乏力、腹痛、胁痛等,晚期症状较多,其中以肝区疼痛为主,可伴有腹胀、纳呆、腹泻、发热、消瘦、乏力、鼻衄、齿衄、便血及皮下淤斑等。肝脾肿大、腹水、黄疸为重要体征。临床上对于原发性肝癌患者,首先需要进行肿瘤标志物甲胎蛋白的检测,以及经皮肝穿刺来最终确定病理类型。当怀疑是肝癌时,首先应检测甲胎蛋白是否升高,然后在CT或者彩超引导下,对肝脏肿物进行穿刺来获得病理学诊断。如有需要,进行全方位的影像学检查,像胸部CT、腹部增强CT等检查,来判断是否有局部淋巴结及远处脏器的转移。

【中医治疗】

1. 辨证论治

(1) 辨证要点 一般而言,两胁刺痛,腹部结块,推之不移,舌质红或暗红,有瘀斑,苔薄白或薄黄者,多为气滞血瘀;胁下结块坚实,痛如锥刺,脘腹胀满，舌质红有瘀斑，苔黄腻者，多为湿热瘀毒；腹大胀满，积块膨隆，形体羸瘦，潮热盗汗，舌红少苔或光剥有裂纹者，多为肝肾阴虚；右胁胀痛或右胁下肿块，舌淡胖大，苔薄白者，多为脾虚肝郁；右胁积块，胁肋隐痛，腹胀如鼓，腹水足肿，舌淡有齿印，苔白腻者，多为脾肾阳虚；胸脘痞闷，胁肋胀痛灼热，腹部胀满，胁下痞块，舌质红、舌苔黄腻者，多为肝胆湿热。

（2）治疗原则　　治疗肝癌以扶正祛邪为主要原则，必须根据不同的证型，采用不同的治疗方法。实证以祛邪为主，根据气滞血瘀、湿热瘀毒、肝胆湿热之不同，给予活血化瘀、化瘀解毒、清热利湿之法；虚证以扶正为主，根据肝肾阴虚、脾虚肝郁、脾肾阳虚之不同，给予养阴柔肝、健脾疏肝、健脾补肾之法。本病日久损伤气血，故在治疗上要始终注意保护正气，攻伐之药用之不宜过度，邪衰则应扶正祛邪，以免伤正。

（3）分证论治

①气滞血瘀

［主症］两胁刺痛，腹部结块，推之不移。

［兼次症及舌脉］脘腹胀闷，纳呆乏力，嗳气泛酸，大便不实；舌质红或暗红，有瘀斑，苔薄白或薄黄，脉弦或涩。

［治法］疏肝理气，活血化瘀。

［方药］逍遥散合桃红四物汤加减（甘草、当归、茯苓、白术、柴胡、熟地黄、川芎、白芍、桃仁、红花）。

②湿热瘀毒

［主症］胁下结块坚实，痛如锥刺，脘腹胀满。

［兼次症及舌脉］目肤黄染，日渐加深，面色晦暗，肌肤甲错，或高热烦渴，口苦咽干，小便黄赤，大便干黑；舌质红有瘀斑，苔黄腻，脉弦数或涩。

［治法］清利湿热，化瘀解毒。

［方药］茵陈蒿汤合鳖甲煎丸加减（茵陈、鳖甲胶、阿胶、蜣螂、柴胡、栀子、大黄）。

③肝肾阴虚

［主症］腹大胀满，积块膨隆，形体羸瘦，潮热盗汗。

［兼次症及舌脉］头晕耳鸣，腰膝酸软，两胁隐隐作痛，小便短赤，大便干结；舌红少苔或光剥有裂纹，脉弦细或细数。

［治法］养阴柔肝，软坚散结。

［方药］滋水清肝饮合鳖甲煎丸加减（熟地黄、当归、白芍、枣仁、山萸肉、茯苓、山药、柴胡、栀子、牡丹皮、泽泻、鳖甲胶、阿胶、蜣螂）。

④脾虚肝郁

［主症］右胁胀痛或右胁下肿块。

［兼次症及舌脉］神疲乏力，形体消瘦，胸闷反酸，纳呆嗳气，腹胀腹泻，舌淡胖大，苔薄白，脉濡或弦。

［治法］健脾化湿，疏肝活血。

［方药］四君子汤合逍遥散加减（党参、薏苡仁、茯苓、白花蛇舌草、白术、丹参、大腹皮、陈皮、柴胡、当归、泽泻、甘草）。

⑤脾肾阳虚

［主症］右胁积块，胁肋隐痛，腹胀如鼓，腹水足肿。

［兼次症及舌脉］神疲乏力，畏寒便溏，纳差，口不渴，目黄，身黄，黄色晦暗；舌淡有齿印，苔白腻，脉濡缓或沉迟。

［治法］健脾补肾，利水退黄。

［方药］茵陈术附汤加减（茵陈、附子、干姜、白术、太子参、大腹皮、白芍、延胡索、茯苓、车前草、陈皮、白花蛇舌草、甘草）。

⑥肝胆湿热

［主症］胸脘痞闷，胁肋胀痛灼热，腹部胀满，胁下痞块。

［兼次症及舌脉］头重身困，身目黄染，心烦易怒，发热口渴，口干而苦，纳呆呕恶，小便短少黄赤，大便秘结或不爽；舌质红，舌苔黄腻，脉弦数或弦滑。

［治法］清热利湿，凉血解毒。

［方药］龙胆泻肝汤加味（龙胆草、茵陈、栀子、大黄、金钱草、猪苓、柴胡、白芍、郁金、川楝子、枳壳、半枝莲、七叶一枝花、车前草、泽泻）。

2. 其他疗法

（1）中成药　逍遥丸可用于气滞血瘀型肝癌；鳖甲煎丸可用于湿热瘀毒型肝癌；补中益气丸、四君子丸可用于脾虚肝郁型肝癌；金匮肾气丸可用于脾肾阳虚型肝癌；龙胆泻肝丸可用于肝胆湿热型肝癌。

（2）单方验方　①斑蝥蛋：将1枚生鸡蛋挖一小孔，放入去头足翅的斑蝥2~3个，再用纸和泥糊好，放于小火上烤熟，去斑蝥只吃鸡蛋，每天1枚。治疗早期肝癌有一定疗效。②半枝莲30g，七叶一枝花30g，水煎取汁300mL，加入蜂蜜30g，频服。适用于气滞血瘀型肝癌。

（3）针灸治疗　选取期门、肝俞、内关、公孙等穴针刺。若疼痛加合谷、内关、太冲、阳陵泉；若呃逆加内关、膈俞；若腹水加气海、三阴交、水道、阴陵泉等进行针刺。操作：毫针刺，每日1次，每次留针30分钟，7次为一疗程。实证用泻法，虚证用补法。

【预防调护】

1. 接种疫苗，阻断传播途径，预防乙肝病毒感染，减少肝癌的发生。

2. 不食用霉变的食物，注重平时的健康检查，早发现、早诊断、早治疗。

3. 肝癌患者日常活动定要缓慢，防止外伤造成肿瘤破裂出血；饮食宜清淡，忌油腻，以防止加重肝脏负担；同时饮食还要少渣、易消化，以防止硬食划破血管而出现上消化道大出血；避免加重肝脏负担，诱发肝性脑病。

十一、老年痛风的防治

【疾病介绍】

痛风是在多因素影响下，以血尿酸水平过高导致过饱和状态的单水尿酸钠（MSU）微小结晶析出，并沉积于关节内、关节周围、皮下、肾脏等部位，从而引发急、慢性炎症和组织损伤为主要临床表现的一种疾病。在中医学上痛风属"痹证"范畴，历代又称"湿病""走注风""历节病"。本病的发病年龄一般在30~60岁之间，以男性多见，且大多有家族史。西医学的痛风或高尿酸血症可参照下文防治。根据寒热虚实的不同，可分为寒湿内阻、湿热蕴结、痰瘀痹阻、肝肾亏虚，以补肝肾、化瘀阻、除湿邪为主要治疗原则，并根据不同的致病原因，可给予清热利湿、祛风通络、活血止痛等不同的治法。痛风患者平素应保持良好的饮食及生活习惯，合理规范用药并配合科学的运动，妥善处理诱发因素，以期达到缓解、治愈的疗效。

【发病原因】

痛风的病因尚不十分清楚，目前认为本病通常由生活习惯影响、某些疾病及遗传因素引起。

1. 生活习惯影响 ①进食过多富含嘌呤的食物，如海鲜、动物内脏、含果糖的饮料等，诱发痛风的发作。②摄入过量的酒精是痛风发作的独立危险因素，尤其是啤酒，其含有大量嘌呤成分，是诱发痛风的最大风险因素。

2. 疾病影响 ①患有高血压、肾脏疾病、高血糖、代谢综合征、肥胖、胰岛素抵抗等会增加痛风的发生率。②服用噻嗪类利尿剂、袢利尿剂、环孢素、吡嗪酰胺等可增加痛风的发生风险。

3. 遗传因素影响 痛风有很明显的家族史，绝大部分患者可以追踪数代人发生本病的情况。痛风患者的近亲属绝大多数血清尿酸水平偏高。

【诊断检查】

痛风患者在无症状期仅有血尿酸水平增高；急性关节炎期及间歇期可表现为突发的自限性关节红肿热痛，可伴发高尿酸血症及发热等；随着病情发展，可表现为痛风石、慢性关节炎、肾病变等。临床上对于痛风患者，血尿酸检查、X线检查、B超检查是常规检查内容，关节滑液、痛风石样本检查是确诊痛风的金标准。一般可通过起病方式、发病部位、疼痛特点、关节变形等特征和类风湿关节炎、风湿性关节炎进行鉴别诊断。

【中医治疗】

1. 辨证论治

（1）辨证要点　一般而言，关节肿痛、肿胀变形、活动受限，部分病灶周围有硬结，或见痛风石，肢体麻木不仁，大便溏薄，小便清长，舌苔薄白者，为寒湿内阻；关节红肿热痛、活动困难，身热，不思饮食，舌质淡红，苔黄腻，小便黄者，为湿热蕴结；关节局部有硬结，或见痛风石，关节肿痛，疼痛时轻时重，反复发作，伴关节畸形，活动受限，体虚乏力，舌绛红，苔白或黄者，为痰瘀痹阻；节疼痛时轻时重，反复发作，关节变形，屈伸不利，部分可伴腰膝酸软，肌肤麻木，面色潮红，舌干红，苔薄而黄者，为肝肾亏虚。

（2）治疗原则　治疗痛风以补肝肾、化瘀阻、除湿邪为主要原则。需根据不同证型、不同阶段，采用不同的治疗方法。湿热蕴结以清热除湿、祛风通络为主，寒湿内阻以祛风散寒、除湿通络为主，痰瘀痹阻以化痰祛瘀、通络止痛为主，肝肾亏虚以补益肝肾、祛风通络为主，同时根据阴阳气血的虚衰，注意培本，补养气血，调补脾肾。痛风病因虽多，但整体治疗上急性期用祛风除湿、清热利湿的祛邪为主，慢性期用补益肝肾的扶正祛邪为主。

（3）分证论治

①寒湿内阻

[主症] 肢体关节疼痛，屈伸不利。

[兼次症及舌脉] 呈游走性疼痛，或疼痛剧烈，痛处不移，或肢体关节重着，肿胀疼痛，肌肤麻木，阴雨天加重；舌苔薄白，脉弦紧或濡缓。

[治法] 祛风散寒，除湿通络。

[方药] 蠲痹汤加减（羌活、独活、肉桂、秦艽、海风藤、桑枝、当归、川芎、乳香、木香、甘草）。

②湿热蕴结

[主症] 关节红肿热痛，痛不可触，遇热痛甚，得冷则舒。

[兼次症及舌脉] 病势较急，兼发热、口渴、心烦，汗出不解；舌质红，苔黄或黄腻，脉滑数。

[治法] 清热除湿，祛风通络。

[方药] 白虎加桂枝汤加减（知母、独活、石膏、粳米、桑枝、桂枝、

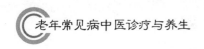

甘草）。

③痰瘀痹阻

［主症］关节肿痛，反复发作，时轻时重，甚至关节肿大，僵直畸形，屈伸不利。

［兼次症及舌脉］皮下结节，破溃流浊；舌质紫暗或有瘀点，苔白腻或厚腻，脉细涩。

［治法］化痰祛瘀，通络止痛。

［方药］桃红饮加减（桃仁、红花、川芎、当归、威灵仙）。

④肝肾亏虚

［主症］关节肿痛，反复发作，缠绵不愈。

［兼次症及舌脉］关节呈游走性疼痛，或酸楚重着，麻木不仁，甚则僵直畸形，屈伸不利，腰膝酸痛，神疲乏力；舌质淡，苔白，脉细或细弱。

［治法］补益肝肾，祛风通络。

［方药］独活寄生汤加减（独活、桑寄生、杜仲、牛膝、细辛、秦艽、茯苓、肉桂心、防风、川芎、人参、甘草、当归、芍药、干地黄）。

2. 其他疗法

（1）中成药　四妙散可用于湿热蕴结型痛风；舒筋活血丸可用于痰瘀痹阻型痛风。

（2）单方验方　①四妙散加减，煎汤服，每日服3次。适用于湿热蕴结型痛风。②涤痰汤加减，煎汤服，每日服3次。适用于痰瘀痹阻型痛风。③六味地黄丸，每次6~9g，每日服3次。适用于肝肾亏虚型痛风。

（3）针灸疗法　包括体针、三棱针刺血、火针法、耳针等，主要用于急性痛风性关节炎和痛风石沉积者。针刺选取主穴：足三里、阳陵泉、三阴交、曲池，配太溪、大敦、太白、昆仑、丘墟、束骨、足临泣，根据病情选择穴位和手法。刺血选取阿是穴、太冲、内庭、对应点；火针法取穴行间、太冲、内庭、陷谷，配丘墟、大都、太白、血海、膈俞、丰隆、脾俞、太溪、三阴交，速刺疾出。有血液病患者禁用本法。

【预防调护】

1. 注意饮食调理。饮食宜以素食为主。多饮水，尽量少食肥脂油腻（如肉类、鱼类）、辛辣、动物内脏、海味发物、豆类制品及酒类。尤其是有痛风家族史者，更宜如此。

2. 注意生活起居。保持轻松、愉快的心情，培养乐观、开朗的性格，劳逸适中，起居有常。避免精神紧张、过度劳累及受寒，以免诱发痛风的发作。

3. 慎用某些药物。酵母、水杨酸、利尿酸类等药物均能诱发本病，故宜慎用。

4. 适当参加体育锻炼。尤其是在发作间隙，更宜进行一些体育活动和肢体功能的锻炼，以促进肢体关节功能恢复。

十二、老年骨质增生的防治

【疾病介绍】

骨质增生俗称骨刺，又称骨赘、骨性关节炎，是关节因种种原因造成软骨的磨损、破坏，并促成骨头本身的修补、硬化与增生，是一种自然的老化现象。中医学将本病纳入"骨痹"范畴，临床上根据病变的不同部位而有不同的临床表现和病名，如病变在颈的名为"颈痹"，病变在腰的名"腰痹"，病变在膝的名"膝痹"等。骨质增生症多发于中年以上。西医学的骨质增生等各种急慢性疾病过程中以关节损伤伴疼痛为主要症状者，均可参照下文防治。根据寒热虚实的不同，骨质增生可分为肝肾亏虚、气滞血瘀、阳虚寒凝，以补益肝肾、活血化瘀、行痹通络为主要治疗原则，并根据不同的致病原因，采用不同的治疗方法。骨质增生患者平素应保持良好的饮食习惯，合理用药及配合运动以改善身体技能，减轻疼痛，提高生活质量。

【发病原因】

骨质增生的病因尚不完全清楚，其发生与多因素相关，一般认为主要与以下因素相关：

1. 流行病学相关因素 ①增龄是骨关节炎发病最强的危险因素。②50岁以前女性的发病率是男性的2倍，50岁以后两性基本相等。③职业也是骨质增生的常见病因，如较长时间站位工作的营业员、迎宾小姐的跟骨，装卸工的膝踝关节，长期从事伏案工作者的颈椎关节，重体力劳动者的腰椎等。因长期反复做某一个动作，使受累关节经常受到磨损而引起骨质增生。

2. 某些疾病影响 ①包括先天性关节畸形、代谢性疾病、关节不稳定、感染等均可引发本病。②肥胖加重了本来已遭磨损的退化关节的重荷，使关节更容易破坏。

3. 遗传因素影响 伴有 Heber den 结节的骨关节炎女性，其直系亲属女性患病率是普通人群的2~3倍。

【诊断检查】

骨质增生发作隐匿，早期多见活动后关节钝痛，休息可缓解。偶有晨僵，活动后可改善。随着病情进展，可出现关节畸形，休息痛，负重时疼痛加重，伴活动障碍。临床上对于骨质增生患者，血常规检查、血沉检查、关节液检查、X 线检查、MRI 检查是常规检查的内容，其中 X 线检查是其诊断的"金标准"。一般可通过症状、体征及影像学检查与感染性关节炎、风湿性关节炎、强直性脊柱炎进行鉴别诊断。

【中医治疗】

1. 辨证论治

（1）辨证要点　一般而言，初期表现为腰膝酸软疼痛，久坐、久站、久卧加重，关节屈伸不利，活动困难，酸软无力，身体倦怠，精神萎靡，劳累时症状加重，小便清利，舌质偏淡，舌苔薄，偶有心烦失眠、耳鸣耳聋者，为肝肾亏虚；关节刺痛，表现为昼轻夜重，活动及负重时加重，温热不缓解，肢体活动受限，出现相应的强迫体位以缓解疼痛，精神萎靡，舌质暗紫伴斑点状，脉搏多见沉涩者，为气滞血瘀；关节肿胀、疼痛，关节疼痛与气候相关，寒冷疼痛加重，关节内有积液，屈伸不利，舌淡苔薄白，头晕目眩者，为阳虚寒凝。

（2）治疗原则　治疗骨质增生以补益肝肾、活血化瘀为主，以益气养血、行痹通络为辅。需根据不同证型，采用不同的治疗方法。肝肾亏虚以滋补肝肾、舒筋止痛为主，兼顾疏风通络；气滞血瘀以补肾壮筋、活血止痛为原则；阳虚寒凝主要以温补肾阳、通络散寒为主。骨质增生病因虽多，但共同病机是肾精不足，肝肾亏虚，外邪入侵，经络阻塞，血运不畅，骨骼失充，故骨质增生的治疗应注意补益肝肾、祛风通络、除湿散寒、活血止痛。

（3）分证论治

①肝肾亏虚

[主症] 隐隐作痛，腰膝酸软，活动不利，动作牵强。

[兼次症及舌脉] 时有头晕、耳鸣、目眩、身疲乏力；舌质淡红，苔薄白，脉细弦或弱。

[治法] 滋补肝肾，舒筋止痛。

[方药] 左归丸加减（熟地黄、菟丝子、牛膝、龟甲胶、鹿角胶、山药、山茱萸、枸杞）。

②气滞血瘀

[主症] 肢节疼痛，活动受限，痿弱无力。

[兼次症及舌脉] 腰弯背驼，神情倦怠，面色晦暗；舌质淡暗或有瘀斑，苔薄或薄腻，脉沉涩。

[治法] 补肾壮筋，活血止痛。

[方药] 补肾活血汤加减（熟地黄、杜仲、枸杞、补骨脂、菟丝子、当归尾、没药、山茱萸、红花、独活、肉苁蓉）。

③阳虚寒凝

［主症］肢节疼痛，肿胀积液，屈伸不利，天气变化加重，遇寒痛增，得热稍减。

［兼次症及舌脉］形寒肢冷，神倦懒动；舌淡胖苔白滑，脉沉细缓。

［治法］温补肾阳，通络散寒。

［方药］金匮肾气丸加减（地黄、山药、山茱萸、茯苓、牡丹皮、泽泻、桂枝、附子、牛膝、车前子）。

2. 其他疗法

（1）中成药 抗骨质增生丸可用于肝肾亏虚型骨质增生患者；参桂再造丸可用于气滞血瘀型患者。

（2）单方验方 ①独活寄生汤，煎汤服，每日服 3 次。适用于肝肾亏虚型骨质增生。②活血通络止痛汤，煎汤服，每日服 3 次。适用于气滞血瘀型骨质增生。③当归四逆汤加味，煎汤服，每日服 3 次。适用于阳虚寒凝型骨质增生。

（3）针灸推拿治疗 传统的针刺疗法、推拿法、穴位敷贴等疗法，主要用于缓解疼痛、减轻肿胀、改善循环等。针刺根据病变的部位选取不同的穴位和手法。颈椎主夹脊、大椎，随证取穴，平补平泻，每日 1 次；腰椎主九宫穴、华佗夹脊穴，随证配穴，捻转补泄；跟骨取后合谷、大陵。根据不同的证候及部位，选取不同的推拿手法。

【预防调护】

1. 健康饮食，保持良好的生活方式，多食用新鲜蔬菜、水果，注意补钙，预防骨质疏松，保持标准身体体重。

2. 保护关节，保持良好的站姿、坐姿，避免过度或不恰当的运动所致的关节损伤，如爬山、上下高层楼梯及长期不良体位姿势，穿大小合适的鞋子，避免穿高跟鞋，选择良好的睡床。

3. 运动指导：日常可进行低强度的有氧运动和关节周围肌肉力量训练，如游泳、散步等。避免长期剧烈运动，过度的运动使关节受力加大、磨损加剧，长期剧烈运动还可使骨骼及周围软组织过度地受力及牵拉，造成局部软组织损伤和骨骼上受力不均，从而导致骨质增生。

十三、老年骨质疏松的防治

【疾病介绍】

骨质疏松是随着年龄不断增长，骨组织微结构退变，骨矿成分和骨基质等比例减少，骨质变薄，骨小梁数量减少，骨脆性增加，以致容易发生骨折危险的全身骨代谢障碍的退行性疾病。中医学把骨质疏松归属"骨痿""骨痹"范畴。本病好发于65岁以上老龄人，女性多于男性，骨折部位多见于股骨、椎骨及尺桡骨，随着人口老龄化的增长，骨质疏松不仅威胁老年人特别是妇女的健康，而且成为严重的社会问题。本病可分为肝郁气滞、痰湿阻络、气血瘀滞、脾肾阳虚、肝肾亏虚五种证型，以补肾填精、补益肝肾为主要治疗原则，辅以阴补脾胃、益气养血、活血通络等辅助治疗手段，并根据不同的致病原因，采用不同的治疗方法。本病与年轻时的生活方式有着密切关系，因此，骨质疏松患者应养成良好的生活习惯，均衡饮食，合理补充钙剂，配合全身适量运动和增加日光照射，以期达到减少骨折的风险。

【发病原因】

本病主要与年龄老化、生活方式、某些疾病及药物因素引起。

1. 年龄老化的影响 性激素分泌减少，钙调节激素的分泌使骨代谢紊乱，随着年龄增长，破骨细胞功能慢慢占据主导，成骨细胞功能慢慢衰退。

2. 生活方式的影响 ①老年人牙齿脱落及消化功能降低，饮食中钙、磷、蛋白质、维生素及微量元素的摄入少，或由于钙排出多，产生负钙平衡。②年老体弱，活动量少，肌肉强度减弱，机械刺激少，骨量减少。加之户外日光照射减少，维生素D的合成减少，钙质吸收减少。

3. 疾病的影响 如内分泌疾病、肾脏疾病、骨髓疾病、风湿性疾病、肝脏疾病、胃肠道疾病、先天性结缔组织病均会导致骨质疏松。

4. 药物的影响 如类固醇类药物、肝素、抗惊厥药、免疫抑制剂、甲状腺制剂、抗酸剂等均会导致骨质疏松。

中医学认为，本病的发生是因肾精不足、肾髓失养、脾胃虚弱、肝血不足、血瘀所致。

【诊断检查】

患者出现腰背酸痛、膝软无力、身高变矮或脊柱变形、骨折等，脊柱畸形严重的，可引发胸闷、通气障碍等症状，以及便秘、腹胀、上腹部不适等症状。临床上诊断骨质疏松需要依靠详尽的病史（包括现病史、个人史、既往史、月经史、生育史和家族史等）、体格检查、生化检查、骨密度（BMD）定量测定及影像学检查，骨密度的测定是主要诊断方法。

【中医治疗】

1. 辨证论治

（1）辨证要点 如果出现腰膝酸软，腰背冷痛，畏寒喜暖，舌质淡，苔白，脉沉弱，多为肾阳虚；如果出现腰背、关节酸痛，五心烦热，口干舌燥，舌红苔少，脉沉细数，多为肾阴虚；如果出现腰背酸痛，身倦乏力，少气懒言，心悸失眠，舌苔淡暗，脉沉细涩，多为气虚瘀滞；如果出现腰背酸痛，腰腿沉重，四肢乏力，关节酸痛，大便溏，舌淡苔腻，脉沉滑，多为脾肾阳虚。

（2）治疗原则　治疗骨质疏松以补肾填精、补益肝肾为主要治疗原则，辅以阴补脾胃、益气养血、活血通络等辅助治疗手段，根据不同的致病原因，采用不同的治疗方法。补肾重在温补肾阳、填补肾精。临证应根据有无肝肾阴虚、气血虚的轻重进行养阴、养血益气，在扶正的同时进行祛邪治疗。

（3）分证论治

①肝郁气滞

［主症］腰背疼痛，周身疼痛无定处。

［兼次症及舌脉］情绪不稳，烦躁易怒，胸胁胀闷；舌暗红，苔薄白，脉弦。

［治法］疏肝解郁，调理气血。

［方药］柴胡疏肝散与六味地黄汤加减（柴胡、白芍、川芎、枳壳、炙甘草、山药、熟地黄、杜仲、桑寄生、羌活）。

②肝肾亏虚

［主症］腰背疼痛时重时轻，游走不定，或腰膝酸软，或脊强腿麻。

［兼次症及舌脉］神疲乏力，短气自汗；舌质淡，苔薄白，脉细。

［治法］补肝肾，调气血。

［方药］独活寄生汤加减（独活、桑寄生、防风、细辛、芍药、当归、熟地黄、杜仲、人参、甘草）。

③脾肾阳虚

［主症］腰膝冷痛，四肢痿软无力，背痛，劳累加剧。

［兼次症及舌脉］面浮肢肿；舌淡胖，苔白滑，脉细数。

［治法］补肾阳，补气血。

［方药］补肾壮骨羊藿汤加减（淫羊藿、鹿角霜、熟地黄、当归、生牡蛎、川杜仲、陈皮、白术）。

④气血瘀滞

［主症］晨起腰背、四肢僵硬不适，痛有定处，固定不移。

［兼次症及舌脉］脾胃满闷，不欲饮食；舌质暗红，苔白腻，脉涩。

［治法］养血益气。

［方药］身痛逐瘀汤加减（当归、红花、桃仁、五灵脂、没药、香附、牛膝、地龙）。

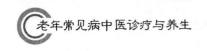

⑤痰湿阻络

［主症］腰酸背痛，行路迟缓，久站久坐痛剧。

［兼次症及舌脉］四肢无力，痰多易咳；舌苔多腻，脉滑。

［治法］祛痰通络，调和气血。

［方药］中药薏苡汤加减（薏苡仁、苍术、独活、防风、川乌、麻黄、桂枝、当归、生姜、甘草）。

2. 其他疗法

（1）中成药　归肾丸、复方补骨脂冲剂、补肾健骨胶囊、补肾壮骨丸可用于肝肾亏虚；苁蓉健肾丸、鱼鳔补肾丸可用于脾肾阳虚；骨疏康胶囊可用于气血瘀滞等。

（2）单方验方　①龟甲 100g，鸡蛋壳 100g，洗净沥干后炙酥研细末，白糖 50g，和匀。②核桃仁 100g，沸水浸泡后撕去表皮，沥干，芝麻 50g，白糖 30g，捣和。③猪脊髓 100g，党参 5g，菟丝子 5g，熟地黄 5g，盐适量，隔水炖 4 小时。

【预防调护】

1. 注意饮食要均衡。增加饮食中钙、蛋白质、氨基酸、维生素和微量元素等营养素的摄入，低盐饮食，减少或避免烟、酒、咖啡因和碳酸饮料的摄入。

2. 避免久坐少动，适量运动。运动中的肌肉能刺激骨组织成骨细胞，增加骨的形成。

3. 多进行户外运动，增加日光照射。日光照射可刺激维生素 D 的合成，钙质吸收利用增加。

十四、老年类风湿关节炎的防治

【疾病介绍】

类风湿关节炎，是由多种原因导致的关节滑膜对称性、进行性及侵蚀性的多关节炎症，主要累及手足小关节，引起关节疼痛、肿胀和功能障碍，最终造成关节畸形、强直和功能丧失为主要临床表现。在中医学中，类风湿关节炎属于"痹病""痹证"范畴。本病可发生于任何年龄，女性多于男性，高发年龄为 40~60 岁，发病率随年龄增加而增加，预后欠佳，病程迁延反复。将 60 岁以后发病的类风湿关节炎称为老年类风湿关节炎，随着人口老龄化现象加重，老年类风湿关节炎也越来越受到人们的广泛关注。本病根据正虚和邪实的不同，可以分为风寒湿痹之行痹、风寒湿痹之痛痹、风寒湿痹之着痹、风湿热痹、肝肾亏虚证、气血亏虚证六种证型。本病以祛邪通络为基本治疗原则，并根据不同的致病原因，采用不同的治疗方法。类风湿关节炎平时要注意避免受风、受潮、受寒，加强锻炼，增强身体素质，注意劳逸结合等，再配以正确的治疗，以期达到既能改善症状又能长期控制病程进展的疗效。

【发病原因】

本病病因至今尚不清楚，目前大多认为与以下因素有关。

1. 基因相关性 类风湿关节炎作为全身免疫性疾病有一定的基因相关性，有家族聚集的倾向，有一定的遗传性，但不是遗传病。即使患有类风湿关节炎的患者，其后代也未必会遗传，因为类风湿关节炎发病除基因因素外，还与体内外多种因素相关。但是，患有类风湿关节炎的家族人群比没有患病家族的发病率会高。

2. 感染因素 据研究，类风湿关节炎触发的主要因素可能是感染，诱发慢性滑膜炎的病原体被认为是许多种微生物，包括支原体、衣原体、病毒、链球菌感染等，但至今仍未找到具体的感染因子。

3. 环境因素 如果长期生活居住在潮湿的房屋或长期工作在潮湿环境中，本病的发生率明显升高；在高山寒冷地区，本病发生率也明显高于平原温暖地区。因此，本病发生与寒冷及潮湿有关，寒冷与潮湿也是本病重要的诱发因素。

此外，心理因素、性激素、营养不良、外伤等，也可能是本病的致病因素。

中医学认为，本病的发生是因正气不足，外感风、寒、湿、热之邪，使肌肉、筋骨、关节、经络痹阻，气血运行不畅所致。

【诊断检查】

1. 症状与体征 ①多个关节受累，常为对称型，晚期关节活动受限，呈现不同程度的畸形。②晨僵现象：在早晨睡醒后出现关节僵硬和全身僵硬感，起床活动一段时间后，症状缓解或消失。③腕关节、掌指关节或近端指间关节肿胀。④有类风湿皮下结节。

2. 实验室检查 轻中度贫血；血清球蛋白增多，免疫球蛋白 IgG、IgA、IgM 均增高；血沉、C 反应蛋白可增高；类风湿因子呈阳性。

3. 影像学检查 X 线检查可见早期或活动期关节软组织肿胀，或伴有关节腔积液，以后出现关节部位骨质疏松，关节间隙减少和骨质的侵蚀，晚期可出现关节移位、半脱位、脱位，关节畸形形成骨性强直。

【中医治疗】

1. 辨证论治

（1）辨证要点 一般新病多实，久病多虚，而临床常见正虚邪实，多证候相兼。早期病位一般在肌肉、血脉、关节，中晚期病重多在筋骨。若关节肿大、冷痛、触及不热、喜热畏寒，天阴加重，舌淡苔白腻，多为寒湿；若关节肿大、热痛、触及发热，舌红苔黄腻，多为湿热。血瘀体质多行痹，气虚体质多湿痹。关节疼痛游走不定，多为风邪；痛处固定，挛急痛剧，遇寒加重，为寒邪凝滞。本病以风寒湿热、痰浊、瘀血为标，正气虚弱、气血不足、肝肾亏损为本。

（2）治疗原则　本病以祛邪通络为基本治疗原则，根据邪气的偏盛，予以祛风、散寒、除湿、清热、行瘀之法。同时根据正气的偏衰，予补肝肾、益气血等扶正之法。一般静止期采用扶正为主，活动期采用祛邪为主。根据标本缓急，抓主要矛盾和次要矛盾，急则治其标，缓则治其本。总之，类风湿关节炎是一种比较复杂的疾病，在治疗上应采用中药、针灸、外用药的方法综合治疗，才能取得很好的效果。

（3）分型论治

1）风寒湿痹

①风寒湿痹之行痹

[主症] 肢体关节冷痛，痛无定处，关节屈伸不利。

[兼次症及舌脉] 局部皮色不红，触之不热，恶风畏寒；舌质淡红或舌苔薄白，脉弦缓、弦紧或脉浮。

[治法] 祛风通络，散寒除湿。

[方药] 防风汤加减（防风、麻黄、桂枝、葛根、当归、生姜、大枣、甘草）。

②风寒湿痹之痛痹

[主症] 关节肿胀疼痛，痛势较剧，痛有定处，晨僵，屈伸不利。

[兼次症及舌脉] 苔白，脉弦紧。

[治法] 温经散寒，祛风除湿。

[方药] 乌头汤加减（制川乌、麻黄、芍药、甘草、黄芪、蜂蜜、制乌头）。

③风寒湿痹之着痹

[主症] 关节肌肉疼痛、酸楚或肿胀。

[兼次症及舌脉] 小便不利；舌质淡，苔白腻，脉浮缓或濡缓。

[治法] 祛风除湿，通络止痛。

[方药] 薏苡仁汤加减（薏苡仁、苍术、羌活、独活、防风、川乌、麻黄、桂枝、当归、川芎、生姜、甘草）。

2）风湿热痹

［主症］关节红肿疼痛，晨僵，活动受限。

［兼次症及舌脉］心烦口渴，便干尿黄；舌苔厚腻，脉象滑数或浮数。

［治法］疏风清热，除湿通络。

［方药］白虎加桂枝汤合宣痹汤加减（生石膏、黄柏、知母、防己、杏仁、滑石、赤小豆、蚕沙、桂枝）。

3）亏虚证

①肝肾亏虚证

［主症］关节肿胀畸形，灼热疼痛，屈伸不利。

［兼次症及舌脉］头晕，耳鸣，盗汗，失眠；舌质淡红，舌苔薄白，脉细数或沉细弱。

［治法］滋补肝肾，强筋壮骨。

［方药］补血荣筋丸加减（熟地黄、肉苁蓉、五味子、鹿茸、菟丝子、牛膝、杜仲、天麻、木瓜）。

②气血亏虚证

［主症］关节肿胀疼痛、僵硬、麻木不仁，行动艰难。

［兼次症及舌脉］舌淡，苔白，脉细弱。

［治法］补气血，祛邪通络。

［方药］十全大补汤合独活寄生汤加减（人参、白术、茯苓、甘草、当归、生地黄、川芎、赤芍、细辛、肉桂、独活、防风、秦艽）。

2. 其他疗法

（1）中成药　九味羌活丸、风湿骨痛片、小活络丸、寒湿痹冲剂、薏苡仁丸可用于风寒湿痹证；防风丸、通络止痛胶囊可用于风湿热痹；风湿寒痛片、尪痹片、独活寄生丸用于肝肾亏虚证；痹祺胶囊、益肾蠲痹丸用于气血亏虚证。

（2）单方验方　①马钱子30g，土鳖虫、地龙、全蝎各3g，朱砂0.3g。②黄芪、忍冬藤各30g，石斛、牛膝各21g，远志、贝母各9g。③黄芪、桑寄生各30g，附子、当归、赤芍、羌活各12g，川芎6g。

（3）外治法

穴位敷贴：根据分型论治方药，把药物研成细末，用水、醋、酒、蜂蜜、清凉油调成糊状，直接贴敷穴位、患处，每个穴位贴敷1次，12小时后取下，每天1次，连续12周。

针灸疗法：可用体针疗法，每次选用双侧14～16个穴位，每天针刺1～2次，每次留针20分钟。也可以用电针疗法，每次选用双侧10～14个穴位，每

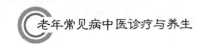

天电针 1~2 次，每次电针治疗 20 分钟。

按摩疗法：上肢以双侧手指、掌指、腕关节为重点，下肢以双侧足趾、踝关节为重点。根据按摩部位不同，取不同体位，均往返按摩 3~5 遍，采用按、揉、捻、摇、擦推拿治疗手法。

【预防调护】

1. 避免受风、受寒、受潮。大部分类风湿关节炎患者在发病前都有受凉、受潮史，因此，类风湿关节炎患者要防止受凉、受寒、受潮，不穿湿衣、湿鞋、湿袜等，不能暴饮冷饮，注意关节处的保暖。

2. 预防和控制感染。研究表明，细菌和病毒感染可能是诱发类风湿关节炎的发病因素之一。因此，预防和控制体内感染病灶也是非常重要的。

3. 强身健体，增强身体素质。经常参加体育锻炼，能增强身体的抗病能力，如保健体操、练气功、太极拳、散步等。

4. 保持健康的心态。本病有很大一部分是由于心理状态异常，如精神受刺激、心情压抑、过度悲伤而诱发。因此，为预防类风湿关节炎的复发也要保持健康的心态。

5. 注意劳逸结合。过度疲劳会加重病情或引起复发。所以，要注意劳逸结合，活动与休息要适度。

十五、老年腰椎间盘突出的防治

【疾病介绍】

腰椎间盘突出症是临床上较常见的腰部疾病。腰椎间盘由髓核、纤维环和软骨板三部分组成，位于腰椎的上下两椎体之间，对椎体起支撑、连接和缓冲作用。在椎间盘退行性变、外伤及积累性损伤等因素作用下，椎间盘变性、纤维环破裂、髓核组织突出刺激和压迫神经根或马尾神经，使之发生水肿、充血、变性，临床表现为腰痛和坐骨神经痛、下腹部痛或大腿前侧痛、麻木、间歇性跛行、肌瘫痪等症状。由于下腰椎负重和活动范围大，腰$_{4-5}$和腰$_5$-骶$_1$是腰椎间盘突出症最易发生的部位。中医学典籍中没有"腰椎间盘突出症"之名，根据该病的临床表现，将其归入"腰痛""腰腿痛""痹证"等范畴。中医学早有记载，如《素问·刺腰痛论》载："衡络之脉令人腰痛，不可以俯仰，仰则恐仆，得之举重伤腰……肉里之脉令人腰痛，不可以咳，咳则筋缩急。"《诸病源候论·腰脚疼痛候》载："肾气不足，受风邪之所为也，劳伤则肾虚，虚则受于风冷，风冷与正气交争，故腰脚痛。"如果不能及时治疗，该病将直接影响老年人的日常生活。腰椎间盘突出症的治疗方法有非手术治疗和手术治疗，其中，非手术治疗中"中医药保守治疗"可参照下文防治。根据寒热虚实的不同，可分为气滞血瘀、风寒湿痹和肾虚三种证型。根据患者症状辨证施治，中医药保守治疗可治愈部分腰椎间盘突出症患者，尤其是初次发作、症状较轻者效果较好。腰椎间盘突出症患者平素应注意卧硬板床休息，改善不良的生活姿势，配合功能锻炼，以期达到缓解、治愈的疗效。

【发病原因】

本病通常由内因和外因引起。

1. 内因 椎间盘是一个密闭的具有流体力学特点的结构，随年龄增长，成年人的椎间盘修复能力变差，其发生退行性变使椎间盘的结构松弛，抗震荡能力下降而易发生损伤；纤维环坚韧程度降低，髓核含水量降低而失去弹性，继而使椎间隙变窄、周围韧带松弛，或产生裂隙，易于脱出。

2. 外因 长期反复的外力损伤作用于腰椎间盘，加重椎间盘退行性变的程度；机体突然遭受外力时，如弯腰负重下的旋转动作，腰部负荷增加，尤其是快速弯腰、侧屈或旋转，使纤维环外部纤维承受过大张力而断裂，致使椎间盘向后外或后侧突出；腰部受寒或受湿可引起血管收缩，腰肌痉挛，使椎间盘的压力增加，促使已有退行性变的椎间盘突出。

中医学认为，腰椎间盘突出症的发生与跌仆闪挫、感受外邪、劳欲体虚等因素有关。

【诊断检查】

1. 体格检查 ①腰痛合并坐骨神经痛，疼痛从下腰部向臀部、大腿后方、小腿外侧足背或足外侧放射，并可伴麻木感，直腿抬高试验阳性。②在相应的病变椎体间隙，棘间韧带侧方1cm处有明显的压痛点，并可引起至小腿或足部的放射性痛。③小腿前外或后外侧皮肤感觉减退，趾肌力减退，患侧跟腱反射减退或消失。

2. 影像学检查 ①X线检查：常有脊柱侧弯，有时可见椎间隙变窄，椎体边缘唇状增生。②CT：显示椎间盘组织在椎管内前方压迫硬膜囊，硬膜囊向一侧推移，或前外侧压迫神经根，神经根向侧后方向移位。③MRI：可观察到病变椎间盘突出的形态及其所占椎管内的位置。

根据病史、临床表现、体格检查和影像学检查结果，即可诊断。

【中医治疗】

1. 辨证论治

（1）辨证要点 一般而言，有外伤或劳损史，腰部疼痛如刺，痛有定处，轻则俯仰不便，重则因痛剧而不能转侧，痛处拒按，多为气滞血瘀；腰部冷痛重着，转侧不利，行动迟缓，遇寒湿则加重，得温热则缓解，虽静卧休息而疼痛亦难缓解，甚则加重，其病史较长，且渐渐加重，多为风寒湿痹；腰背腿酸无力，疼痛绵绵，喜揉喜按，遇劳则重，休息减轻，反复发作，或有耳鸣耳聋，运动迟缓，足痿失用，多为肾虚。起病较急，腰痛明显而痛处拒按者，多属实证；起病隐袭，病程缠绵，腰部酸痛而痛处喜按者，多属虚证。

（2）治疗原则　治疗腰椎间盘突出症以活血化瘀、舒筋通络、健腰止痛为主要原则，根据患者症状辨证施治，急则治其标，缓则治其本，标本兼治。中医药保守治疗主要适用于初次发作、症状较轻者，在进行治疗时如效果不佳或无效，应及时就医，以免延误病情。

（3）分证论治

1）气滞血瘀

[主症] 有外伤或劳损史，腰部疼痛如刺，痛有定处，痛处拒按，并向下肢放射。

[兼次症及舌脉] 舌质淡紫或紫暗，脉涩弦数。

[治法] 活血化瘀，行气止痛。

[方药] 和营止痛汤（赤芍、当归尾、川芎、苏木、陈皮、乳香、桃仁、续断、乌药、没药、木通、甘草）合身痛逐瘀汤（秦艽、川芎、桃仁、红花、甘草、羌活、没药、当归、五灵脂、香附、牛膝、地龙）加减。

2）风寒湿痹

[主症] 无明显外伤史，腰部冷痛重着，转侧不利，行动迟缓，渐渐加重。

[兼次症及舌脉] 舌苔白腻，脉沉迟。

[治法] 祛风通络，散寒除湿。

[方药] 独活寄生汤（独活、桑寄生、杜仲、牛膝、细辛、秦艽、茯苓、肉桂心、防风、川芎、人参、甘草、当归、芍药、干地黄）加减。

3）肾虚

①肾阴虚

[主症] 腰腿酸重无力，疼痛绵绵，喜揉喜按，缠绵数年，时轻时重，反复发作。

[兼次症及舌脉] 头晕目眩，失眠多梦，耳鸣耳聋，面部潮红，口干咽燥，五心烦热；舌红少苔，脉弦细数。

[治法] 滋补肾阴，填精补髓，强筋壮骨。

[方药] 左归饮（熟地黄、山药、枸杞子、炙甘草、茯苓、山茱萸）加减，可以酌情增加活血化瘀之品，如地龙、红花之类，以增强疗效。

②肾阳虚

［主症］腰腿酸重无力，疼痛绵绵，喜揉喜按，缠绵数年，时轻时重，反复发作。

［兼次症及舌脉］畏寒肢冷，面色浮白，尿后余沥甚则不禁，气喘等；舌质淡胖，脉沉细无力。

［治法］补肾壮阳，填精补髓，强筋壮骨。

［方药］右归饮（熟地黄、山药、山茱萸、枸杞、炙甘草、姜制杜仲、肉桂、制附子）加减，可以酌情增加活血化瘀之品，如地龙、红花之类，以增强疗效。

【预防调护】

1. 腰椎间盘突出症患者应卧硬板床，以避免脊柱弯曲。

2. 改善不良的生活姿势，不可久坐久站久卧，避免腰部脊柱屈曲和旋转扭曲。

3. 保持良好的生活习惯，劳逸适度，不可勉强负重；注意腰部保暖，避免受寒受湿。

4. 加强腰背肌功能锻炼。如飞燕式锻炼：患者俯卧位，双下肢伸直，两手贴在身体两旁，下半身不动，抬头时上半身先后背伸，每日 3 组，每组 10 次；逐渐增加为抬头上半身后伸与双下肢直腿后伸同时进行，腰部尽量背伸形似飞燕，每日 5~10 组，每组 20 次。锻炼应循序渐进，根据身体情况酌情调整。

十六、老年痴呆症的防治

【疾病介绍】

老年期痴呆是发生在老年期的，由于大脑退行性病变、脑血管性病变、脑外伤、脑肿瘤、颅脑感染、中毒或代谢障碍等各种病因所致的，以痴呆为主要临床表现的一组疾病。老年期痴呆主要包括阿尔茨海默病（AD，简称老年性痴呆）、血管性痴呆（VD）、混合型痴呆和其他类型痴呆，如帕金森病、酒精依赖、外伤引起的痴呆。其中以 AD 和 VD 为主，占全部痴呆的 70%～80%。AD 是一组起病缓慢、原因不明、以进行性智能缺损为主要临床表现的原发性退行性脑变性疾病，常起病于老年期或老年前期。AD 的发病与年龄呈正相关，女性多于男性。随着人口老龄化，AD 已成为 65 岁及以上人群的第五大死因，直接影响患者和患者所在家庭的日常生活。在古代医籍中本病归属于"痴证""癫证"等范畴。本病病位在脑，与心、肝、脾、肾的功能失调密切相关。根据寒热虚实的不同，可分为髓海不足、肝肾亏虚、脾肾两虚、痰浊蒙窍、瘀血内阻、心火亢盛六种证型，根据不同的证型，采取对应的治法。本病防治重在早期预防，老年人平素应建立科学合理的生活方式，积极保持良好的心态，加强体育锻炼，多动脑，勤动手，如发现早期症状应尽早治疗。

【发病原因】

本病的病因尚不明确。目前，分子遗传学研究提出本病是一种家族性遗传性疾病。其他有关病因的假说有：铝或硅等神经毒素在脑内的蓄积；机体解毒功能减弱及慢性病毒感染等，可能与本病的发生有关。心理社会因素可能是本组疾病的发病诱因。

中医学认为，本病的基本病机为髓减脑消，神机失用。脑为元神之府，由脑髓滋养，脑髓充足，才能神气清灵；髓海不足，则神呆气钝，失却清灵。年老之人，肾气渐衰，阴精渐亏，精亏于下，不能上充于脑；脾气亏虚，易致痰阻脑络；七情失调，可使脑络发生瘀滞。

【诊断检查】

本病起病隐匿，进展缓慢，临床表现为持续性进行性记忆障碍，认知障碍，伴有言语视空间功能、人格及情感障碍。中老年患者主诉有健忘、记忆力减退、失语、失认、失用及视空间障碍的症状前来医院就诊，患者家属或照料者反映患者有以上病史。进行躯体与神经系统的检查，观察患者有无神经系统阳性体征，如偏瘫、偏身感觉障碍、共济失调、异常步态等。通过筛选量表-简易智能状态检查（MMSE）、临床痴呆量表（CDR）、总体衰退量表（GDS）等评估认知功能量表，综合评估患者是否有认知功能障碍及其病情严重程度。实验室检查（如血液、脑脊液）和影像学检查（MRI）可辅助诊断。同时，除外常见的脑血管疾病、感染性疾病和精神性疾病（抑郁症等）引起的认知功能障碍。

结合患者病史、体格检查、认知功能评估和辅助检查，可以明确本病的诊断。

【中医治疗】

1. 辨证论治

（1）辨证要点　如智能减退，记忆力、计算力、定向力（即对周围环境、人物、地点、时间的认识能力）、判断力减退，神情呆钝，语不达意，或静而少言，为髓海不足；如神情呆钝，动作迟缓，语不达意，沉默少语，为肝肾亏虚；如神情呆钝，沉默寡言，倦怠乏力，记忆力减退，失认、失算，词不达意，肌肉萎缩，食少纳呆，口涎外溢，为脾肾两虚；如神情呆钝，智力衰退，喃喃自语，或言语颠倒，或静而少言，精神抑郁，倦怠思卧，口多涎沫，为痰浊蒙窍；如表情迟钝，言语不利，善忘，易惊恐，或思维异常，强哭强笑，沉默少言，行为古怪，为瘀血内阻；如神情紧张，善忘，言语错乱，强哭强笑，躁动不安，为心火亢盛。

（2）治疗原则　本病以气血、肾精亏虚为本，以痰浊、瘀血之实邪为标，临床多见虚实夹杂之证。中医药治疗以补脾益肾为本，以化痰开窍、活血化瘀、养肝息风、清心泻火等为辅，根据患者症状辨证施治。

（3）分证论治

①髓海不足

［主症］智能减退，记忆力、计算力、定向力（即对周围环境、人物、地点、时间的认识能力）、判断力减退，神情呆钝，语不达意，或静而少言。

［兼次症及舌脉］头晕耳鸣，倦怠思卧，腰膝酸软，步行艰难；舌淡红，苔薄或少苔，脉沉细弱。

［治法］补肾益髓，填精养神。

［方药］补肾益脑汤（制首乌、黄精、山茱萸、怀山药、龟甲胶、猪脊髓、五味子、补骨脂、石菖蒲、枸杞子、女贞子、川芎、桑椹）加减。

②肝肾亏虚

［主症］神情呆钝，动作迟缓，语不达意，沉默少语。

［兼次症及舌脉］头晕目眩，耳鸣耳聋，腰膝酸软，形体消瘦，肌肤不荣，面红少泽，颧红盗汗；舌红，苔少或无苔，脉弦细或细数。

［治法］滋补肝肾，安神定志。

［方药］左归丸（熟地黄、胡桃仁、当归、怀山药、枸杞子、补骨脂、山茱萸、菟丝子、石菖蒲、远志、牡丹皮、茯苓、珍珠母、龙骨、牡蛎）加减。

③脾肾两虚

［主症］神情呆钝，沉默寡言，倦怠乏力，记忆力减退，失认、失算，词不达意，肌肉萎缩，食少纳呆，口涎外溢。

［兼次症及舌脉］腰膝酸软，或四肢不温，面色苍白，食欲不振，或完谷不化，腹痛喜按，泄泻；舌淡，舌体胖大，苔白或滑，脉沉无力。

［治法］补肾健脾，益气温阳。

［方药］还少丹（熟地黄、肉桂、枸杞子、山茱萸、巴戟天、怀山药、泽泻、牡丹皮、茯苓、肉苁蓉、白术、怀牛膝、砂仁、五味子、石菖蒲）加减。

④痰浊蒙窍

［主症］神情呆钝，智力衰退，喃喃自语，或言语颠倒，或静而少言，精神抑郁，倦怠思卧，口多涎沫。

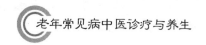

［兼次症及舌脉］头重如裹，脘闷腹胀，多痰涎，面白少华，或终日无语，不思饮食；舌淡，苔白腻，脉滑。

［治法］健脾化浊，豁痰开窍。

［方药］涤痰汤（党参、白术、茯苓、法半夏、胆南星、竹茹、石菖蒲、广郁金、远志、生甘草、浙贝母、砂仁、大黄、元明粉）加减。

⑤瘀血内阻

［主症］表情迟钝，言语不利，善忘，易惊恐，或思维异常，强哭强笑，沉默少言，行为古怪。

［兼次症及舌脉］肌肤甲错，头痛胸闷，口干不欲饮，双目呆滞；舌质暗有瘀点，苔少。

［治法］活血化瘀，醒脑开窍。

［方药］通窍活血汤（当归、黄芪、桃仁、红花、川芎、赤芍、丹参、石菖蒲、远志、地龙、鸡血藤、三七、益母草）加减。

⑥心火亢盛

［主症］神情紧张，善忘，言语错乱，强哭强笑，躁动不安。

［兼次症及舌脉］心悸胸闷，面红目赤，口咽干燥，少寐多梦，大便干燥，小便短赤；舌红尖赤，苔黄，脉弦数。

［治法］清热泻火，安神定志。

［方药］泻心汤合黄连解毒汤（黄连、黄芩、黄柏、大黄、生山栀、知母、生龙齿、夜交藤、石菖蒲、炙远志、广郁金、生地黄、淡竹叶、丹参）加减。

2. 其他疗法

单方验方

羊脑粥：羊脑60g，葱白3根，生姜3片，莲子10g（研细）。将羊脑洗净，加水煎汤，以汤代水，与莲子共煮粥，待熟时调入细盐、葱白、生姜，早、晚温热服食。可补肾填精，聪脑安神，壮骨生髓。

首乌胡桃仁枸杞粥：胡桃仁、何首乌各6g，天麻6g，枸杞子6g，调味品适量。锅中放清水，入天麻、胡桃仁、何首乌、枸杞子，文火炖沸后，温热服食。可养血补肾，育阴填精。适用于心悸、失眠、记忆下降、痴呆、健忘等。

黄精炖鸽子：桑椹15g，黄精30g，鸽子1只。将鸽子宰杀后，去毛和内脏，洗净，与桑椹、黄精同放入碗内，加适量沸水，隔水炖熟，调味后饮汤食肉。适用于老年人记忆力减退。

【预防调护】

1. 积极保持良好的心态，丰富文娱生活，保证身体和精神状态的平衡。

2. 建立科学合理的生活方式，养成良好的生活习惯。

3. 加强体育锻炼，循序渐进，持之以恒，动静结合，劳逸结合。

4. 多动脑，勤动手，并在动手中用脑。

5. 尽早发现，尽早治疗。如发现老年人出现记忆力日渐下降，影响日常生活；同一问题不断重复；语言表达或理解有困难；时间、地点、人物混乱；不能独立购物，不会记账等情况，应尽快到医院就诊。

十七、老年便秘的防治

【疾病介绍】

便秘是由多种原因导致的大肠传导功能失常，以大便秘结不通，排便周期延长，或粪质干结、排出艰难，或虽有便意、便而不畅为主要临床表现的一种疾病。在古代医籍中便秘有很多名称，如"大便难""脾约""阳结""阴结""不更衣""便闷""风燥"等。本病在临床非常多见，尤以老年人为多。西医学的功能性便秘、肠易激综合征、药物性便秘、直肠肛门疾病、内分泌代谢性疾病等各种急慢性疾病过程中以便秘为主要症状者，均可参照下文防治。根据寒热虚实的不同，可分为热秘、气秘、冷秘、气虚便秘、血虚便秘、阴虚便秘、阳虚便秘七种证型，以通下行滞为主要治疗原则，并根据不同的致病原因，采用不同的治疗方法，尤应重视调畅气机。便秘患者平素应养成良好的饮食、生活习惯，合理规范使用通便药物，配合全身、局部运动锻炼及各项保健方法，以期达到缓解、治愈的疗效。

【发病原因】

本病通常由生活习惯影响、某些疾病及药物因素引起。

1. 生活习惯影响 ①进食量少、饮食缺乏纤维素、液体量摄入不足等使肠道蠕动减弱，肠道内形成粪团量不足以刺激肠道产生便意。②环境变化，学习、工作繁忙，精神因素等导致有排便感时不能及时排便，忽视排便感，从而没有养成定时排便的习惯。③年老体弱，活动过少，特别是因病卧床或乘坐轮椅使肠道蠕动减弱，或盆腔肌张力不足，缺乏排便动力，难以将粪便排出体外。

2. 疾病影响 ①直肠与肛门疾患如痔疮、肛裂、肛周脓肿等引起肛门括约肌痉挛、排便时疼痛而畏惧排便。②肠道病变如肿瘤、炎症、憩室病及肠道外压迫性肿物引起肠腔狭窄及梗阻，导致排便不畅。

3. 药物影响 ①某些药物的不良反应，如吗啡类药、抗抑郁药、抗帕金森病药、利尿剂及抗组胺药等。②经常服用泻药或洗肠等，使胃肠道产生依

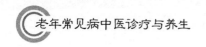
赖性，直肠反应迟钝、失去敏感性而造成便秘。

【诊断检查】

大便次数减少，间隔时间延长（超过自己的习惯 1 天以上，或两次排便间隔 3 天以上）；或次数正常，但粪质干燥，排出困难；或粪质不干，排出不畅。常伴有腹痛、腹胀、食欲减退、脘闷嗳气、肛裂、痔疮出血等。临床上对于便秘患者，大便常规、潜血试验、直肠检查应是常规检查的内容。一般可通过纤维肠镜、钡剂灌肠等排除大肠器质性疾病、先天发育异常而引起便秘的可能。对未见肠道器质性病变者，还应注意排除某些全身疾病引起便秘的可能。对于排便间隔时间较长，并见腹胀腹痛拒按，恶心呕吐，脘腹隆起之急腹症，应予紧急腹部平片，可有助于肠梗阻的诊治。

【中医治疗】

1. 辨证论治

（1）辨证要点　一般而言，大便干燥坚硬，排便时肛门有热感，苔见黄厚，垢腻而燥者，多为燥热内结；粪质不甚干结，欲便不出，胁腹胀满者，多为气机瘀滞；大便干结，排出艰难，苔见白润而滑者，为阴寒内结；大便干如羊屎，舌红少津，无苔或苔少者，多为血虚津枯。大便秘结而腹胀拒按者，多属实证；大便秘结而腹胀喜按者，多属虚证。

（2）治疗原则　治疗便秘以通下行滞为主要原则，但并非单纯、机械地采用攻下之法，必须根据不同的致病原因，采用不同的治疗方法。实秘以祛邪为主，根据冷、热、气秘之不同，给予温散、泄热、通导之法，或暂用攻下之法，使邪去便通。虚秘以扶正为主，给予益气温阳、滋阴养血之法，不可妄用攻下以免伤正。便秘病因虽多，但共同病机是气机不畅，肠道传化失司，糟粕不下，所以在治疗各种不同证型时都应重视对气机的调畅。

（3）分证论治

1）实秘

①热秘

［主症］大便干结，腹胀或痛，口干口臭。

［兼次症及舌脉］身热面赤，心烦不安，时欲冷饮，小便短赤；舌红苔黄或黄燥，脉滑数。

［治法］泄热通便。

［方药］麻子仁丸加减（大黄、枳实、厚朴、火麻仁、杏仁、芍药）。

②气秘

［主症］大便干结，欲便不得出，腹中胀满。

［兼次症及舌脉］肠鸣矢气，胸胁满闷，嗳气频作，食少纳呆；舌苔薄

腻，脉弦。

［治法］顺气导滞。

［方药］六磨汤加减（木香、乌药、沉香、大黄、槟榔、枳实）。

③冷秘

［主症］大便干涩，难以排出，腹中攻满。

［兼次症及舌脉］喜温恶寒，四肢不温或呃逆呕吐；舌苔白腻，脉弦紧。

［治法］温里散寒通便。

［方药］温脾汤合半硫丸加减（附子、大黄、人参、干姜、半夏、硫黄、甘草）。

2）虚秘

①气虚便秘

［主症］虽有便意，但临厕努责乏力，难以排出。

［兼次症及舌脉］便后乏力，汗出气短，面白神疲，肢倦懒言；舌淡苔白，脉弱。

［治法］补气润肠。

［方药］黄芪汤加减（黄芪、火麻仁、白蜜、陈皮）。

②血虚便秘

［主症］大便干结，努责难下，面色苍白。

［兼次症及舌脉］心悸气短，健忘失眠，头晕目眩，口唇色淡；舌淡苔白，脉细涩。

［治法］养血润燥。

［方药］润肠丸加减（当归、生地黄、火麻仁、桃仁、枳壳）。

③阴虚便秘

［主症］大便干结如羊屎状。

［兼次症及舌脉］潮热盗汗，头晕耳鸣，心烦失眠，腰膝酸软；舌红少苔，脉细数。

［治法］滋阴通便。

［方药］增液汤加减（玄参、麦冬、生地黄）。

④阳虚便秘

［主症］大便艰涩，排出困难。

［兼次症及舌脉］四肢不温，腹中冷痛，小便清长，腰膝冷；舌淡苔白，脉沉迟。

［治法］温阳通便。

［方药］济川煎加减（肉苁蓉、牛膝、当归、升麻、泽泻、枳壳）。

2. 其他疗法

（1）中成药 麻子仁丸、牛黄解毒丸、牛黄清火丸、大黄清胃丸、三黄片、更衣丸、当归龙荟丸、青麟丸可用于热秘；槟榔四消丸、木香槟榔丸可用于气秘；补中益气丸、四君子丸可用于气虚秘；金匮肾气丸、青娥丸可用于阳虚秘；大补阴丸、六味地黄丸、当归养血丸、麦味地黄丸、知柏地黄丸可用于阴虚秘。

（2）单方验方 ①番泻叶6g或大黄6g开水泡服，代茶饮。适用于热秘。②白术60~100g，黄芪30g，水煎取汁300mL，加入蜂蜜30g，每次100mL，每日服3次。适用于气虚秘。③生何首乌30g，决明子15g煎汤服，每日1次。适用于血虚秘。

（3）按摩疗法 取坐位或立位，右手掌放于脐心，左手掌放于右手背上，在脐周及小腹按顺时针方向揉动5分钟，再反方向揉5分钟，做10~30分钟，每天早晚1次，连续2周，可使大便通畅。

【预防调护】

1. 便秘为临床常见病之一，以大便排出困难，排便时间或排便间隔时间延长为主要特征。

2. 避免久坐少动，宜多活动，以疏通气血；养成定时排便的习惯；避免过度刺激，保持精神舒畅。

3. 便秘不可滥用泻药，使用不当，反使便秘加重。

十八、老年二便失禁的防治

【疾病介绍】

二便失禁是由多种原因导致的肾的封藏功能失常，以大便、小便自行排出，不能控制为主要临床表现的一种病证。其中排便功能紊乱，粪便及气体不能随意控制，不自主地流出肛门外，称为大便失禁；膀胱内的尿不能控制而自行流出，称为小便失禁或尿失禁。本病在临床非常多见，尤以老年人为多。西医学中因心脑血管疾病或运动神经系统发生病变导致的脑肿瘤、脑出血、脑萎缩、脊柱外伤等，引起的以本病为主要症状者，均可参照下文防治。根据二便失禁具体表现的不同，大便失禁常见热毒炽盛、脾虚气陷、脾肾阳虚三种证型，小便失禁常见肾气虚寒、肺脾气虚、肝肾阴虚及膀胱湿热四种证型。老年二便失禁的治疗以补气、升提、固摄为主要原则，根据不同的病因，灵活运用健脾、补肾、温阳、滋阴、清热、利湿等具体治法。对于二便失禁的患者平素饮食应均衡合理，尤其需注意二阴的清洁护理，配合全身、局部运动锻炼及各项保健方法，以期达到缓解、治愈的疗效。

【发病原因】

中医学认为，老年人大便失禁与热毒炽盛、脾虚气陷和肾气不固有关。热毒炽盛者，为湿热毒疫蕴结肠道，正气内溃，正不胜邪，热毒内陷心营，窍闭神昏，大便自遗；脾虚气陷者，常见于年老体弱，久病不愈者，脾气日衰，气虚下陷，不能固摄，致大便失禁；脾肾阳虚者，多见于久泻久痢患者，或五更泄泻日久，损及脾肾。脾阳不振，中宫虚寒，健运无权，肾阳亏虚，命门火衰，不能腐熟传化，致久泻不止，滑脱不禁。

老年人小便失禁多由肾气虚寒、肺脾气虚、肝肾阴虚、膀胱蓄热等引起，年老体衰肾气虚寒者因肾阳亏虚、命门火衰，小便气化失常导致尿失禁；肺脾气虚者多因久咳肺气虚而治节失调，脾虚气陷，膀胱失约而致小便失禁；肝肾阴虚者常因素体阴虚，虚热内扰膀胱以致小便失禁；膀胱湿热者多因湿热下注，膀胱气化失调，约束无权，而致小便失禁。

【诊断检查】

大便失禁的主要表现是机体对直肠内液态、固态内容物及气体的蓄控能力减弱或丧失，导致排便次数增多。大部分患者可以通过病史询问、肛门指检、肛门直肠压力测定、腔内超声及排粪造影等检查确诊，必要时可结合神经电生理和 MRI 等检查辅助诊断。

小便失禁主要表现为膀胱内的尿不能控制而自行流出，尤其是咳嗽、喷嚏、颠簸或推举重物时腹内压急剧升高后发生不随意的尿液流出，或较长时间充盈膀胱的尿液不自主溢出。临床可结合病史询问、临床表现、辅助检查做综合分析，尿动力学检查可确诊尿失禁，常用的尿动力学检查有逼尿肌过度活动的尿动力学检查、压力性尿失禁的尿动力学检查。

【中医治疗】

1. 辨证论治

（1）辨证要点　本病临床以虚证居多，实证相对较少，但仍须以排出物性质特点结合全身证候及舌脉综合分析，得出具体证型。大便稀溏不成形，脱肛，食少，乏力懒言，多属脾虚气陷；大便完谷不化，形寒肢冷，食少腹胀，腰酸耳鸣，小便清长，多属脾肾阳虚；兼有头晕耳鸣，五心烦热，两颧潮红，腰膝酸软，骨蒸盗汗，胁肋隐痛，多属肝肾阴虚；尿短尿黄，浑浊不清，尿后余沥，臊腥难闻，尿窍有灼热感，多属膀胱湿热证。

（2）治疗原则　以补虚泻实为治疗原则，虚证以补气、升提、固摄为基本治法，实证以清热解毒利湿为主。积极的自我锻炼和康复治疗也能改善部分患者的症状。适当调整饮食结构，增加膳食纤维摄入量可使部分患者失禁

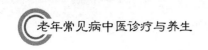

症状得到有效控制。另外，患者因本病可能出现心理障碍，必要时应进行心理干预，减轻、消除其心理负担。

（3）分证论治

1）大便失禁

①热毒炽盛

［主症］多见于疫毒痢患者，起病急骤，下痢脓血鲜紫或呈血水样便。

［兼次症及舌脉］高热烦躁，口渴，甚则痉厥神昏，大便自遗；舌红苔黄，脉洪数或滑数。

［治法］清热解毒，凉营开窍。

［方药］黄连解毒汤（黄连、黄芩、黄柏、栀子）合白头翁汤（白头翁、黄连、黄柏、秦皮）。窍闭神昏加用安宫牛黄丸或至宝丹。

②脾虚气陷

［主症］便时时流出而已不知，甚至脱肛不收。

［兼次症及舌脉］形体消瘦，精神委顿，纳呆，纳后脘闷，心悸气短，少气懒言，语声低微，面色㿠白；舌质淡胖，边有齿痕，脉沉细无力。

［治法］补中益气，升举固脱。

［方药］方用真人养脏汤（人参、当归、白术、肉豆蔻、肉桂、甘草、白芍、木香、诃子、罂粟壳）加黄芪、干姜。

③脾肾阳虚

［主症］泻痢日久，便次频繁，肛门失约，时时流出黏液便。

［兼次症及舌脉］形寒肢冷，四肢不温，食少腹胀，腰酸耳鸣，小便清长，夜尿频；舌淡胖，苔白或滑，脉沉细。

［治法］温肾暖脾，收涩固脱。

［方药］六柱饮（人参、茯苓、附子、木香、诃子、豆蔻）合四神丸（肉豆蔻、补骨脂、五味子、吴茱萸、大枣）加肉桂、干姜、赤石脂。

2）小便失禁

①肾气虚寒

［主症］小便不禁，随时自遗，小便频而清长。

［兼次症及舌脉］面色㿠白，倦怠乏力，腰背酸楚，四肢不温，或见滑精早泄，阳痿；舌淡胖，有齿痕，苔薄白，脉沉细无力。

［治法］温肾固摄。

［方药］巩隄丸（熟地黄、菟丝子、白术、茯苓、五味子、韭菜籽、补骨脂、益智仁）。

②肺脾气虚

［主症］小便不禁、频数，咳喘气短。

［兼次症及舌脉］神疲乏力，纳少，便稀溏，时见腹胀；舌淡苔薄，脉虚弱。

［治法］温补脾肺，益气助运。

［方药］保元汤加减（人参、黄芪、肉桂、甘草、生姜、白术、益智仁、北沙参）。

③肝肾阴虚

［主症］小便不禁，尿少色黄，头晕耳鸣，腰膝酸软。

［兼次症及舌脉］面额潮红，胁肋隐痛，骨蒸盗汗，五心烦热，大便不爽；舌红少苔，脉细数。

［治法］滋补肝肾。

［方药］大补阴丸加减（黄柏、熟地黄、知母、龟甲、山茱萸、山药、泽泻、茯苓、牡丹皮、地骨皮、银柴胡）。

④膀胱湿热

［主症］小便不禁，尿短尿黄，浑浊不清，尿后余沥。

［兼次症及舌脉］臊腥难闻，尿窍有灼热感，少腹重坠不适，或见二阴出汗；舌质红，苔黄腻，脉满数。

［治法］清热利湿。

［方药］八正散加减（滑石、石韦、蒲公英、车前草、瞿麦、萹蓄、山栀、灯心草、木通、大黄、生甘草）。

2. 其他疗法

（1）中成药 ①四神丸，1次9g，每日2次，淡盐水送服。用于脾肾阳虚的二便失禁。②补中益气丸，1次9g，每日2次，温水送服。用于脾虚气陷的二便失禁。③乌梅丸，1次2丸，每日2~3次，空腹温开水送服。用于久泻后的二便失禁。

（2）单方验方 ①精制硫黄装入胶囊，每服1.5g，每日2次。适用于脾肾阳虚的二便失禁。②莲子肉、山药、薏苡仁、芡实、胡桃肉各500g，砂仁50g，炒研末，不拘时服。适用于脾虚气陷证。③乌梅煎汤代茶：乌梅15g，水适量煎汤，代茶饮服。适用于二便失禁伤阴者。

（3）康复训练 盆底肌锻炼法，又称为Kegal运动。方法为做缩紧会阴的动作，每次收紧不少于3秒，然后放松。连续做15~30分钟，每日进行2~3次；或每日做150~200次，6~8周为一疗程。此训练法能够加强盆底肌肉的力量，减少二便失禁的发生。

（4）**针灸综合疗法**　针刺可选择天枢、关元、气海、$L_3 \sim S_1$ 夹脊穴、肾俞、大肠俞、膀胱俞等穴，结合辨证选取相应配穴，还可配合艾灸和神经肌肉电刺激，以及相应的功能训练。

（5）**手术治疗**　当内科干预无效时，通过影像学检查（腔内超声和 MRI 等）证实括约肌确实存在缺损的病例，充分评估手术风险后，可以采用有效的手术方法缩短愈合时间，改善患者失禁症状，提高生活质量。

【预防调护】

1. 因心脑血管疾病、神经系统疾病、盆底损伤等导致的二便失调，应积极治疗原发病，有效预防、控制本病的发生和进展。

2. 养成良好的排便习惯，排便时有意识地感受肌肉对二便的控制。平时多做盆底肌训练，增强肌肉收缩力和控制力。

3. 清洗勤换，注意会阴部、臀部的清洁。

4. 做好患者的心理护理，安慰患者，解除患者的心理压力和不安情绪。

十九、老年人失眠的防治

【疾病介绍】

失眠是以经常不能获得正常睡眠为特征的一类疾病，主要表现为睡眠时间、深度的不足。轻者入睡困难，或寐而不酣，时寐时醒，或醒后不能再寐；重则彻夜不寐。西医学中的神经官能症、更年期综合征、慢性消化不良、贫血、动脉粥样硬化症等以不寐为主要临床表现时均属本病范畴，可参照本病辨证论治。老年人失眠常常因饮食不节、情志失常、劳倦、思虑过度及病后、年迈体虚等因素，导致心神不安，神不守舍。治疗以补虚泻实、调整阴阳为主要治疗原则，并根据不同的致病原因，采用不同的治疗方法，尤应重视安神定志。失眠患者平素应养成良好的饮食、生活习惯，合理规范使用药物，配合全身、局部运动锻炼及各项保健方法，以期达到缓解、治愈的疗效。

【发病原因】

本病的发生多与饮食不节、情志失常、劳倦、思虑过度及病后、年迈体虚等因素导致心神不安，神不守舍有关。

1. 饮食不节　暴饮暴食，宿食停滞，脾胃受损，胃气失和，正如《黄帝内经》中提出的"胃不和则卧不安"。此外，浓茶、咖啡、酒之类的饮料也是造成不寐的因素。

2. 情志失常　情志不遂，暴怒伤肝，肝气郁结，肝郁化火，邪火扰动心神，神不安而不寐；或由五志过极，心火内炽，扰动心神而不寐；或由喜笑无度，心神激动，神魂不安而不寐；或由暴受惊恐，导致心虚胆怯，神魂不安，夜不能寐。

3. 劳逸失调 劳倦太过则伤脾，过逸少动亦致脾虚气弱，运化不健，气血生化乏源，不能上奉于心，以致心神失养而失眠。或因思虑过度，伤及心脾，心伤则阴血暗耗，神不守舍；脾伤则食少，纳呆，生化之源不足，营血亏虚，不能上奉于心，而致心神不安。

4. 病后体虚 久病血虚，年迈血少，心血不足，心失所养，心神不安而不寐。亦可因年迈体虚，阴阳亏虚而致不寐。若素体阴虚，兼因房劳过度，肾阴耗伤，阴衰于下，不能上奉于心，水火不济，心火独亢，火盛神动，心肾失交而神志不宁。

不寐的病位主要在心，与肝、脾、肾关系密切。因心主神明，神安则寐，神不安则不寐。血之来源，由水谷精微所化，上奉于心，则心得所养；受藏于肝，则肝体柔和；统摄于脾，则生化不息；调节有度，化而为精，内藏于肾，肾精上承于心，心气下交于肾，阴精内守，卫阳护于外，阴阳协调，则神志安宁。如思虑、劳倦伤及诸脏，精血内耗，心神失养，神不内守，阳不入阴，每致顽固性不寐。

【诊断检查】

轻者入寐困难或寐而易醒，醒后不寐，连续 3 周以上；重者彻夜难眠。常伴有头痛、头昏、心悸、健忘、神疲乏力、心神不宁、多梦等。本病常有饮食不节、情志失常、劳倦、思虑过度、病后体虚等史。多导睡眠图、脑电图等有助于本病的诊断。

老年人需要注意：①一过性失眠在日常生活中常见，可因一时性情志不舒、生活环境改变，或因饮用浓茶、咖啡和服用药物等引起。一般有明显诱因，且病程不长。一过性失眠不属病态，也不需任何治疗，可通过身体自然调节而复常。②生理性少寐多见于老年人，虽少寐早醒，而无明显痛苦，属生理现象。

【中医治疗】

1. 辨证论治

（1）辨证要点 若兼有急躁易怒，多为肝火内扰；若不思饮食，腹胀、便溏、面色少华，多为脾虚不运；若有腰酸、心烦、心悸、头晕、健忘，多为肾阴虚，心肾不交；若伴有嗳腐吞酸，多为胃气不和。

（2）治疗原则 以补虚泻实、调整阴阳为治疗原则，安神定志为基本治法。根据证型，实证可采用清心泻火、清火化痰、清肝泄热，虚证可选择补益心脾、滋阴降火、益气镇惊。对于情志不调所致失眠，可配合心理指导，

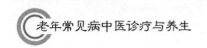

放松紧张或焦虑情绪，帮助老年人保持心情舒畅以调畅气机，恢复正常的睡眠节律。

（3）分证论治

①肝火扰心

［主症］失眠多梦，甚则彻夜不眠，急躁易怒，口干而苦。

［兼次症及舌脉］头晕头胀，目赤耳鸣，不思饮食，便秘溲赤；舌红苔黄，脉弦而数。

［治法］疏肝泄热，镇心安神。

［方药］龙胆泻肝汤（龙胆草、黄芩、泽泻、木通、车前子、当归、柴胡、生地黄、栀子、生甘草）。

②痰热扰心

［主症］心烦不寐，胸闷脘痞，泛恶嗳气。

［兼次症及舌脉］头重，目眩；舌偏红，苔黄腻，脉滑数。

［治法］清化痰热，和中安神。

［方药］黄连温胆汤（黄连、竹茹、枳实、半夏、陈皮、茯苓、甘草、生姜、大枣）。

③心脾两虚

［主症］不易入睡，多梦易醒，心悸健忘。

［兼次症及舌脉］神疲食少，伴头晕目眩，面色少华，四肢倦怠，腹胀便溏；舌淡苔薄，脉细无力。

［治法］补益心脾，养血安神。

［方药］归脾汤（人参、黄芪、白术、茯神、酸枣仁、龙眼肉、木香、炙甘草、当归、远志、生姜、大枣）。

④心肾不交

［主症］心烦不寐，入睡困难，心悸多梦。

［兼次症及舌脉］头晕耳鸣，腰膝酸软，潮热盗汗，五心烦热，咽干少津，男子遗精，女子月经不调；舌红少苔，脉细数。

［治法］滋阴降火，交通心肾。

［方药］六味地黄丸（熟地黄、山药、山茱萸、牡丹皮、泽泻、茯苓）合交泰丸（黄连、肉桂）。

⑤心胆气虚

［主症］虚烦不寐，胆怯心悸，触事易惊，终日惕惕。

［兼次症及舌脉］气短自汗，倦怠乏力；舌淡，脉弦细。

［治法］益气镇惊，安神定志。

［方药］安神定志丸（人参、石菖蒲、龙齿、茯苓、茯神、远志）合用酸枣仁汤（酸枣仁、知母、川芎、茯苓、甘草）。

2. 其他疗法

（1）中成药 ①天王补心丹，每次 1 丸，每日 2 次。适用于心阴不足，心肾不交所致失眠。②朱砂安神丸，每次 1 丸，每日 2 次，不宜久服。适用于心血不足，心火亢盛，心肾不交所致失眠。③柏子养心丸，每次 6g，每日 2 次。适用于心脾两虚失眠。

（2）单验方 ①酸枣仁 15g，炒香，捣为末，每晚临睡前服，温开水或竹叶煎汤调服。②炒酸枣仁 10g，麦冬 6g，远志 3g，水煎后，晚上临睡前顿服。③酸枣树根（连皮）30g，丹参 12g，水煎 1~2 小时，分 2 次，在午休及晚上临睡前各服 1 次，每日 1 剂。

（3）按摩 每晚睡前温水泡脚 30 分钟，揉双侧涌泉穴各 36 次。

【预防调护】

1. 本病证主因心神失舍所致。应注意消除患者顾虑和紧张情绪，劝其解除烦恼，使其树立信心配合治疗。

2. 积极帮助患者寻找失眠的相关因素，祛除不良影响，养成豁达乐观的生活态度。

3. 养成良好的生活习惯。早睡早起，按时作息，睡前宽衣解带。不吸烟，不饮浓茶、咖啡及酒等，不吃零食。

（周天寒　邓福忠　赖蕾　武紫晖　郑龙飞　申海滨

李燕萍　廖世英　黄姗　姚妤　赵斯静）

老年保健常用方 ◄◄◄

补益类

补阴

1. 六味地黄丸 （《小儿药证直诀》）

［组成］地黄 24g，山药 12g，茯苓 9g，牡丹皮 9g，泽泻 9g，山萸肉 12g。

［功用］滋阴补肾。

［主治］肾阴虚证。症见腰膝酸软，头晕目眩，耳聋耳鸣，盗汗，遗精，消渴，骨蒸潮热，手足心热，舌燥咽痛，牙齿动摇，足跟作痛，小便淋沥；舌红少苔，脉沉细弱。

［使用注意］本方是中医补肾阴的代表方。人体就像是一个水火共同体，肾阴是一身阴阳的根本，肾阴就类似于水，水少了，不能荣养人体，就会出现一系列虚损的表现，如腰膝酸软、头晕目眩、耳鸣耳聋；水少了，不能制约人体的火，就造成阳气偏亢，出现虚热，如盗汗、手足心热、骨蒸潮热等。所以本方一定是出现了肾阴虚证才能应用。

2. 百合固金汤 （《慎斋遗书》）

［组成］百合 12g，熟地黄 9g，生地黄 9g，当归身 9g，白芍 3g，甘草 3g，桔梗 3g，玄参 3g，贝母 9g，麦冬 9g。

［功用］滋肾保肺，止咳化痰。

［主治］肺肾阴亏，虚火上炎证。症见咳嗽气喘，痰中带血，咽喉燥痛，午后潮热；舌红少苔，脉细数。

［使用注意］本方主要是滋补肺肾之阴的代表方。以五行学说作为哲学指导构建起来的藏象学说认为，金能够生水，在五脏中，肺属金，肾属水，肺肾之阴具有相互资助和化生的关系，如果金水不能相生，就会导致肺肾阴虚的病证，从而产生虚火。火具有炎上的特点，因此在人体上部的肺首先受损，

出现肺功能失常，如咳嗽气喘、咽喉干燥、痰中带血等表现。因此本方的适应证，在肾阴虚的基础上要有肺阴虚的表现才能应用。

3. 益胃汤（《温病条辨》）

[组成] 沙参9g，麦冬15g，冰糖3g，细生地15g，玉竹5g。

[功用] 养阴益胃。

[主治] 胃阴损伤证。症见胃脘灼热隐痛，饥不能食，口干咽燥；舌红少苔，脉细数。

[使用注意] 本方的适应证为胃阴损伤。在人体当中，胃主要的功能是接受并容纳饮食物，只做初步的消化，并维持气的下行。胃喜滋润而厌恶干燥，因此在很多热性病的过程中会损伤人体的阴液，在运用泻下的治法后也容易出现阴液受损，最先出现胃阴受损，胃中产生虚火，胃功能失常，故而出现胃脘部的灼热疼痛，饥不能食。因此本方在使用中，要注意病位是在胃部。

补阳

肾气丸（《金匮要略》）

[组成] 熟地黄24g，山药12g，山茱萸12g，泽泻9g，茯苓9g，牡丹皮9g，桂枝3g，附子3g。

[功用] 温补肾阳。

[主治] 肾阳不足证。症见腰痛脚软，身半以下常有冷感，少腹拘急，小便不利，夜尿多；舌淡而胖，脉虚弱，脉迟沉细。

[使用注意] 在人体当中，肾中的阳气是人体阳气的根本，就像自然界的太阳一般，如果肾中阳气不足，就像冬天一样，人体就会感觉到各种寒冷。因此本证通常都会出现四肢的冰凉，甚至腰部和膝盖都是冷的。中医学认为腰为肾之府，因此肾病多伴有腰痛，阳气不足后，人体的津液不能正常地被气化，利用的效率下降，因此表现出小便多或者小便不利，到了晚上更严重，多表现出夜尿多。因此本方就是增强肾阳的一首代表方，给人体增加热量。

补气

1. 四君子汤（《太平惠民和剂局方》）

[组成] 人参9g，白术9g，茯苓9g，炙甘草9g。

[功用] 益气健脾。

[主治] 脾胃气虚证。症见面色萎白，语音低微，气短乏力，食少便溏；舌淡苔白，脉细弱。

[使用注意] 气是人体当中运行很快的一种精微物质，推动人体实现各种变化，集中代表了人体的各种功能。本方的适应证是脾胃气虚。人体吃进去

的饮食物虽然存在于胃、小肠和大肠中。胃把吃进去的食物进行初步的消化，这只是初步加工。进入小肠后，小肠会把饮食物分成两类：一类是人体可以吸收利用的，我们称之为水谷精微；另一类是无法吸收利用的，只能排出体外，我们称之为浊液。精微物质虽然在胃和小肠中产生，但是整个产生的过程和精微物质的输送都需要在脾的运化的帮助作用下实现，脾要把这些精微物质输送到心肺，从而化生气血满足人体的需要。在本证中，脾胃之气虚弱，所以消化功能出现问题，气血化生不足，所以才饮食减少，大便稀溏，进而出现气血虚弱的表现，如面色萎白，说话声音低微，气短乏力等。

2. 玉屏风散（《丹溪心法》）

［组成］防风 10g，黄芪 20g，白术 20g。

［功用］益气固表止汗。

［主治］表虚自汗证。症见自汗恶风，面色萎白；舌淡苔白，脉浮缓。以及虚人易感风邪者。

［使用注意］本方是治疗气虚自汗及气虚之人经常感冒的常用方，人体之所以能够适应外界的环境变化，而不至于经常感冒，是因为人体有一种气叫卫气，他们主要分布在周身体表，起到保护人体的作用，另外还可以防止人体的精华物质外泄，比如血液、津液、精液等。本方所主治的病证就是卫气虚弱，不能保护人体，人体的精华物质也趁此外泄，所以才有多汗、怕风的表现及经常感冒。本方对提高人体正气，增强抗病能力具有很好的治疗效果。

补血

四物汤（《仙授理伤续断秘方》）

［组成］熟地黄 12g，当归 12g，川芎 12g，白芍 12g。

［功用］补血，活血，调经。

［主治］营血虚滞证。症见心悸失眠，头晕目眩，面色无华，唇爪色淡；舌淡，脉细弦或细涩。

［使用注意］本方是治疗血虚证的代表方剂，不仅可以补血，还可以活血。血液是人体的精华物质之一，具有滋养全身的作用，并且和神志活动密切相关，是神志活动的主要物质基础。在人体当中，心脏与血液的关系最为密切，因此血虚之时，心脏很容易受影响，血虚后心体失养，所以心跳加速，出现心悸；心神失养，会出现失眠、头晕目眩等。除了心体失养，还可看到周身失养的表现，因血为红色，缺血后会出现各种发白的表现，如面色白、唇色淡白、舌淡白、脉细等。本方就是针对血虚证的代表性方剂。

活血化瘀类

1. 补阳还五汤（《医林改错》）

［组成］黄芪 30g，当归 6g，赤芍 5g，地龙 3g，川芎 3g，桃仁 3g，红花 3g。

［功用］补气，活血，通络。

［主治］中风后遗症。症见半身不遂，口角㖞歪斜，语言不利，口角流涎，小便频数或遗尿；舌暗淡，苔白，脉缓。

［使用注意］本方为治疗中风后遗症期的代表方剂。中风后期，多是人体正气亏虚，由于气虚不能行血，所以血脉中的血液瘀滞才形成。因此本方用大剂量补气的黄芪补充亏损的气，再加小剂量行血的药物，构成了补气行血的代表方。

2. 血府逐瘀汤（《医林改错》）

［组成］桃仁 12g，红花 9g，当归 9g，生地黄 9g，川芎 5g，赤芍 6g，牛膝 9g，桔梗 5g，柴胡 3g，枳壳 6g，甘草 6g。

［功用］活血祛瘀，行气止痛。

［主治］胸中血瘀证。症见胸痛、头痛日久，痛如针刺而有定处，或呃逆日久不止，或内热烦闷，或心悸失眠，急躁易怒，口唇暗，或两目暗黑；舌暗红或有瘀斑，脉涩或弦紧。

［使用注意］本方名中"血府"指的是人体的胸中，主要治疗的是胸部有瘀血，中医认为"不通则痛"，所以本方针对的主要症状为胸痛，病变发生的主要脏器应为心脏，口唇暗、两目暗黑或舌头有瘀斑均为瘀血的征象。瘀血日久会阻滞人体气机，气郁日久化热，热邪最易扰乱心神，所以会出现内热烦躁、急躁易怒等症状。所以本方治疗的病证主要病位在胸部，主要病理变化为瘀血阻滞气机。

3. 丹参饮（《时方歌括》）

［组成］丹参 30g，檀香 5g，砂仁 5g。

［功用］活血祛瘀，行气止痛。

［主治］血瘀气滞之心胃诸痛。症见胸痛胸闷，脘痛兼胀；脉弦。

［使用注意］本方也是活血化瘀的名方，对于血瘀气滞的心胃疼痛有良效。对于瘀血所导致的心胃诸痛有很好的疗效。

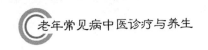

祛痰类

1. 半夏白术天麻汤（《医学心悟》）

［组成］半夏9g，天麻6g，茯苓6g，橘红6g，白术15g，甘草3g。

［功用］燥湿化痰，平肝息风。

［主治］风痰上扰证。症见眩晕头痛，胸闷呕恶；舌苔白腻，脉弦滑等。

［使用注意］本方主治证为风痰上扰，主要的病变脏腑在于人体的脾和肝。在人体当中，脾主要就是一个气血津液的加工厂和物流中心，脾气虚弱了，人体喝进去的水不能正常地加工并输送到全身，就会导致痰的形成，这个痰就是人体的津液代谢失常的产物。另外又有肝气疏泄失常导致的肝风，肝风带着痰就会影响人体的清窍，所以出现眩晕头痛，痰液也会影响人体之气的运行，所以出现胸闷、恶心、呕吐、舌苔白腻等痰浊内停的症状。

2. 苓甘五味姜辛汤（《金匮要略》）

［组成］茯苓12g，甘草9g，干姜9g，细辛5g，五味子5g。

［功用］温肺化饮。

［主治］寒痰或寒饮证。症见咳嗽，咳痰量多，清稀色白，胸膈不快；舌苔白滑，脉弦滑。

［使用注意］本方主治病证为寒痰或寒饮，因此有两个要点，一个是寒，一个是痰饮。痰饮是津液代谢失常的产物，主要发生的脏腑在脾，由于有寒，所以一般都会有怕冷、不敢吃凉的东西、吃了凉的食物容易拉肚子的表现，由于平素脾胃虚寒的体质在，大量的水湿就形成了痰或者饮，邪气会影响到肺，从肺外排，所以患者主要表现在肺，表现出来的就是咳嗽，清稀色白的痰液非常多，并且有胸膈部的不适，这是典型的寒痰或寒饮停肺的表现。如果是黄痰比较多，千万不能应用本方治疗。

3. 二陈汤（《太平惠民和剂局方》）

［组成］半夏15g，橘红15g，茯苓9g，甘草4.5g。

［功用］燥湿化痰，理气和中。

［主治］湿痰证。症见咳嗽痰多，色白易咳，胸膈痞闷，恶心呕吐，肢体倦怠，不欲饮食或头晕心悸；舌苔白腻，脉滑。

［使用注意］本方和上面介绍的苓甘五味姜辛汤有类似之处，都是痰湿比较多，只是本方主要的表现除了肺部症状外，还有脾胃运化功能即人体消化

功能下降的症状，如恶心呕吐、不想吃饭，进而出现肢体乏力的症状。这是和上方在应用方面的区别。

4. 清气化痰丸（《医方考》）

［组成］陈皮 6g，杏仁 6g，枳实 6g，黄芩 6g，瓜蒌仁 6g，茯苓 6g，胆南星 9g，制半夏 9g。

［功用］清热化痰，理气止咳。

［主治］热痰证。症见咳嗽，痰稠色黄，咳之不爽，胸膈痞闷，甚则气急呕恶；舌质红，苔黄腻，脉滑数。

［使用注意］本方也是治疗痰证的主要方剂之一，但是要注意，这个痰一定要是黄痰，舌质要是红的，舌苔也是黄的，提示是热痰。痰液在热邪煎熬之后，会非常黏稠，所以和寒痰不同的是，这种痰很难咳出，另外它阻滞人体气机的症状也比较重，如胸膈痞闷、呼吸急促等。本方在使用中关键是要判断是热痰，痰色要是黄色的。

温里类

1. 当归四逆汤（《伤寒论》）

［组成］当归 12g，桂枝 9g，芍药 9g，通草 9g，大枣 8 枚，细辛 3g，炙甘草 6g。

［功用］温经散寒，养血通脉。

［主治］血虚寒厥证。症见手足厥寒，口不渴，或股、腿、足、臂、手冷痛；舌淡苔白，脉细欲绝或沉细。

［使用注意］本方主治病证为平素血虚的患者，感受寒邪之后出现的四肢逆冷的病证，或者在人体各个关节部位出现疼痛。这里的血虚是一种体质，是一种长期的身体状况，人体血脉中的血液就像是河流中的水流一样，水量少的河流，在气温低的情况下容易结冰，人体也是如此，血液少的就容易受寒，受寒后，血液运行不畅，就会出现手脚冰凉，甚至产生身体各个部位的疼痛。本方既能养血，又能散寒通脉。

2. 理中丸（《伤寒论》）

［组成］干姜 10g，人参 10g，白术 10g，炙甘草 10g。

［功用］温中祛寒，补益脾胃。

［主治］①脾胃虚寒证。症见脘腹疼痛，喜温喜按，畏寒肢冷，食少纳呆，或呕吐，自利不渴；舌淡苔白润，脉沉细或沉迟无力。②阳虚失血证。

症见便血、吐血、衄血或崩漏等；血色暗淡，质清稀。③脾胃虚寒所致的胸痹，或病后多涎唾。

[使用注意] 本方主治病证为脾胃虚寒，主要临床表现为消化系统的问题，因脾胃阳气不足，所以虚寒内生，就像是在长期的阴雨天中人感到寒冷一样，所以就出现畏寒肢冷的症状，因寒性凝滞，所以出现胃脘部疼痛，但是这种疼痛有其典型的特点，喜欢温热，喜欢按揉，在人体中脾胃负责消化和转运饮食物，阳气虚了，功能下降，所以出现食少纳呆，甚至呕吐、下利，以上是脾胃虚寒的表现。人体中血液的运行除了需要推动力，还需要固摄力，此力主要由脾气所统摄，脾阳虚，不能统血，就会产生各种出血病证，如便血、吐血等。寒痹和病后多涎唾的产生，也是由于脾胃虚寒所导致，故此方也可以用于治疗这两种病证。

3. 吴茱萸汤（《伤寒论》）

[组成] 吴茱萸 9g，生姜 18g，人参 9g，大枣 4 枚。

[功用] 温中补虚，降逆止呕。

[主治] 肝胃虚寒，浊阴上逆证。症见食后欲呕，胸膈满闷，胃脘疼痛，吞酸嘈杂；颠顶头痛，干呕，吐涎沫；苔滑，脉沉弦或迟。

[使用注意] 本方主治病证为肝胃虚寒，浊阴上逆。胃主要的功能是接受饮食物，并对饮食做初步的消化，转化成食糜。在人体当中，胃气主要是维持通降的状态。本证主要是因为胃中虚寒，受纳功能下降，所以出现饮食后欲呕吐的症状；胃虚寒之后，其维持通降的能力下降，人体消化过程中产生的浊邪上逆，所以出现胸膈满闷、胃脘疼痛、吞酸嘈杂；因本证中肝也虚寒，所以浊阴之邪循肝经而上达颠顶，故出现颠顶头痛。

4. 四逆汤（《伤寒论》）

[组成] 炮附子 10g，干姜 6g，炙甘草 6g。

[功用] 回阳救逆。

[主治] 少阴病心肾阳衰，阴寒内盛证。四肢逆冷，恶寒蜷卧，面色苍白，神疲欲寐，腹痛下利，呕吐不渴；舌苔白滑，脉微细。

[使用注意] 本方主治病证为临床的危重症。人体中，心为五脏六腑之大主，肾中阴阳为一身阴阳之根本，一旦心肾阳气虚衰，就动摇了人体的根本，病情都较重。本方就是由于心阳不足，故精神衰疲，时时想要睡觉一般；肾阳不足，所以四肢逆冷，此种冷可过肘膝，恶寒蜷卧；因阳气不足，无力行血，故面色苍白；肾阳为一身阴阳的根本，一身的阳气都需要靠肾阳温煦，火不暖中焦脾土，故脾胃虚寒，症状有腹痛下利、呕吐不渴。

祛湿类

1. 平胃散（《太平惠民和剂局方》）

[组成] 苍术 15g，厚朴 9g，陈皮 9g，甘草 6g。

[功用] 燥湿运脾，行气和胃。

[主治] 湿滞脾胃证。症见脘腹胀满，不思饮食，恶心呕吐，嗳气吞酸，倦怠嗜卧，大便溏薄；舌苔白腻而厚，脉缓。

[使用注意] 本方主治病证为湿滞脾胃。湿是一种致病因素，在人体中，正常的能够被人体利用的水液都属于津液，一旦出现了不能被人体利用的津液就是湿邪，它能够阻滞气的运行，所以出现脘腹胀满；还会影响正常的气的运行，如影响到胃，造成胃气上逆，所以出现恶心呕吐、嗳气；湿邪下注，所以大便溏薄，不成形。体内有湿浊会出现一种常见舌象，就是很厚的白色的舌苔，这种舌象提示体内有湿浊。很多慢性胃肠炎、消化不良的患者会出现这种舌象。

2. 藿香正气散（《太平惠民和剂局方》）

[组成] 大腹皮 5g，白芷 5g，紫苏 5g，茯苓 5g，半夏曲 10g，白术 10g，陈皮 10g，姜制厚朴 10g，桔梗 10g，藿香 15g，炙甘草 12g。

[功用] 解表化湿，理气和中。

[主治] 外感风寒，内伤湿滞证。症见恶寒发热，头痛，脘闷食少，霍乱吐泻，腹胀腹痛；舌苔白腻，脉浮或濡缓。

[使用注意] 本方所治病证是一种表里同病的情况，所以在临床表现上既有恶寒发热、头痛这些表证的症状，也有由于内伤湿滞导致的消化系统的问题，如胃脘部胀闷、上吐下泻等表现。由于内湿比较重，所以舌象也是白腻苔。

3. 八正散（《太平惠民和剂局方》）

[组成] 车前子 10g，瞿麦 10g，萹蓄 10g，滑石 10g，山栀子 10g，炙甘草 10g，木通 5g，大黄 5g。

[功用] 清热泻火，利水通淋。

[主治] 湿热淋证。症见尿频尿急，尿时涩痛，淋沥不畅，尿色浑赤，甚则癃闭不通，小腹急满，口燥咽干；舌苔黄腻，脉滑数。

[使用注意] 本方主治淋证。淋证是以小便频数，淋沥刺痛为主要表现的病证，西医学的急性膀胱炎、尿道炎、急性前列腺炎多属于淋证范畴。在人

体中，膀胱的主要功能是贮存和排泄尿液，本方所治病证为湿热之邪蕴结于膀胱之中，所以表现出水道不利的症状，如尿频尿急、尿时涩痛、淋沥不畅；湿热阻滞日久，可出现严重的排尿困难，小便点滴而出，甚至小便闭塞不通的癃闭，同时出现小腹部急满。由于体内是湿热之邪，故舌苔黄腻。

4. 五苓散（《伤寒论》）

[组成] 猪苓 9g，泽泻 15g，白术 9g，茯苓 9g，桂枝 6g。

[功用] 利水渗湿，温阳化气。

[主治] ①蓄水证。症见小便不利，头痛微热，烦渴欲饮，甚则入水即吐；舌苔白，脉浮。②水湿内停。症见水肿，泄泻，小便不利，以及霍乱。③痰饮内停。症见脐下动悸，吐涎沫而头眩，或短气而咳。

[使用注意] 本方是治疗感受表邪之后，人体肌表和膀胱同时为患的病证。人体中膀胱主要的作用是储蓄和排泄尿液，此时肌表有邪，所以出现头痛、微发热、脉浮的表证，另外邪气也进入膀胱，造成膀胱功能失常，出现小便不利，小便是人体排泄废液的主要途径之一，小便不利则出路阻断，故水入即吐，水湿外溢则水肿、泄泻。故本方是温阳化气以利水的代表方剂。

5. 真武汤（《伤寒论》）

[组成] 茯苓 9g，芍药 9g，白术 6g，生姜 9g，附子 9g。

[功用] 温阳利水。

[主治] 脾肾阳虚水泛证。症见小便不利，四肢沉重，甚则腰以下浮肿，畏寒肢冷，或腹痛下利；舌质淡胖，苔白滑，脉沉。

[使用注意] 人体当中，和水液代谢密切相关的脏腑主要是脾和肾，肾主水，总管津液代谢，脾主运化津液。在人体脾肾阳虚的影响下，全身的津液不能正常代谢，故出现小便不利、四肢沉重、下肢浮肿或下利等水湿内停的表现；阳气虚损，温煦的作用失常，故出现了畏寒肢冷。因此，本方针对的是阳虚后导致的水湿内停。

6. 独活寄生汤（《备急千金要方》）

[组成] 独活 9g，桑寄生 6g，杜仲 6g，牛膝 6g，细辛 6g，秦艽 6g，茯苓 6g，肉桂 6g，防风 6g，川芎 6g，人参 6g，甘草 6g，当归 6g，芍药 6g，干地黄 6g。

[功用] 祛风湿，止痹痛，益肝肾，补气血。

[主治] 肝肾两虚，气血不足之痹证。症见腰膝关节疼痛，屈伸不利，或麻木不仁，畏寒喜温，心悸气短；舌苔薄白，脉细弱。

[使用注意] 本方主治病证为中医学的痹证，对应于西医学，主要是慢性风湿性关节炎、慢性腰腿痛等肢体关节类疼痛病症。"痹"就是阻痹不通的意思，主要是风、寒、湿三种邪气阻滞气血所导致，但是由于老年人正气日减，

因此一般都伴有正气的亏损。气血不足故心悸气短、脉细弱；年老后阳气不足，故关节疼痛，多畏寒喜温。因此本方是调治老年性关节类疼痛的常用方。

固涩类

1. 牡蛎散（《太平惠民和剂局方》）

［组成］黄芪10g，麻黄根10g，煅牡蛎10g，小麦10g。

［功用］益气固表，敛阴止汗。

［主治］自汗盗汗。症见身常汗出，夜卧尤甚，久而不止，心悸惊惕，短气烦倦；舌淡红，脉细弱。

［使用注意］本方主治病证多因人体卫气减少所致，卫气主要作用之一就是保护人体的阴津不外泄，由于卫气主要行于脉外，相对于行于脉中的血液，它属阳，所以也叫卫阳，本方主治病证就是由于卫气减少，所以表现出经常自汗。汗为心之液，又是气的载体，所以久汗以后伤心，故出现心悸惊惕等表现。本方可收益气固表、敛阴止汗之功效。

2. 真人养脏汤（《太平惠民和剂局方》）

［组成］人参6g，当归6g，白术6g，煨肉豆蔻5g，肉桂8g，炙甘草8g，白芍16g，木香14g，诃子12g，蜜炙罂粟壳10g。

［功用］涩肠固脱，温补脾肾。

［主治］脾肾虚寒，久泻久痢证。症见大便滑脱不禁，泻利无度，甚则脱肛坠下，日夜无度，脐腹冷痛，喜温喜按，倦怠食少；舌淡苔白，脉沉细。

［使用注意］本方是治疗因脾肾虚寒，固摄无力，导致久泄久痢的代表方。中医学认为脾主运化，肾开窍于二阴，因此大便的正常排泄与脾和肾均有密切关系。本方所治病证就是因为脾肾虚寒，气的固摄作用下降，所以导致大便滑脱不禁，泻利无度；脾气下陷，导致肛门重坠。由于整体是虚寒病证，所以患者也有脐腹冷痛，喜温喜按等虚寒的表现。本方治疗病证以虚寒为本，当以温补为调治核心，但由于已出现滑脱不禁的表现，必须以固涩之法先治其标。

3. 四神丸（《内科摘要》）

［组成］肉豆蔻10g，补骨脂20g，五味子10g，吴茱萸5g。

［功用］温肾暖脾，固肠止泻。

［主治］脾肾虚寒之五更泄泻。症见五更泄泻，或久泄不愈，不思饮食，腹痛喜温，腰酸肢冷，神疲乏力；舌淡苔白，脉沉迟无力。

［使用注意］本方也是治疗泄泻的常用方剂，但是本方治疗泄泻有特点，是在五更时，现代时间是早上3~5点，泛指黎明之前一段时间，这个时候患者就会泄泻。中医学又称这种泄泻为"肾泄""鸡鸣泻"，多是由于肾阳亏虚，火不暖土，导致脾运化功能失常，在五更时，体内阴气极盛，此时脾土失去温煦，水谷杂下，故出现有明显发作时间的五更泻，其余症状均为阳气虚、阴寒内盛的表现。

4. 桑螵蛸散（《本草衍义》）

［组成］桑螵蛸6g，远志6g，菖蒲6g，龙骨6g，人参6g，茯神6g，当归6g，龟甲6g。

［功用］调补心肾，涩精止遗。

［主治］心肾两虚证。症见小便频数，或尿如米泔色，或遗尿，心神恍惚，健忘；舌淡苔白，脉细弱。

［使用注意］本方主治病证涉及心肾两脏，中医学认为心在上，心火宜下降于肾，使肾水不寒；肾位于下，肾水宜升，制约心火，使其不亢。心肾这种彼此交通、相互协调的关系，称为"心肾相交"。本方所治病证就是心肾这种相交状态被打破的后果，尿液的排泄本由膀胱所司，但其功能其实是被肾所主，肾虚后膀胱失约，而出现小便频数，甚至遗尿。肾虚精亏，水火不济，心神失养，故心神恍惚、健忘。

安神类

1. 朱砂安神丸（《医学发明》）

［组成］朱砂0.1g（药汁冲服），黄连6g，生地黄5g，炙甘草10g，当归5g。

［功用］镇心安神，清热养血。

［主治］心火亢盛，阴血不足证。症见心神烦乱，失眠多梦，惊悸怔忡，胸中烦热；舌红，脉细数。

［使用注意］本方主治病证的病机为心火亢盛，阴血不足。中医学认为心主藏神，心主血脉，火热之邪容易扰乱心神，故心火亢盛，出现心神烦乱、失眠多梦等心神被扰的表现。心火日久，耗伤阴血，故出现心体失养的心悸怔忡等表现。脉细数为血虚兼里热的表现。

2. 天王补心丹（《摄生秘剖》）

［组成］酸枣仁20g，柏子仁20g，炒当归20g，天门冬20g，麦门冬20g，生

地黄 40g，人参 5g，丹参 5g，玄参 5g，白茯苓 5g，五味子 5g，远志 5g，桔梗 5g。

［功用］滋阴养血，补心安神。

［主治］阴虚血少，心志不安证。症见心悸怔忡，虚烦失眠，神疲健忘，或梦遗，手足心热，口舌生疮，大便干燥；舌红少苔，脉细数。

［使用注意］本方主治心血虚证。由于血液是神志活动的主要物质基础，心主神志，因此在血液虚损的情况下，最容易出现心神失养的问题，如心悸怔忡、虚烦失眠、神疲健忘等。血液是人体阴液的重要组成部分，阴虚之后生内热，故出现手足心热、口舌生疮、大便干燥、脉细数等虚热内扰的表现。

泻下类

1. 麻子仁丸（《伤寒论》）

［组成］麻子仁 10g，白芍 10g，枳实 10g，大黄 3g，厚朴 10g，杏仁 5g，蜂蜜 10g。

［功用］润肠泄热，行气通便。

［主治］肠胃燥热之便秘证。症见大便秘结，小便频数；苔微黄，脉细涩。

［使用注意］本方主治病证为胃肠中有燥热，津液被伤，造成大便秘结。但是方中既有攻下药物，又有润肠药物，攻润结合，下不伤正，因此是一首缓下之剂，对于习惯性便秘、老人胃肠燥热型便秘有很好的治疗效果。

2. 济川煎（《景岳全书》）

［组成］当归 10g，牛膝 6g，肉苁蓉 10g，泽泻 5g，升麻 3g，枳壳 3g。

［功用］温肾益精，润肠通便。

［主治］肾虚便秘证。症见大便秘结，小便清长，腰膝酸软，头目眩晕；舌淡苔白，脉沉迟。

［使用注意］本方是治疗肾虚便秘的代表方剂。肾主司二便，大肠传导糟粕需要在肾气的推动作用下完成。因此本方治疗病证**不仅有大便秘结的症状，还有肾虚的表现，如腰膝酸软、小便清长、头目眩晕等。**

消食类

1. 保和丸（《丹溪心法》）

［组成］山楂 10g，神曲 10g，茯苓 10g，半夏 8g，连翘 5g，陈皮 5g，莱

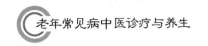

菔子 5g。

［功用］ 消食和胃。

［主治］ 食积内停证。症见脘腹痞满胀痛，嗳腐吞酸，恶食呕逆；舌苔厚腻，脉滑。

［使用注意］本方治疗病证，属于饮食所伤，食积内停，多见于暴饮暴食、饮食不节之后。脾胃整体负责人体饮食物的消化吸收，有用的营养物质，在脾的作用下输送至心肺，不能被人体吸收的糟粕，在胃的降浊作用下排出体外。在突然的暴饮暴食情况下，脾胃受损，脾胃升降失常，出现浊气上逆表现，如嗳腐吞酸、不欲饮食、呕恶等。中焦气机壅滞，所以脘腹痞满胀痛。本方治消食为主，属于中医祛邪类方剂，所以不宜久服。

2. 健脾丸 （《证治准绳》）

［组成］ 炒白术 15g，木香 5g，黄连 5g，甘草 5g，茯苓 10g，人参 8g，神曲 5g，麦芽 5g，陈皮 5g，砂仁 5g，山楂 5g，山药 5g，肉豆蔻 5g。

［功用］ 健脾和胃，消食止泻。

［主治］ 脾虚食积证。症见脘腹痞闷胀满，食少难消，倦怠乏力，大便溏薄，舌苔白腻或微黄，脉虚弱。

［使用注意］ 本方是一首攻补兼施的方剂，针对的病证是由于脾气虚弱造成的食积。脘腹痞闷胀满就是由于食积阻滞了中焦气机，脾气虚弱，运化作用下降，故食少、消化能力下降，继而又导致气血产生不足，故出现倦怠乏力、脉虚弱等气虚表现。本方药物由补脾和消食药物共同组成，因此对于单纯的食积病证不宜使用。

（郑龙飞）

老年保健经典古籍选文 ◀◀◀

《养生秘旨》节选

作者：（清）马 齐

养生铭

怒甚偏伤气，思多太损神。神疲心易役，气弱病来侵。勿使悲欢极，常令饮食均。再三防夜醉，第一戒晨嗔。亥寝鸣云鼓：晨兴漱玉津，妖神难犯己，精气自全身。若要无诸病，常当节五辛。安神宜悦乐，惜气保和纯。寿夭休论命，修行在本人。若能遵此理，平地可朝真。

却病十法

静坐观空，觉四大原从假合，一也。烦恼现前，以死譬之，二也。常将不如吾者强自宽解，三也。造物劳我以形，遇病稍闲反生庆幸，四也。宿业现逢不可逃避，欢喜领受，五也。家室和睦，无交谪之言，六也。众生各有病根，常自观察克治，七也。风露谨防，嗜欲淡泊，八也。饮食宁节毋多，起居务适毋强，九也。觅高明亲友，讲开怀出世之谈，十也。

八段导引法

八段导引法亦可却病，又名八段锦。

闭目冥心坐，握固静思神。

闭目冥心，总以求静。坐法以左脚后跟曲顶肾根下动处，不令精窍漏泄，谓之握固。

叩齿三十六，两手抱昆仑。

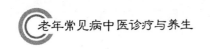

头面谓之昆仑。又两手向顶后，数九息，勿令耳闻。

左右鸣天鼓，二十四度闻。

移两手心掩两耳，先以第二指压中指，弹击脑后，左右各二十四次。

微摆撼天柱。

摇头左右顾，肩膊转动，二十四次。

赤龙搅水精。

赤龙者，舌也。以舌搅口齿并左右颊，待口中津生。

漱津三十六，神水满口匀；一口分三咽，龙行虎自奔。

液为龙，气为虎。

闭气搓手热。

以鼻引清气，闭之少顷，搓手甚急，令热极，鼻中乃徐徐放出气。

背摩后精门。

精门者，腰后外肾也。合手心摩毕，收手握固。

尽此一口气，想火烧脐轮。

闭口气，想用心火下烧丹田，觉热极，即用后法，丹田在脐轮下一寸三分。

左右辘轳转，两脚放舒伸。

俯首摆撼两肩三十六次，后将两脚放开舒直。

叉手双虚托，低头攀足频。

先叉手相交，向上托空三次，后以两手向前攀脚心十二次，乃收足端坐。

以候逆水上。

喉中津液生，如未生，再用搅水法。

再漱再吞津；如此三度毕，神水九次吞。

谓再漱三十六，如前口分咽，乃为九也。

咽下汩汩响，百脉自调匀；河车搬运讫，发火遍烧身。

摆肩并身二十四，及再转辘轳二十四次，想丹田火自下而上遍烧身体，想时口鼻皆闭气少顷。

邪魔不敢近，梦寐不能昏；寒暑不能入，灾病不能侵。

子后午前作，造化合乾坤；循环次第转，八卦是良因。

法于甲子日夜半子时起，首行时，口中不得出气，唯鼻中微微放清气，每日子后午首各行一次。然此修仙家能也，凡人事忙，不必拘定，但一日之中得身闲心静处，便是下手所在，多寡随行可也。

日用经

饮食有节，脾土不泄。调息寡言，肺金自全。动静以敬，心火自定。宠辱不惊，肝木以宁。恬然无欲，肾水自足。

擦涌泉穴令腰足轻快法

每日趺坐，两足相向，闭目握固，缩谷道，一手扳足趾，一手擦摩足心，至极妙，少息、再行，日五六度，能令步履轻捷。昔欧恩忠晚年患足疮，痛不可忍，得此法，用之三日而愈。盖此穴在足心，湿气皆从此入也。

睡诀

卧时必须蜷足、侧睡，以敛其形，若仰卧则神荡矣。

四大忌

一年之忌，不可过劳、大怒；一月之忌，不可大醉；一日之忌，不可过饱；终身之忌，不可清晨时常受气。

四少诀

口中要言少，心头要事少，肚里要食少，晚间要睡少。

《养生导引秘籍》节选

作者：（明）胡文焕

教诫篇第一

《神农经》曰：食谷者智能聪明，食石者肥泽不老（谓炼五石也），食芝者延年不死，食元气者地不能埋、天不能杀。是故食药者，与天相翼日月并列。《混元道经》曰：谷神不死（河上公曰：谷，养也，能养神则不死。神为五脏之神。肝藏魂，肺藏魄，心藏神，肾藏精，脾藏志。五脏尽伤则五神去），是谓玄牝（言不死之道在于玄牝。玄，天地，天于人为鼻；牝，地也，地于人为口。天食人以五气，从鼻入，藏于心。五气清微，为精神、聪明、音声、五性。其鬼曰魂，魂者雄也，出入人鼻与天通，故鼻为玄也。地食人以五味，从口入藏于胃。五味浊滞，为形骸、骨肉、血脉、六情。其鬼曰魄，魄者雌也，出入于口与地通，故口为牝也）。玄牝之门，是谓天地根（根，原也。言鼻口之门，乃是天地之元气所从往来也）。绵绵若存（鼻口呼吸喘息当绵绵微妙，若可存复，若无有也），用之不勤（用气当宽舒，不当急疾勤劳）。《混元道德经》曰：出生（谓情欲出于五内。魂定魄静，故生也）入死（谓情欲入于胸臆。精散神惑，故死也），生之徒十有三，死之徒十有三（言生死之类，各十有三，谓之九窍而四关也。其生也，目不妄视，耳不妄听，鼻不妄嗅，口不妄言，手不妄持，足不妄行，精不妄施；其死也，反是）。人之生也，动皆之死地十有三（人欲求生动作，反之十有三之死地）。夫何故？以其求生之浓也（所以动之死地者，以其求生之活之太浓也。远道反天，妄行失纪）。盖闻善摄生者，陆行不遇兕虎，入军不被甲兵，兕无所投其角，虎无所措其爪，兵无所容其刃。夫何故？以其无死地（以其不犯上十有三之死地也）。

《庄子·养生篇》曰：吾生也有涯（向秀曰：生之所禀，各有极也），而智也无涯（稽康曰：夫不虑而欲，性之动也；识而发感，智之用也。性动者，遇物而当足则无余，智从感不求倦而不已。故世之所患，恒在于智困，不在于性动也）。以有涯随无涯，殆已（郭象曰：以有限之性，寻无趣之智，安得而不困哉）！已而为智者，殆而已矣（向秀曰：已困于智矣，又为智以救之者，又殆矣）。庄子曰：达生之情者，不务生之所无以为（向秀曰：生之所无以为者，分外物也。张湛曰：生理自全为分外，所为此，是以有涯随无涯也）。达命之情者，不务智之所无奈何（向秀曰：命尽而死者是。张湛曰：乘生顺之理，穷所禀分，岂智所知何也）。

《列子》曰：少不勤行，壮不竞时，长而安贫，老而寡欲。闲心荣形，养生之方也。《列子》曰：一体之盈虚消息，皆通于天地，应于万类（张湛曰：人与阴阳通气）。和之于始，和之于终。静神灭想，生之道也（始终和则神志不散）。

《混元妙真经》曰：人常失道，非道失人。人常去生，非生去人。故养生者，慎勿失道；为道者，慎勿失生。使道与生相守，生与道相保。《黄老经玄示》曰：天道施化，与万物无穷。人道施化，形神消亡。转神施精，精竭故衰，形本生精，精生于神。不以生施，故能与天合德；不与神化，故能与道同式。《玄示》曰：以形化者，尸解之类，神与形离，二者不俱，遂象飞鸟，入海为蛤而随季秋阴阳之气。以气化者，生可冀也；以形化者，甚可畏也。严君平《老子指归》曰：游心于虚静，结志于微妙，委虑于无欲，归计于无为。故能达生延命，与道为久。《大有经》曰：或疑者云，始同起于无外，终受气于阴阳，载形魄于天地，资生长于食息。而有愚有智、有强有弱、有寿有夭。天耶人耶？解者曰：夫形生愚智，天也；强弱寿夭，人也。天道自然，人道自己。始而胎气充实，生而乳食有余，长而滋味不足，壮而声色有节者，强而寿；始而胎气虚耗，生而乳食不足，长而滋味有余，壮而声色自放者，弱而夭。生长全足，加之导养，年未可量。《道机》曰：人生而命有长短者，非自然也，皆由将身不谨，饮食过差，淫泆无度，忤逆阴阳，魂神不守，精竭命衰，百病萌生，故不终其寿。《河图帝视萌》曰：侮天时者，凶；顺天时者，吉。春夏乐山高处，秋冬居卑深藏，吉利多福，寿考无穷。《洛书·宝予命》曰：古人治病之方，和以醴泉，润以元气，药不辛不苦，甘甜多味。常能服之，津流五脏，系在心肺，终身无患。《孔子家语》曰：食肉者勇敢而悍（虎野狼之类），食气者神明而寿（仙人、灵龟是也），食谷者智能而夭（人也），不食者不死而神（直任喘息而无思虑）。

传曰：杂食者，百病妖邪所钟，所食愈少，心愈开，年愈益。所食愈多，心愈塞，年愈损焉。太史公司马谈曰：夫神者生之本，形者生之具也。神大用则竭，形大劳则毙。神形早衰，欲与天地长久，非所闻也。故人所以生者，神也；神之所托者，形也。神形离别则死，死者不可复生，离者不可复返。故乃圣人重之。夫养生之道，有都领大归，未能具其会者，但思每与俗反，则暗践胜辙，获过半之功矣。有心之徒，可不察欤？《小有经》曰：少思、少念、少欲、少事、少语、少笑、少愁、少乐、少喜、少怒、少好、少恶。行此十二少，养生之都契也。多思则神殆，多念则志散，多欲则损志，多事则形疲，多语则气争，多笑则伤脏，多愁则心慑，多乐则意溢，多喜则忘错昏乱，多怒则百脉不定，多好则专迷不治，多恶则憔煎无欢。此十二多不除，丧生之本也。无多者，几乎真人。大计奢懒者寿，悭勤者夭，放散钢吝之异也。田夫寿，膏粱夭，嗜欲少多之验也。处士少疾，游子多患，事务繁简之殊也。故俗人竞利，道士罕营。

胡昭曰：目不欲视不正之色，耳不欲听丑秽之言，鼻不欲向膻腥之气，口不欲尝毒刺之味，心不欲谋欺诈之事，此辱神损寿。又居常而叹息，晨夜而吟啸，干正来邪也。夫常人不得无欲，又复不得无事。但当和心少念，静身捐虑，先去乱神犯性，此则啬神之一术也。《黄庭经》曰：玉池清水灌灵根，审能修之可长存。名曰饮食自然。自然者，则是华池；华池者，口中唾也。呼吸如法咽之，则不饥也。《老君尹氏内解》曰：唾者凑为醴泉，聚为玉浆，流为华池，散为精浮，降为甘露。故口为华池，中有醴泉，漱而咽之，溉脏润身，流利百脉，化养万神，支节毛发，宗之而生也。《中经》曰：静者寿，躁者夭，静而不能养，减寿；躁而能养，延年。然静易御，躁难将。尽顺养之，宜者则静亦可养，躁亦可养。

韩融元长曰：酒者五谷之华，味之至也，亦能损人。然美物难将而易过，养性所宜慎之。邵仲湛曰：五谷充肌体，而不能益寿；百药疗疾延年，而不甘口。甘口充肌者，俗人所珍；苦口延年者，道士之所宝。《素问》曰：黄帝问岐伯曰：余闻上古之人，春秋皆百岁而动作不衰（谓血气犹盛也），今时之人，年始半百，动作皆衰者，时世异耶，将人之失耶？岐伯曰：上古之人，其知道者，法则阴阳，和于术数（房中交接之法），饮食有节，起居有度，不妄动作，故能形与神俱，尽终其天年，寿过百岁。今时之人则不然，以酒为浆，以妄为常，醉以入房，以欲竭其精，以耗散其真。不知持满，不识御神，务快其心。游于阴阳，生活起居无节无度，故半百而衰也。老君曰：人生大期，百年为限，节护之者，可至千岁，如膏之用小炷与大耳。众人大言而我小语，众人多烦而我少记，众人悖暴而我不怒。不以人事累意，不修仕禄之业，淡然无为，神气自满，以为不死之药，天下莫我知也。无谓幽冥，无知人情；无谓暗昧，神见人形。心言小语，鬼闻人声。犯禁满千，地收人形。人为阳善，吉人报之；人为阴善，鬼神报之。人为阳恶，贼人治之；人为阴恶，鬼神治之。故天不欺人，根据以影；地不欺人，根据以响。老君曰：人修善积德而遇其凶祸者，受先人之余殃也。

犯禁为恶而遇其福者，蒙先人之余庆也。《名医叙病论》曰：世人不终耆寿，咸多夭殁者，皆由不自爱惜，忿争尽意，邀名射利，聚毒攻神。内伤骨髓，外贬筋肉。血气将无，经脉便拥，肉理空疏，惟招蛊疾，正气日衰，邪气日盛矣。不异举沧波以注燃火，颓华岭而断涓流。语其易也，甚于兹矣。

彭祖曰：道不在烦，但能不思衣、不思食、不思声、不思色、不思胜、不思负、不思失、不思得、不思荣、不思辱，心不劳，形不极，常导引、纳气、胎息尔，可得千岁。欲长生无限者，当服上药。仲长统曰：荡六情五性，有心而不以之思，有口而不以之言，有体而不以之安。安之而能迁，乐之而不爱，以之图之，不知日之益也，不知物之易也。其彭祖、老聃，庶几不然。彼何为与人者同类而与人者异寿？陈纪元方曰：百病横夭，多由饮食。饮食之患，过于声色。声色可绝之逾年，饮食不可废之一日。为益亦多，为患亦切（多则切伤，少则增益）。张湛云：凡脱贵势者，虽不中邪，精神内伤，身必死亡（非妖祸外侵，直由冰炭内煎，则自崩伤中呕血也）。始富后贫，虽不中邪，皮焦筋出，委辟为挛（贫富之于人，利害犹于权势，故疴疹损于形骸而已）。动胜寒，静胜热，能动能静，所以长生。精气清静，乃与道合。庄子曰：真人其寝不梦。慎子云：昼无事者夜不梦。张道人，年百数十，甚翘壮也。云：养性之道，莫久行、久坐、久卧、久视、久听。莫强食饮，莫大沉醉，莫大忧愁，莫大哀思，此所谓能中和。能中和者，必久寿也。《仙经》曰：我命在我不在天。但愚人不能知此道为生命之要，所以致百病风邪者，皆由恣意极情，不知自惜，故虚损生也。譬如枯朽之木，遇风即折；将崩之岸，值水先颓。今若不能服药，但知爱精节情，亦得一二百年寿也。张湛《养生集》叙曰：养生大要，一曰啬神，二曰爱气，三曰养形，四曰导引，五曰言语，六曰饮食，七曰房室，八曰反俗，九曰医药，十曰禁忌。过此以往，义可略焉。

青牛道士言：人不欲使乐，乐人不寿。但当莫强健，为力所不任，举重引强，掘地苦作，倦而不息，以致筋骨疲竭耳。然于劳苦，胜于逸乐也。能从朝至暮，常有所为，使之不息乃快，但觉极当息，息复为之，此与导引无异也。夫流水不腐，户枢不朽者，以其劳动数故也。饱食不用坐与卧，欲得行步务作以散之。不尔，使人得积聚不消之疾，及手足痹蹶、面目黧皯，必损年寿也。皇甫隆问青牛道士（青牛道士，姓封字君达），其养性法则，可施用大略云：体欲常劳、食欲常少，劳无过极，少无过虚。去肥浓，节咸酸，减思虑，捐喜怒，除驰逐，慎房室。武帝行之有效。彭祖曰：人之受气，虽不知方术，但养之得理，常寿之一百二十岁。不得此者，皆伤之也。小复晓道，可得二百四十岁。复微加药物，可得四百八十岁（嵇康亦云：导养得理，上可寿千岁，下可寿百年）。彭祖曰：养寿之法，但莫伤之而已。夫冬温夏凉，不失四时之和，所以适身也。

彭祖曰：重衣浓褥，体不劳苦，以致风寒之疾。浓味脯腊，醉饱厌饫，以致聚结之病。美色妖丽，嫔外家盈房，以致虚损之祸。淫声哀音，怡心悦耳，以致荒耽之惑。驰骋游观，弋猎原野，以致发狂之失。谋得战胜，兼弱取乱，以致骄逸之败。盖圣贤或失其理也。然养生之具，譬犹水火，不可失适，反为害耳。彭祖曰：人不知道，径服药损伤，血气不足，肉理空疏，髓脑不实，内已先病。故为外物所犯，风寒酒色以发之耳。若本充实，岂有病乎？仙人曰：罪莫大于淫，祸莫大于贪，咎莫大于谗。此三者，祸之车，小则危身，大则危家。若欲延年少病者，诚勿施精，命夭残；勿大温，消骨髓；勿大寒，伤肌肉；勿咳唾，失肥液；勿卒呼，惊魂魄；勿久泣，神悲戚；勿忿怒，神不乐；勿念内，志恍惚。

能行此道，可以长生。

食诫篇第二

真人曰：虽常服药物而不知养性之术，亦难以长生也。养性之道，不欲饱食便卧，及终日久坐，皆损寿也。人欲小劳，但莫至疲，及强所不能堪胜耳。人食毕，当行步踌躇，有所修为，为快也。故流水不腐，户枢不朽蠹，以其劳动数故也。故人不要夜食，食毕但当行中庭，如数里可佳。饱食即卧，生百病，不消成积聚也。

食欲少而数，不欲顿多难销。常如饱中饥，饥中饱。故养性者，先饥乃食，先渴而饮。恐觉饥乃食，食必多；盛渴乃饮，饮必过。食毕当行，行毕使人以粉摩腹数百过，大益也。青牛道士言：食不欲过饱，故道士先饥而食也；饮不欲过多，故道士先渴而饮也。食毕行数百步，中益也。暮食毕，行五里许乃卧，令人除病。凡食，先欲得食热食，次食温暖食，次冷食。食热暖食讫，如无冷食者，即吃冷水一两咽，甚妙，若能恒记，即是养性之要法也。凡食，欲得先微吸取气，咽一两咽，乃食，主无病。真人言：热食伤骨，冷食减脏，热物灼唇，冷物痛齿。食讫踟蹰，长生；饱食，勿大语。大饮则血脉闭，大醉则神散。春宜食辛，夏宜食酸，秋宜食苦，冬宜食咸，此皆助五脏、益血气，辟诸病。食酸咸甜苦，即不得过分食。春不食肝，夏不食心，秋不食肺，冬不食肾，四季不食脾。如能不食此五脏，尤顺天理。燕不可食，入水为蛟蛇所吞，亦不宜杀之。饱食讫即卧，成病背疼。饮酒不欲多，多即吐，吐不佳。醉卧不可当风，亦不可用扇，皆损人。白蜜勿合李子同食，伤五内。醉不可强食，令人发痈疽、生疮。醉饱交接，小者令人面䵟咳嗽；不幸伤绝脏脉，损命。

凡食欲得恒温暖，宜入易销，胜于习冷。凡食皆熟胜于生，少胜于多。饱食走马，成心痴。饮水勿忽咽之，成气病及水癖。人食酪，勿食酢，变为血痰及尿血。食热食，汗出勿洗面，令人失颜色，面如虫行。食热食讫，勿以醋浆漱口，令人口臭及血齿。马汗息及马毛入食中，亦能害人。鸡、兔、犬肉不可合食。烂茅屋上水滴浸诸脯，名曰郁脯，食之损人。久饥不得饱食，饱食成癖病。饱食夜卧失覆，多霍乱死。时病新瘥，勿食生鱼，成痢不止。食生鱼，勿食乳酪，变成虫。食兔肉，勿食干姜，成霍乱。人食肉不用取上头最肥者，必众人先目之，食者变成结气及痄疬，食皆然。空腹勿食生果，令人膈上热，骨蒸作痈疖。铜器盖食，汗出落食中，食之发疮肉疽。触寒未解，食热食，亦作刺风。饮酒热未解，勿以冷水洗面，令人面发疮。饱食勿沐发，沐发令人作头风。荞麦和猪肉食，不过三顿，成热风。干脯勿置秫米瓮中，食之闭气。干脯火烧不动，出火始动，譬之筋缕相交者，食之患人或杀人。羊胛中有肉如珠子者，名羊悬筋，食之患癫痫诸湿。食不见形影者，食之成痓、腹胀。

暴疾后不周饮酒，膈上变热。新病瘥，不用食生枣、羊肉、生菜，损颜色，终身不复，多致死，膈上热蒸。凡食热脂饼物，不用饮冷醋浆水，善失声苦咽。生葱白合蜜食，害人，切忌。干脯得水自动，杀人。曝肉作脯，不肯燥，勿食。羊肝勿合椒食，伤人心。胡瓜合羊肉食之，发热。多酒食肉，名曰痴脂。

忧狂无恒，食良药五谷充悦者，名曰中士。犹虑疾苦，食气保精存神，名曰上士，与天同年。

服气疗病篇第四

《元阳经》曰：常以鼻纳气，含而漱满，舌撩唇齿咽之，一日一夜，得千咽甚佳。当少饮食，饮食多则气逆、百脉闭，百脉闭则气不行，气不行则生病。《玄示》曰：志者，气之帅也；气者，体之元也。善者遂其生，恶者丧其形。故行气之法，少食自节，动其形、和其气血，因轻而止之，勿过失突，复而还之，其状若咽。正体端形，心意专一，固守中外，上下俱闭，神周形骸，调畅四溢，修守关元，满而足实，因之而众邪自出。彭祖曰：常闭气纳息，从平旦至日中，乃跪坐拭目，摩搦身体，舐唇咽唾，服气数十，乃起行言笑。其偶有疲倦不安，便导引闭气，以攻所患，必存其身、头、面、九窍、五脏、四肢，至于发端，皆令所在觉其气，云行体中。起于鼻口，下达十指末，则澄和真神，不须针药灸刺。凡行气，欲除百病，随所在，作念之。头痛念头，足痛念足，和气往攻之，从时至时，便自消矣。

时气中冷，可闭气以取汗，汗出辄周身解矣。行气、闭气，虽是治身之要，然当先达解其理。又宜空虚，不可饱满。若气有结滞，不得空流，或致发疮。譬如泉源，不可壅遏。若食生鱼、生菜、肥肉及喜怒忧恚不除，而以行气，令人发上气。凡欲学行气，皆当以渐。刘君安曰：食生吐死，可以长存。谓鼻纳气为生，口吐气为死也。凡人不能服气，从朝至暮，常习不息，徐而舒之，常令鼻纳口吐，所谓吐故纳新也。《服气经》曰：道者气也，保气则得道，得道则长存。神者精也，保精则神明，神明则长生。

精者血脉之川流，守骨之灵神也。精去则骨枯，骨枯则死矣。是以为道务宝其精，从夜半至日中为生气，从日中后至夜半为死气。常以生气时正偃卧，瞑目握固（握固者，如婴儿之拳手，以四指押拇指也），闭气不息，于心中数至二百，乃口吐气出之。日增息。如此，身神具，五脏安。能闭气至二百五十，华盖明（华盖，眉也），耳目聪明，举身无病，邪不干人也。凡行气，以鼻纳气，以口吐气，微而引之，名曰长息。纳气有一，吐气有六。纳气一者，谓吸也。吐气有六者，谓吹、呼、唏、呵、嘘、呬，皆出气也。凡人之息，一呼一吸，元有此数。欲为长息吐气之法，时寒可吹，时温可呼。委曲治病，吹以去风，呼以去热，唏以去烦，呵以下气，嘘以散滞，呬以解极。凡人极者，则多嘘呬。道家行气，率不欲嘘呬，嘘呬者，长息之心也。

此男女俱存法，法出于仙经。行气者，先除鼻中毛，所谓通神之路。若天露恶风，猛寒大热时，勿取气。

《明医论》云：疾之所起，自生五劳，五劳既用，二脏先损。心肾受邪，腑脏俱病。五劳者，一曰志劳，二曰思劳，三曰心劳，四曰忧劳，五曰疲劳。五劳则生六极，一曰气极，二曰血极，三曰筋极，四曰骨极，五曰精极，六曰髓极。六极即为七伤，七伤故变为七痛，七痛为病。今人邪气多，正气少。

忽忽喜忘悲伤，不乐饮食，不生肌肤，颜色无泽，发白枯槁。甚者，令人得大风、偏枯、筋缩、四肢拘急挛缩、百关隔塞、羸瘦短气、腰脚疼痛。此由早娶，用精过差，血气不足，极劳之所致也。凡病之来，不离于五脏，事须识根。不识者，勿为之耳。心脏病者，体有冷热，呼吹二气出之；肺脏病者，胸背胀满，嘘气出之；脾脏病者，体上游风习习，身痒疼闷，唏气出之；肝脏病者，眼疼，愁忧不乐，呵气出之。以上十二种调气法，根据常以鼻引气，口中吐气，当令气声逐字吹、呼、嘘、呵、唏、呬吐之。若患者根据此法，皆须恭敬用心为之，无有不瘥，愈病长生要术。

导引按摩篇第五

《导引经》云：清旦未起，先啄齿二七，闭目握固，漱满唾三咽。气寻闭不息自极，极乃徐徐出气，满三止。便起野狼踞鸱顾，左右自摇，亦不息自极，复三。便起下床，握固不息，顿踵三。还上一手、下一手，亦不息自极，三。又叉手项上，左右自了捩不息，复三。又伸两足及叉手前却，自极，复三。皆当朝暮为之，能数尤善。平旦，以两手掌相摩令热，熨眼三过。次又以指搔目四眦，令人目明。按经文拘魂门，制魄户，名曰握固，与魂魄安门户也。此固精明目，留年还白之法。若能终日握之，邪气百毒不得入（握固法：屈大拇指于四小指下把之，积习不止，眼中亦不复开。一说云，令人不遭魔魅）。

《内解》云：一曰精，二曰唾，三曰泪，四曰涕，五曰汗，六曰溺，皆所以损人也，但为损者有轻重耳。人能终日不涕唾，随有漱满咽之。若恒含枣核，咽之，令人爱气生津液。此大要也（谓取津液，非咽核也）。常每旦啄齿三十六通，能至三百弥佳，令人齿坚不痛。次则以舌搅漱口中津液，满口咽之，三过止。次摩指少阳令热，以熨目，满二十七止，令人目明。每旦初起，以两手叉两耳极，上下热挪之，二七止，令人耳不聋。次又啄齿漱玉泉，三咽，缩鼻闭气，右手从头上引左耳二七，复以左手从头上引右耳，二七止，令人延年不聋。次又引两鬓发，举之一七，则总取发，两手向上极势抬上一七，令人血气通，头不白。又法，摩手令热，以摩面，从上至下，去邪气，令人面上有光彩。又法，摩手令热，揩摩身体，从上至下，名曰干浴，令人胜风寒时气热头痛，百病皆除。夜欲卧时，常以两手揩摩身体，名曰干浴，辟风邪。踞坐，以左手托头，仰右手向头上尽势托，以身并手振动三，右手托头振动亦三，除人睡闷。平旦，日未出前，面向南踞坐，两手托褶，尽势，振动三，令人面有光泽。平旦起，未梳洗前，峻坐，以左手握右手于左褶上，前却尽热接左褶三，又以右手握左手于右褶上，前却接右褶亦三；次又两手向前，尽势推三。次又叉两手向前尽势，推三。次叉两手向胸前，以两肘向前尽势三。次直引左臂、拳曲右臂，如挽一斛五斗弓势，尽力为之，右手挽弓势亦然。次以右手托地、左手仰托天，尽势，右亦如然。次拳两手，向前筑，各三七。次拳左手，尽势向背上，握指三，右手亦如之，疗背膊臂肘劳气。数为之，弥佳。平旦便转讫，以一长柱杖策腋，垂左脚于床前，徐踞尽势，掣左脚五七，右亦如之，疗香港脚疼闷、腰肾间冷气、冷痹及膝冷、脚冷并主之。日夕三掣，弥佳。勿大饱及忍小便。掣如无杖，但遣所掣，脚不着地，手扶一物，亦得。晨夕以梳梳头，满一千梳，大去头风，令人发不白。梳讫，以盐花及生麻油搓头顶上，弥佳。如有神明膏搓之甚佳。且欲梳洗时，叩齿一百六十，随有津液，便咽之。讫，以水漱口，又更以盐末揩齿。即含取微酢、清浆半小合许熟漱，取盐汤洗两目，讫，闭目以冷水洗面，必不得遣冷水入眼中。此法，齿得坚净，目明无泪，永无龃齿。平旦洗面时，漱口讫，咽一两咽冷水，令人心明净，去胸臆中热。

谯国华佗，善养生。弟子广陵吴晋、樊城樊何，受术于佗。佗语晋曰：人体欲得劳动，但不当使极耳。人身常摇动，则谷气消，血脉流通，病不生。譬犹户枢不朽是也。古之仙者及汉时有道士君倩为道引之术，作熊经鸱顾，引挽腰体，动诸关节，以求难老也。吾有一术，名曰五禽戏。一曰虎、二曰鹿、三曰熊、四曰猿，五曰鸟，亦以除疾，兼利手足。以常导引体中不快。因起作一禽之戏，遣微汗出，即止。以粉涂身，即身体轻便，腹中思食。吴晋行之，年九十余岁，耳目聪明，牙齿坚完，吃食如少壮也。虎戏者，四肢距地，前三踯，却三踯，长引腰，侧脚，仰天，即返距行、前却各七过也。鹿戏者，四肢距地，引项反顾，左三右二，伸左右脚，伸缩亦三亦二也。熊戏者，正仰，以两手抱膝下，举头左擗地七，右亦七，蹲地，以手左右托地。猿戏者，攀物自悬，伸缩身体，上下一七，以脚拘物倒悬，左右七、手钩脚五，按头各七。鸟戏者，双立手，翘一足，伸两臂，扬眉，用力各二七，坐伸脚，手挽足趾，各上，缩伸二臂各七也。夫五禽戏法，任力为之，以汗出为度。有汗以粉涂身，消谷气，益气力，除百病。能存行之者，必得延年。又有法，安坐，未食前，自按摩。以两手相叉，伸臂股，导引诸脉，胜如汤药。正坐，仰天呼出，饮食醉饱之气立销。夏天为之，令人凉不热。

养生

《三元真经》曰：人物异形，受生唯一气。魂得之于天体，魄得之于地。无形无象，自空中来。即父精母血，以无为有。三百日胎完，胎完气足则生，是由无而有。不善养生，则以有还无矣。血气方刚，以所有之神气，复与于儿女；血气既衰，将已有之魂魄，复还于天地。故生中起灭，以灭止生，气断神散，而无生矣。善人君子，莫不欲生，而不知养生之时，以天地为法，日月为本。阴绝阳生，阳绝阴生，生生不穷，天地所以长久。魄往魂来，来往不已，日月所以长久。是知气在养而不弱，形在养而不悴。内外养之无差，故得与天地日月同长久也。

《西山记》曰：古今圣贤，谈养生之理者，着养生论者，不为少矣。又曰：少私寡欲。少私寡欲者，可以养心。又曰：绝念忘机。绝念忘机者，可以养神。又曰：饮食有节。饮食有节者，可以养形。又曰：务逸有度。务逸有度者，可以养乱。又曰：入清出浊。入清出浊者，可以养气。又曰：绝淫戒色。绝淫戒色者，可以养精。养生之道，不在于此。所生微也，善养者，从微至著；所生小也，善养者，自小及大。当旺时，养而取之；当衰时，养而补之。如春养脾，秋养肝，夏养肺，冬养心。炼形则起火，还丹则聚气。此年中用月，不失养生之道也。及春夏养阳，以真气随天，大运在肝与心。心肝者，气生之所。秋冬养阴，以真气随天，大运在肺与肾。肾肺者，液降之所。此阴阳传送，不失养生之道也。及肾气生于子时，一阳生于二阴之中。当此之时，若澄心静滤，闭目升身，想火轮起于丹田，是气升而养之有法也。及肝气生于卯时，一阳升于二阴之下。当此之时，如孤坐闭目，多入少出，存儿女相见于黄屋之中，而产就婴儿，是阳生而养之有法也。及心气生于午时，一阴生于二阳之中。当此之时，若忘言绝念，满口含津，攻心气不散，存龙虎交媾于烟焰之中，而盘金鼎奔流于下，是丹田气生而养之有法也。及肺气生于酉时，一阴生于二阳之上。当此之时，若闭目冥心，以腹肚微胁，存大火炙于鼎中，鼎中有三昧，炎炎不绝，三昧齐发，是阴生而养之有时也。及夫三百日，胎完而真气生，养其真气而炼之生神。五气朝元，三花聚顶，五百日阳神生，养其阳神而炼之合道。是生形以来，养之而生真气；自生气以来，养之而生法身。身外有身，超凡入圣，养生之道，备于此矣。

养形

《玉华灵书》曰：神以气为母，气以形为舍。炼气成神，炼形成气。阳神未聚，三花不入泥丸；真气未朝，五彩不生丹阙。无形笼络，神气两难。故天地大也，未免轻清重浊之象；日月明也，难逃圆明缺暗之形。积阳生神，上以丽乎天者，星与辰也；积阴生形，下以伏乎地者，土与石也。水中气升，而为雨为云；气中水降，而为露为雾。万象群生，不能无形。惟人也，集灵以生，资道以成。不知养形之端，精魂耗散，而阴壳空存。未死之前，已如槁木。余喘既绝，尽力粪壤。养形之道，可不深思？

《西山记》曰：仲夏、仲冬之月，善养形者，处于深堂，避其大寒、大热之气而伏其肌肤。非特此也，先寒而衣，衣不得顿多；先暖而解，解不得顿少。久劳，则安闲以保极力之处；久逸，则导引以行稍滞之气。暑不当风，当风则荣闭而卫结；夏不卧湿，卧湿则气散而血注；冬不极热，极热则肾受虚阳，而春夏肝与心有壅蔽之疾也；夏不极凉，极凉则心抱浮寒，而秋冬肺与肾有沉滞之患也。不可极饥而食，食不过饱，过饱则伤神，饥则损胃。不可极饮，饮不过多，多则损气，渴则伤血。沐用旬，浴用五。夫五则五气流传，浴之荣卫通畅；旬则数满复还，真气在脑，沐之则耳目聪明。若频频浴者，血凝而气散，虽肌肤光泽，久而气自损矣。故有瘫痪之疾者，气不胜血，神不胜形也。若频频沐者，气壅于上，脑滞于中，令人体重形疲，久而经络不能通畅。故古人以阳养阳，阳不耗散；以阴炼阳，阳不损弱。如一年内，春夏养阳，秋冬养阴，是借阴养阳，以阳消阴也。一日内，午前炼干以气，前起炼形，后起金晶；午后炼坤以药，有药则聚气炼丹，无丹则收火煮海。皆以真阳见用于自身，不然敛身聚之，可以无中养就真气。升身真气，以灭魔阴焉。奉道之士，广览多学，徒以劳损，不知阴阳为之总领之元也。真阴真阳为胎，凝于丹田，次以真阴为气，真阳成形，身外有身，超凡入圣矣。

养气

《太上隐书》曰：天地以清浊为质，非气不足以运阴阳；日月以明暗分形，非气不足以交魂魄。以橐龠之用、呼吸之理，是气使之然也。禽一冲而制在气，腹空如实；鱼一跃而制在水，穿水如无。众植凋残，独松柏而常茂者，气坚也；群动灭寂，惟龟鹤之不悴者，气任也。形为留气之舍，气为保形之符。欲留形住世，必先养气。至大至刚，充塞乎天地之间；气聚神灵，遨游风尘之外。善养生者，养其形；善养形者，养其气。

《西山记》曰：古今养生之士，不免于疾病死亡者，不知其道也。昔人以志士不语为养气，此保气也，失之昏；以入清出浊为养气，此换气也，失之虚。昏者，气散神狂，真灵日厌，终无所归矣。虚者，丹田无实，徒劳而吐纳，终不能佳矣。多入少出，攻病可也；认为胎息，误矣。上咽下蓄，聚气可也，指作还丹，误矣。绵绵若存，用之不勤，委气而和神也。息息要住，纳之不出，闭气而炼形也。一咽复一咽，双收两夹，以嘘咽为法，是借气取水灌溉之术也。正坐升身，气满四大，血路通行，荣卫和畅，是布气焚身之法也。若此皆非养气矣。养气之道，生时养之，使不衰弱。时养之使不散。如古行屯者，是阳初生，屈而未伸，故朝屯以取，养气之茂也。如古行蒙者，是一阳处群阴之中，暗而不明。故暮蒙以取，求阳之义也。非特此也，才所不敏，强思伤也；力所不及，强举伤也；悲哀憔悴，伤也；喜乐过度，伤也；汲汲所欲，伤也；戚戚所怀；伤也。或久谈言笑，寝息失时，拽弓引弩。耽酒呕吐，饱食便卧，跳步喘息，欢呼哭泣，阴阳不交，积伤至尽，则早亡矣。故善养者，淡然无欲，处乎寂寞之境，自有希夷之趣。冬则阳生，至春分之后，阳盛而阴散，防其余阴入腹而为苦寒之疾。夏则阴生，至秋分之后，阴盛而阳散，防其余阳入腹而为酷暑之患。勿观死者，防死气触生气；不近秽处，防秽气触真气。真气未壮而朝不虚食，常充口；真气欲绝而暮不实食，常减口。然而调气、和气、布气、咽气、聚气、行气、保气、换气，皆不出养气之道。夫气如线，触之则断；气如烟，扰之则散。不能养者，失保形之道。然养气未及采气，采气未及炼气。采气还元，结成金丹。炼之出壳，迁变羽客。未炼先采之，未炼先养之。

养心

《通玄经》曰：人以形为舍，心为主。主于国则君臣之分，主于家则父子之礼。心为君父，气为臣子，身为家国。心气一注，无气不从。在五行为火，南方盛阳之精，宿应荧惑，神受朱雀。状垂二叶，色若朱莲。神明依泊，变化莫测。混合阴阳，大包天地，细包毫芒。制之则止，放之则狂。清静道生，浊躁神亡。但能空寂，得之存常。永保无为，其身则昌。惟狂克念，可以作圣；惟圣罔念，可以作狂。古今达士，养以寡欲，务于至诚，真源湛然，灵光自莹于丹台也。不为事惑物役，可以超凡入圣。

《西山记》曰：从道受生，谓之性。自一禀形，谓之命。所以任物，谓之心。心有所忆，谓之意。意有所思，谓之志。事无不周，谓之智。智周万物，谓之虑。动而荣身，谓之魂。静以镇身，谓之魄。流行骨肉，谓之血。保形养气，谓之精。气清而快，谓之荣。气浊而迟，谓之卫。总括百骸，谓之身。众象备见，谓之形。块然有阂，谓之质。形貌可则，谓之体。小大有分，谓之躯。众思不碍，谓之神。漠然变化，谓之灵。气来入身，谓之生。气去于形，谓之死。所以通生，谓之道。道者，有而无形，无而有精，变化不测，通神群生。真人上仙教人修道，即修心也；教人修心，即修道也。道不可见，因心以明之；心不可常，用道以守之。故虚心遣其实，无心除其有也。定心令不动也，安心令不危也；静心令不乱，正心令不邪，清心令不浊，净心令不秽。此皆己有，令己除之。心直不反复也，心平无高下也，心明不暗昧也，心通无窒碍也。此皆固有，因以然之，又在少思、少念、少欲、少事、少语、少笑、少愁、少乐、少喜、少怒、少好、少恶，故得灵光不乱，神气不狂，方可奉道保生。嗟无知者，多思神殆，多念志散，多欲损气，多事役形，多语弱气，多笑损脏，多愁摄血，多乐溢意，多喜则交错，多怒则百脉不定，多好则昏乱不理，多恶则憔悴无欢。故其源不洁，和气自耗，不得延年，失于养心之故也。故古喻之如猿狂而不定，比之如贼盗其所有也。

养寿

《三清真录》曰：父母之真阴真阳二气，以精血为胞胎，胎完气足而为形矣。集灵资道，神气相合而为寿，定矣。大寿一万二千岁，守朴任具，虽亡而道不亡也。中寿一千二百岁，留形住世，道在而身亦在也。下寿一百二十岁，知之修炼，可以安乐延年；不知修炼，走失耗散。在我者，不为我之所有，而又外触禁忌，暗除年算。一算为三百日寿，一岁为本数之寿，一纪为正纪之寿。无知少学，以小恶为无伤，积恶以致于灭身；以小损为无害，积损以致于灭生。始以减一算，次以除本数，终以除一纪，未及中年，夭之大半。仙子真人，怜而哀之。虽有超脱之法，必先养寿之方。审而用之，可延至大寿。不惮修持千日，自有超凡之道。

《西山记》曰：虽知养生之理，不悟修行之法，则生亦不长；虽知修炼之方，不知养寿之道，则修亦无验。故养寿者，凡以禁忌而防其祸。行不多言，恐神散而损气；睡不张口，恐气泄而损神。临危登峻则神飞，玩杀看斗则气结，吊死问病则喜神自散，卧湿当风则真气日弱。古庙凶祠不可入，入之则神惊；狂禽异兽不可戏，戏之则神恐。对三光濡溺，折人年寿；贺四重深恩，灭人大数。饮宴于圣像之侧，魂魄不安；坐卧于墓冢之间，精神自散。枯木大树之下，不可息，防九阴之气，触人阳神；深水大泽不可渡，恐至寒之性，逼人真气。出众花卉不可折，防招妖狂入室；非时果实不可食，防带邪炁入腹。妄言绮语，非患难不可频说，说之减人正寿；肥甘醇酒，非会合不可频饮，饮之除人本禄。负贤忘恩，必有祸应；轻财毁物，自无福生。大山勿深入，入之必凶；美物勿酷爱，爱之勿吉。损人伤物，以冤报冤，嫉贤妒能，以怨起怨，虚传妄授，慢友轻师，此类或有触犯，虽得正诀，遇异人，大道未就，先为此除其寿。以罪当功，竟不能速成也。善养寿者，以法修其内，以理验其外。修内则秘精修气，安魂清神，形神俱妙，与天地齐年，炼神合道，超凡入圣也。验外则救贫济苦，慈物利人，孝于家，忠于国，顺于上，怜于下，害不就利，忙不求闲，凡以方便为心，勿以人我介意，方始奉道。多遇至人，自得真法。及夫下功之后，少有患难，速得圆成，然是修养所致，亦是阴德报之。苟不达养寿之宜，安得内外齐成乎？

论药食门

果类

莲实粉：主补中养神，益气力，除百疾。久服轻身延年。

取莲实八月，就他皮黑者去皮心，曝干，捣筛为粉。早以酒或白粥调之，不宜与地黄同食。莲实嫩时，生食动气，为粉益人。

栗子粉：主浓肠胃，补肾气。

取栗子曝干，令皮自坼，去皮薄切。又曝令极干，捣为粉，如莲粉法食之。凡食栗子，生食动虫发气，熟食亦发胀，皆不及曝令半干。衣中近肌肉暖而食之，甚益人。

葡萄作浆：虽是常术，且补益功优。主筋骨湿痹，益气力，强志，令人肥健。久服轻身，不老延年。葡萄熟时，先于根底着羊肉汁、米泔汁各一斗，如是经宿。拣熟者摘之，纳新白瓶中，令满稍实，密封石器，自然成浆。去滓饮之，味过醇酎，甚益人。

榴梨浆：治风热、昏闷、烦躁。

青梨（大者二十颗），石榴（十颗），淡竹沥（三大升）。

上捣榴梨。捩取自然汁，澄滤拌竹沥。一服五合，日三服。梨极大方用二十颗，小者三十颗。

谷并菜类

胡麻：主肠中虚羸，补五内，益气力，长肌肉，填髓脑，坚筋骨，去虚热。久服明目轻身，不老延年。一名巨胜，四棱为胡麻，八棱为巨胜。陶弘景云：八谷之中，唯此为良。又云：味甘，在米豆部。此正是乌麻也。今时所用巨胜，茎荚虽小，类麻而叶子大。极味苦，其性甚冷。夫味苦不可入米谷，性冷不可为补益。其叶又与麻不同，阴暗则低，日烈则起。此当别是一物，非巨胜、胡麻也。今俗但用不觉其非。正当用乌油麻，味甘而荚有四棱者为胡麻，八棱者曰巨胜。正合本经，不当用味苦而冷者也。

肉类

羊：丈夫食之损阳，女人食之绝阴（此羊中有角者是）。羊髓补虚损（脑髓，食不益人）。

鹿肉：温，补中，强五脏，益气力。壶居士云：鹿性警烈，多食良草，处必山冈，产必涧泽。故可飨神者，以其洁故也。食良草有九物（鹿葱、鹿药、白蒿、水芹、甘草、山苍、葛叶并根、齐头蒿、荠）。鹿常食此九草，性能解毒、治风、压丹石。服附子。多食鹿肉、附子，少力也。五月忌食之，茸不可近鼻。

獐肉：温，补五脏。八月至十一月食，胜羊肉。十二月以后，动风发气，不堪食。

鳗鲡鱼：性温，主五痔，杀诸虫，补阳气。食三五度，腰肾间百病自瘥。五色者，兼理妇人带脉百病。碎切去骨，以五味调，内羊肠中，系两头炙之，候冷，然后切食。

鸡雌而黄者，性温。主虚渴、数溺泄利。补五脏，益气力，黑者治风。

圆鱼：平补。去骨节间诸壅热气。五六月不宜食（有人以鳖甲作散，五

243

六月间感阴湿气，忽化为小鳖）。

猪无筋，鸡无髓，药食多绌之。

鹌：性平补。不宜合菌食之，酥煎良佳。

食宜篇

思仙问曰：夫修养之士，何物所宜食之充饥得不伤损矣？真人曰：酸咸甘苦，食之各归其时，春夏秋冬，顺之勿逆其脏。所食大过，成疾亦深，节戒作，方延益无限。其伤损之事，前已具言。延益之宜，今为子说。无令说略，子宜志之。

八素云：春宜食辛（辛能散也），夏宜食咸（咸能润也），长夏宜食酸（酸能收也），秋宜食苦（苦能坚也），冬宜食甘肥（甘能缓中而长肌肉，肥能密理而补中）。皆益五脏而散邪气矣。此四时之味，随所宜加之食，皆能益脏而除于邪，养生之道，可不移矣。《礼记·内则》云：凡和，春多酸，夏多苦，秋多辛，冬多咸，调以滑甘。注云：多其时味，以养其气也。经曰：春无食酸，夏无食苦。四时各减时味者，谓气壮也。减其时味，以杀盛气。《内则》所云多其时味，恐气虚羸，故多其时味，以养其气也。《内则》云：春宜羔豚，膳膏芗（春为木王。膏芗，牛膏也。牛中央土畜，木克土，木盛，则土休废，用休废之膏以节其气，故用牛膏芗也）。夏宜腒鱐，膳膏臊（腒，干雉也；鱐，干鱼也；臊，犬膏也。犬属西方金也，夏属南方火，火克金，火盛则金休废，故用犬膏臊以节气也）。秋宜犊麛，膳膏腥（膏腥，鸡也。鸡属东方木，秋属西方金，金克木，金盛则木休废，故用鸡膏腥也）。冬宜鲜羽，膳膏膻（膏膻，羊也。羊属南方火，冬属北方水，水克火，水盛则火休废，故用休废膏膻也）。郑云：彼羔豚物，生而肥。犊麛物，盛而充。镊膜，热而干。鱼雁水涸而性定。此八物得四时之气，尤为人食之不胜。是以用休废之脂膏煎和善之也。凡牛宜稌，羊宜黍，豕宜稷，犬宜粱，鱼宜苽，言其气味相成也。

《周礼·天官》云：凡食齐视春时，羹齐视夏时（羹宜热也），酱齐视秋时（酱宜凉也），饮齐视冬时（饮宜寒也）。

《太素》云：肝色青，宜食甘。粳米饭、牛肉、枣，皆甘。

心色赤，宜食酸。麻、犬肉、李皆酸。

脾色黄，宜食咸。大豆、猪肉、栗皆咸。

肺色白，宜食苦。麦、羊肉、杏皆苦。

肾色黑，宜食辛。黄黍、鸡、桃皆辛。

又，肝病者，宜食麻、麦、犬肉、李、韭。

心病者，宜食麦、羊肉、杏、薤。

脾病者，宜食粳米、牛肉、枣、葵。

肺病者，宜食黄黍、鸡肉、桃、葱。

肾病者，宜食大豆、黄黍、猪肉、栗、藿。

是故谨和五味则骨正筋柔，气血以流，腠理以密，如是则气骨以精。谨道如法，长有天命。

羊肉大热。羊头肉平，主风眩疫疾。羊肚，主补胃虚损、小便数，止虚汗。羊乳酪，补肺，利大肠。羊肾，补虚弱，益髓。

犬肉，温。主补五脏劳伤，久服益气力，浓肠胃，实下焦，填骨髓。不可炙食。

牛肉，平。牛乳甘寒，主补虚羸，止渴。牛酪主寒热，止渴，除胸中热。牛酥寒，淘胸间客气，利大小肠。

鹿头肉，主消渴及多梦。鹿肉，主补中益气力。鹿蹄肉，主骨髓中疼痛。鹿久食，令人耐寒。

獐肉，补五脏。从八月至十一月食，胜羊肉。

驴肉，主风狂、忧愁不乐，能安心气。

獾肉，主久水胀垂死，作羹食之大效。

豹肉，温酸。主强筋骨志性。

猬肉，平。食之肥下焦，强胃气，能食。

雄鸡肉，酸温。主下气，去狂邪，安五脏，肠中消渴。

乌雄鸡肉，甘温。主补中，止痛，除心腹恶气。

乌雌鸡肉，味平甘。主除风寒湿痹、五缓六急，安胎及乳痈。

雁肉，味甘平。主益气轻身，久服长发，耐老不饥。

白鸭肉，平。主补虚羸，消毒热，和脏腑，利水道。黑鸭不可食。

野鸭肉，味咸寒。主补中，益气，和脏腑，除客热，消食。九月后好食，消腹中虫，平胃气，调中，轻身。可长食之，胜家鸭。

鹑，温。补五脏，益中，续气，实筋骨，耐寒暑，消结实。长食令人不厌。四月以后八月以前，不中食。

干枣，味甘辛温。主心服邪气，安中，养脾气，助十二经脉，通九窍，补少津液、大惊、强志。久服轻身延年，不饥成仙。

栗，味咸温。主益气，浓肠胃，补肾，令人耐饥。生食治腰脚。不宜蒸食。

柿，味甘寒。补虚劳不足，干者浓肠胃，健脾气，消宿血。红柿至补肺

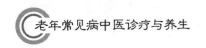

气，续经络气。

橘子，味酸寒。主下气，开胸膈痰疾、结气，止渴。久服除口臭，轻身长年。皮陈久者良。

乌梅，味苦平。主下气，除烦热，安心神，肢体疼痛、偏枯不仁，止下痢、好睡、口干。

奈，寒。益心气，补中焦不足。

樱桃，平。主调中，益脾气，多食无损，令人好颜色，美志性。

蒲桃，味甘平。主益气，倍力强志，耐饥寒，去肠间水，调中。久服之，轻身延年。

林擒，温。主止消渴、好睡，不可多食。

覆盆子，味甘平。主益气、轻身，令人发不白。

甘蔗，味甘平。主益气，补脾气，利大肠，止渴。

豆蔻，味辛。主温中，止呕吐、口臭。

莲子，寒。主五脏不足、伤中气、绝利，益十二经脉、二十五络，益血气。食之心欢，止渴，去热，补中养神，除百病。久服轻身，耐老延年。

藕，寒。主补中，益气力，养精神，除目病。久服轻身，耐老不饥延年。

鸡头实，主补中，愈百病，益子精，强志明目。

菱实，平。主安中，补脏，令人不饥。

芋，平。主宽缓腹胃，除死肌，令人悦泽。

椹，寒。主补五脏，明耳目，利关节，通血脉，益精神。久食不饥，变白发。

延年六字诀

（此法，以口吐鼻吸、耳不闻声，乃妙。此行六字工夫，秘要诀也。非此六气行不到手。本经以此导之。若不引经，不可知耳。）

肝若嘘时目瞪睛，肺病呬气手双擎。

心呵顶上连叉手，肾吹抱取膝头平。

脾病呼时须撮口，三焦客热卧嘻宁。

吹肾气诀

肾为水病主生门，有疾尪羸气色昏。眉蹙耳鸣兼黑瘦，吹之邪妄立逃奔。

呵心气诀

心源烦躁急须呵，此法通神更莫过。喉内口疮并热痛，依之目下便安和。

嘘肝气诀

肝主龙涂位号心，病来还觉好酸辛。眼中赤色兼多泪，嘘之立去病如神。

呬肺气诀

呬呬数多作生涎，胸膈烦满上焦痰。若有肺病急须呬，用之目下自安然。

呼脾气诀

脾宫属土号太仓，痰病行之胜药方。泻痢肠鸣并吐水，急调呼字免成殃。

嘻三焦诀

三焦有病急须嘻，古圣留言最上医。若或通行土壅塞，不因此法又何知。

四季却病歌

春嘘明目木扶肝，夏至呵心火自闲。
秋呬定收金肺润，肾吹惟要坎中安。
三焦嘻却除烦热，四季长呼脾化餐。
切忌出声闻口耳，其功尤胜保神丹。

长生一十六字妙诀

一吸便提，气气归脐。一提便咽，水火相见。右（即上）十六字，仙家名曰十六锭金，乃至简至易之妙诀也。无分于在官不妨政事，在俗不妨家务，在士商不妨本业，只于二六时中，略得空闲，及行住坐卧，意一到处，便可行之。口中先须嗽津三五次，舌搅上下腭。仍以舌抵上腭，满口津生，连津咽下，汩然有声。随于鼻中吸清气一口，以意会及心目，蓦地直送至腹脐下一寸三分丹田元海之中，略存一存，谓之一吸。随用下部轻轻如忍便状，以意力提起，使归脐，连及夹脊、双关、肾门一路提上，直至后顶玉枕关，透入泥丸顶内。其升而上之，亦不觉气之上出，谓之一呼。一呼一吸谓之一息。无既上升，随又似前，汩然有声咽下。鼻吸清气，送至丹田稍存一存。又自下部，如前轻轻提上，与脐相接而上。所谓气气归脐，寿与天齐矣。凡咽下，口中有液愈妙，无液亦要汩然有声咽之。如是一咽一提，或三五口，或七九，或十二，或二十四口。要行即行，要止即止，只要不忘作为正事，不使间断，方为精进。如有疯疾，见效尤速。久久行之，却病延年，形体不变，百疾不作。自然不饥不渴，安健胜常。行之一年，永绝感冒、痞积、逆滞不和、瘫疽疮毒等疾，耳目聪明，心力强记，宿疾俱瘳，长生可望。如亲房事，欲泄未泄之时，亦能以此提呼咽吸，运而使之归于元海。把牢春汛，不放龙飞，

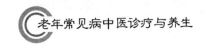

甚有益处。所谓造化吾手，宇宙吾心，妙莫能述。

十六段锦

庄子曰：吹嘘呼吸，吐故纳新，熊经鸟伸，为寿而已矣。此导引之法，养形之秘，彭祖寿考之所由也。其法，自修养家所谈，无虑数百端。今取其要约切当者十六条参之，诸论大概备矣。凡行导引，常以夜半及平旦将起之时。此时气清腹虚，行之益人。先闭目握固，冥心端坐，叩齿三十六通。即以两手抱项，左右宛转二十四，以去两胁积聚风邪。复以两手相叉虚空托天，按项二十四，以除胸膈间邪气。复以两手掩两耳，却以第二指压第三指，弹击脑后二十四，以除风池邪气。复以两手相提，按左膝左捩身，按右膝右捩身二十四，以去肝家风邪。复以两手一向前一向后，如挽五石弓状，以去臂腋积邪。复大坐，展两手扭项，左右反顾肩膊随转二十四，以去脾家积邪。复两手握固，并拄两胁，摆撼两肩二十四，以去腰肋间风邪。复以两手交捶臂及膊上连腰股各二十四，以去四肢胸臆之邪。复大坐斜身偏倚，两手齐向上如排天状二十四，以去肺间积邪。复大坐，伸脚，以两手向前低头扳脚十二次，却钩所伸脚，屈在膝上，按摩二十四，以去心胞络邪气。复以两手据地，缩身曲脊向上十三举，以去心肝中积邪。复起立据床，扳身向背后视左右二十四，以去肾间风邪。复起立齐行，两手握固。左足前踏，左手摆向前，右手摆向后；右足前踏，右手摆向前，左手摆向后二十四，去两肩之邪。复以手向背上相捉，低身徐徐宛转二十四，以去两胁之邪。复以足相扭而行前数十步，高坐伸腿，将两足扭向内，复扭向外各二十四，以去两足及两腿间风邪。复端坐，闭目，握固，冥心，以舌抵上腭，搅取津液满口，漱三十六次，作汩汩声咽之。复闭息，想丹田火自下而上，遍烧身体，内外热蒸乃止。能日行一二遍，久久身轻体健，百病皆除，走及奔马，不复疲乏矣。

导引却病歌诀

水潮除后患

平明睡起时，即起端坐，凝神息虑，舌抵上腭，闭口调息，津液自生，渐至满口，分作三次，以意送下。久行之则五脏之邪火不炎，四肢之气血流畅，诸疾不生，久除后患，老而不衰。

诀曰：

津液频生在舌端，寻常数咽下丹田。于中畅美无凝滞，百日功灵可驻颜。

起火得长安

子午二时，存想真火自涌泉穴起，先从左足行，上玉枕，过泥丸，降入丹田。三遍。次从右足，亦行三遍。复从尾闾起，又行三遍。久久纯熟，则百脉流通，五脏无滞，四肢健而百骸理也。

诀曰：

阳火须知自下生，阴符上降落黄庭。周流不息精神固，此是真人大炼形。

梦失封金匮

欲动则火炽，火炽则神疲，神疲则精滑而梦失也。寤寐时，调息神思，以左手搓脐二七，右手亦然。复以两手搓胁，摆摇七七，咽气纳于丹田，握固良久乃止，屈足侧卧，永无走失。

诀曰：

精滑神疲欲火攻，梦中遗失致伤生。搓摩有诀君须记，绝欲除贪最上乘。

形衰守玉关

百虑感中，万事劳形，所以衰也。返老还童，非金丹不可。然金丹岂易得哉？善摄生者，行住坐卧，一意不散，固守丹田，默运神气，冲透三关，自然生精生气，则形可以壮，老可以耐矣。

诀曰：

却老扶衰别有方，不须身外觅阴阳。玉关谨守常渊默，气足神全寿更康。

鼓呵消积聚

有因食而积者，有因气而积者，久则脾胃受伤，医药难治。孰若节饮食，戒嗔怒，不使有积聚为妙？患者当正身闭息，鼓动胸腹，俟其气满，缓缓呵出。如此行五七次，便得通快即止。

诀曰：

气滞脾虚食不消，胸中鼓闷最难调。徐徐呵鼓潜通泰，疾退身安莫久劳。

兜礼治伤寒

元气亏弱，腠理不密，则风寒伤感。患者端坐盘足，以两手紧兜外肾，闭口缄息。存想真气自尾闾升，过夹脊，透泥丸，逐其邪气，低头屈抑如礼拜状，不拘数，以汗出为度，其疾即愈。

诀曰：

踟跌端坐向蒲团，手握阴囊意要专。运气叩头三五遍，顿令寒疾立时安。

叩齿牙无疾

齿之有疾，乃脾胃之火熏蒸。每侵晨睡醒时，叩齿三十六遍。以舌搅牙龈之上，不论遍数。津液满口，方可咽下。每作三次乃止。凡小解之时，闭口切牙，解毕方开，永无齿疾。

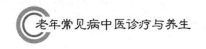
诀曰：

热极风生齿不宁，侵晨叩漱自惺惺。若教运用常无隔，还许他年老复丁。

升观鬓不班

思虑太过则神耗、气虚，血败而鬓班矣。要以子午时，握固端坐，凝神绝念，两眼令光，上视泥丸。存想追摄二气自尾闾间上升，下降返还元海，每行九遍。久则神全，气血充足，发可返黑也。

诀曰：

神气冲和精自全，存无守有养胎仙。心中念虑皆消灭，要学神仙也不难。

运睛除眼翳

伤热伤气，肝虚肾虚，则眼昏生翳，日久不治，盲瞎必矣。每日睡起时，趺坐凝思，塞兑垂帘，将双目轮转十四次，紧闭少时，忽然大瞪。行久不替，内障外翳自散，切忌色欲，并书细字。

诀曰：

喜怒伤神目不明，垂帘塞兑养元精。精生气化神来复，五内阴魔自失惊。

掩耳去头旋

邪风入脑，虚火上攻，则头目昏旋，偏正作痛。久则中风不语，半身不遂，亦由此致。治之，须静坐，升身闭息。以两手掩耳折头五七次。存想元神逆上泥丸，以逐其邪，自然风邪散去。

诀曰：

视听无闻意在心，神从髓海逐邪氛。更兼精气无虚耗，可学蓬莱境上人。

托踏应轻骨

四肢亦欲得小劳，譬如户枢终不朽，熊鸟演法，吐纳导引，皆养生之术也。平时双手上托，如举大石，两脚前踏，如覆平地，存想神气，根据按四时嘘呵二七次。则身轻体健，足耐寒暑。

诀曰：

精气冲和五脏安，四肢完固骨强坚。虽然不得刀圭饵，且住人间作地仙。

搓涂自美颜

颜色憔悴，所由心思过度，劳碌不谨。每晨静坐闭目，凝神存养，神气冲澹，自内达外。以两手搓热，拂面七次。仍以嗽津涂面，搓拂数次。行之半月，则皮肤光润，容颜悦泽，大过寻常矣。

诀曰：

寡欲心虚气血盈，自然五脏得和平。衰颜仗此增光泽，不羡人间五等荣。

闭摩通滞气

气滞则痛，血滞则肿，滞之为患，不可不慎。治之，须澄心闭息，以左手摩滞七七遍，右手亦然，复以津涂之。勤行七日，则气血通畅，永无凝滞之患。修养家所谓干沐浴者，即此义也。

诀曰：

荣卫流行不暂休，一才凝滞便堪忧。谁知闭息能通畅，此外何须别计求？

凝抱固丹田

元神一出便收来，神返身中气自回。如此朝朝并暮暮，自然赤子产真胎。此凝抱之功也。平时静坐，存想元神入于丹田，随意呼吸。旬日，丹田完固；百日，灵明渐通。不可或作或辍也。

诀曰：

丹田完固气归根，气聚神凝道合真。久视定须从此始，莫教虚度好光阴。

淡食能多补

五味之于五脏，各有所宜。若食之不节，必至亏损。孰若食淡谨节之为愈也？然此淡亦非弃绝五味，特言欲五味之冲淡耳。仙翁有云：断盐不是道，饮食无滋味。可见其不绝五味，淡对浓而言，若膏粱过度之类如吃素是也。

诀曰：

浓味伤人无所知，能甘淡薄是吾师。三千功行从兹始，天鉴行藏信有之。

无心得大还

大还之道，圣道也。无心者，常清常静也。人能常清静，天地悉皆归。何圣道之不可传，大还之不可得哉！《清静经》已备言之矣。修真之士，体而行之。欲造夫清真灵妙之境，若反掌耳。

诀曰：

有作有为云至要，无声无臭语方奇。中秋午夜通消息，明月当空造化基。

却病八则

平坐，以一手握脚趾，以一手擦足心赤肉。不计数目，以热为度。即将脚趾略略转动，左右两足心更手握擦，倦则少歇。或令人擦之，终不若自擦为佳。此名涌泉穴，能除湿气，固真元。

临卧时，坐于床。垂足解衣，闭息，舌拄上腭，目视顶门，提缩谷道。两手摩擦两肾腧穴各一百二十，多多益善。极能生精、固阳、治腰病。

两肩后小穴中为上元、六合之府。常以手捏雷诀，以大指骨曲接三九遍。又搓手熨摩两目，顾上及耳根，逆乘发际各三九。能令耳目聪明，夜可细书。

并足壁立，向暗处，以左手从项后紧攀右眼，连头用力，反顾亮处九遍。右手亦从项后紧攀左眼，扭顾照前。能治双目赤涩火痛。单病则单行。

静坐，闭息纳气，猛送下，鼓动胸腹，两手作挽弓状，左右数四。气极满，缓缓呵出，五七通，快即止。治四肢烦闷、背急、停滞。

覆卧去枕，壁立两足。以鼻纳气四，复以鼻出之四。若气出之，极令微；气再入鼻中，勿令鼻知。除身中热及背痛之疾。

端坐伸腰，举左手仰掌，以右手承右胁。以鼻纳气，自极七息。能除瘀血、结气。端坐伸腰，举右手仰掌，以左手承左胁。以鼻纳气，自极七息。能除胃寒、食不消。

凡经危险之路，庙貌之间，心有疑忌。以舌拄上腭，咽津一二遍，左手第二第三指按捏两鼻孔中间所隔之际。能遏百邪。仍叩齿七遍。

《苏沈良方》节选

作者：（北宋）沈括及苏轼撰

问养生

余问养生于吴子。得二言焉：曰和，曰安。何谓和？曰：子不见天地之为寒暑乎？寒暑之极，至为折胶流金而物不以为病。其变者微也，寒暑之变。昼与日俱逝，夜与月并驰。俯仰之间屡变，而人不知者。微之至，和之极也。使此二极者相寻而狎至，则人之死久矣。何谓安？曰：吾尝自牢山，浮赫达于淮，遇大风焉，舟中之人，如附于桔槔。而与之上下，如蹈车轮而行。反逆眩乱不可止，而吾饮食起居如他日，吾非有异术也。惟莫与之争，而听其所为。顾凡病我者举非物也。食中有蛆，人之见者必呕也。其不见而食者，未尝呕也。请察其所从生。论八珍者必咽言粪秽者必唾，二者未尝与我接也。唾与咽何从生哉？果生于我乎？知其生于我也。则虽与之接而不变安之至也，安则物之感我者轻，和则我之应物者顺。外轻内顺，而生理备矣。吴子古之静者也，其观于物也审矣，是以私识其言，而时省观焉！

养生说

已饥先食，未饱先止。散步逍遥，务令腹空。每腹空时，即便入定。不拘昼夜，坐卧自便。惟在摄身。使如木偶，常自念言。我今此身，若少动摇，如毛发许，便堕地狱。如商君法，如孙武令。事在必行，有死无犯。又用佛语及老君语，视鼻端，自数出入息，绵绵若存，用之不勤，数至数百，此心寂然，此身兀然。与虚空等，不烦禁制。自然不动，数至数千，或不能数。则有一法，其名曰随，与息俱出，复与俱入，随之不已。一息自住，不出不入。

或觉此息，从毛窍中八万四千云蒸雾散。无始已来，诸病自除，诸障自灭。自然明悟，譬如盲人忽然有眼，此时何用求人指路，是故老人言尽如此。

续养生论

郑子产曰：火烈者人望而畏之，水弱者人狎而玩之。翼奉论六情十二律。

其论水火也，曰北方之情好也。好行贪狠，南方之情恶也。恶行廉正，廉正故为君子，贪狠故为小人。予参二人之学，而为之说曰：火烈而水弱。烈生正，弱生邪。火为心，水为肾。故五脏之性，心正而肾邪。肾无不邪者，虽上智之肾亦邪。然上智常不淫者，心之官正，而肾听命也。心无不正者，虽下愚之心亦正。然下愚常淫者，心不官，而肾为政也。知此，则知铅汞龙虎之说矣。何谓铅？凡气之谓铅，或趋或蹶，或呼或吸，或执或击。凡动物者皆铅。肺实出纳之，肺为金，为白虎，故曰铅，又曰虎。何为汞？凡水皆为汞，唾涕脓血，精汗便利，凡湿者皆汞也，肝实宿藏之。肝为木，为青龙，故曰汞，又曰龙。古之真人论内丹曰：五行颠倒术，龙从火内出；五行不顺行，虎向水中生。世未有知其说者也。方五行之顺行也。则龙出于水，虎出于火，皆死之道也。心不官而肾为政，声色外诱，淫邪内发，壬癸之英。下流为人，或为腐坏，是汞龙之出于水也。喜怒哀乐皆出于心者也，喜则攫拿随之，怒则殴击随之。哀则擗踊随之，乐则抃舞随之。心动于内，而气应于外，是铅虎之出于火者也。汞龙之出于水，铅虎之出于火。有能出于火，有能出于水。而复返者乎？故曰皆死之道也。真人教之以逆行，龙从火出，虎从水生也。其说若何？孔子曰：思无邪。凡有思皆邪也，而无思则土木也。

　　孰能使有思而非邪，无思而非土木乎？盖必有无思之思焉。夫无思之思，端正庄栗，如临君师，未尝一念放逸。然卒无所思，如龟毛兔角。非作故无，本性无故，是谓之戒。戒生定，定则出入息自住。出入息住，则心火不复炎。在易为离，离丽也，必有所丽。未尝独立，而乘其妃也。既不炎上，则从其妃矣。水火合，则壬癸之英。上流于脑，而溢于元英。若鼻液而天一为水。凡人之始造形皆水也，故五行一曰水。从暖气而后生，故二曰火。生而后有骨，故三曰木。骨生而日坚，凡物之坚壮者，皆金气也，故四曰金。骨坚而后生肉焉，土为肉，故五曰土。人之在母也。母呼亦呼，母吸亦吸。口鼻皆闭，而以脐达，故脐者生之根也。汞龙之出于火，流于脑，溢于元英，必归于根。心火不炎上，必从其妃，是火常在根也。故壬癸之英，得火而日坚，达于四肢，浃于肌肤而日壮。究其极，则金刚之体也，此铅虎之自水出者也，龙虎生而内丹成矣，故曰顺行则为人。逆行则为道，道则末也，亦可为长生不死之术矣。

《医述·养生》节选

作者：（元）程杏轩

经义

春三月，此谓发陈。天地俱生，万物以荣。夜卧早起，广步于庭，被发缓形，以使志生。生而勿杀，予而勿夺，赏而勿罚。此春气之应，养生之道也。

夏三月，此谓蕃莠。天地气交，万物华实。夜卧早起，无厌于日。使志无怒，使华英成秀，使气得泄，若所爱在外。此夏气之应，养长之道也。

秋三月，此谓容平。天气以急，地气以明。早卧早起，与鸡俱兴。使志安宁，以缓秋刑，收敛神气，使秋气平。无外其志，使肺气清。此秋气之应，养收之道也。

冬三月，此谓闭藏。水冰地坼，无扰乎阳。早卧晚起，必待日光。使志若伏若匿，若有私意，若已有得。去寒就温，无泄皮肤，使气亟夺。此冬气之应，养藏之道也。（《素问》）

智者之养生也，必顺四时而适寒暑，和喜怒而安居处，节阴阳而调刚柔。如是则僻邪不至，长生久视。（《灵枢》）

君子以慎言语，节饮食。（《易经》）

养心莫善于寡欲。（《孟子》）

哲言

毋劳女形，毋摇女精，可以长生。（《广成子》）

老子曰：吾所以有大患者，为吾有身。使吾无身，吾有何患？余则曰：吾所以有大乐者，为吾有形。使吾无形，吾有何乐？是可见人之所有者惟吾，吾之所赖者惟形耳。（张介宾）

内观其心，心无其心；外观其形，形无其形；远观其物，物无其物。三者既悟，惟见于空。观空亦空，空无所空。所空既无，无亦无无。无无既无，湛然常寂。寂无所寂，欲岂能生？欲既不生，即是真静。真常应物，真常得性。常应常静，常清静矣。（《老子》）

心为脏腑之主，总统魂魄，兼该志意。故忧动于心，则肺应；思动于心，则脾应；怒动于心，则肝应；恐动于心，则肾应。此所以五志惟心所使也。设能善养此心，而居处安静，无为惧惧，无为欣欣，婉然从物而不争，与时变化而无我，则志意和，精神定，恚怒不起，魂魄不散，五脏俱安。邪亦安从奈我哉！（《类经》）

善摄生者，常少思、少念、少欲、少事、少语、少笑、少愁、少乐、少喜、少怒、少好、少恶，行此十二少者，养性之都契也。多思则神殆，多念则志散，多欲则志昏，多事则形劳，多语则气乏，多笑则脏伤，多愁则心慑，多乐则意溢，多喜则妄错昏乱，多怒则百脉不定，多好则专迷不醒，多恶则憔悴无欢。凡此十二多不除，则营卫失度，血气妄行，丧生之本也。（葛洪）

《经》曰：静则神藏，躁则消亡。欲延生者，心神宜恬静而无躁扰，饮食宜适中而无过伤。风寒暑湿之宜避，行立坐卧之有常。绝欲以养精，内观以养神，毋劳怒以耗气，则真阴之水自充，五内之火自熄。（《明医指掌》）

问居常调卫之法若何？曰：每至日西，身中阳气之门乃闭，即当加意谨慎。《经》谓暮而收拒，毋扰筋骨，毋见雾露。收者，收藏神气于内也；拒者，捍拒邪气于外也。如晨门者，昏闭明启，尚何暴客之虞哉？（《医门法律》）

养耳力者，常饱；养目力者，常瞑；养臂指者，常屈伸；养股趾者，常步履。（《褚氏遗书》）

养生有五难：名利不去，为一难；喜怒不除，为二难；声色不断，为三难；滋味不绝，为四难；神虑精散，为五难。（嵇叔夜）

人身如天地，和煦则春，惨郁则秋。春气融融，故能生物；秋气肃肃，故能杀物。明乎生杀之机者，可与论养生。

神者，伸也，人神好伸而恶郁，郁则伤神，为害非浅。尼父二论，首揭悦乐；佛家《般若经》，首称自在；庄生著《南华》，首标《逍遥游》。吾人心体，原自活泼，何可因形以损神，神损形得独存乎？

人身之精气如油，神如火。火太旺，则油易干；神太用，则精气易竭。

未来之事莫预虑；既去之事莫留念；见在之事，据理应之，而不以利害惕心，得失撄念。如此，则神常觉清净，事常觉简少。盖终日扰人方寸，憧憧役役不得休息者，不过此三种念头扫涤不开耳。天下本无事，我心本清净，庸人自扰之。

一叶蔽目，不见邱山；一豆塞耳，不闻雷霆；一念执迷，不知万境。博弈迷，酒色迷，财利迷，胜心迷，以至功名迷，生死迷。

迷之大小不同，其为迷则一也。

人生忧患之根，每起于爱恋。爱生故忧死，爱达故忧穷，爱得故忧失。若能断爱根，忧根自断矣。

怒之根，每起于不恕。薄望人，浓责己，怒根永绝矣。无怒自无怨，故圣人以为远怨。

心为一身之宰，脾为万物之母。养心养脾，摄生最要。

心主血，养血莫先于养心。

心之不养，而多郁多思，多疑多虑，即日饵良药，亦何益之有？

古云：毋以脾胃热冷物，毋以脾胃软硬物，毋以脾胃熟生物。可谓至言。

古云：避风如避箭，避色如避仇。真药石之言。（黄承昊）

瓶花力尽无风堕，炉火灰深到晓温。二语深得养生之理。（韩飞霞）

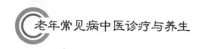

《外经微言》节选

作者：（明）陈士铎

命根养生篇

伯高太师复问岐伯曰：养生之道，可得闻乎？岐伯曰：愚何足以知之。伯高再问，岐伯曰：人生天地之中，不能与天地并久者，不体天地之道也。天锡人以长生之命，地锡人以长生之根。天地锡人以命根者，父母子之也。合父母之精，以生人之身，则精即人之命根也。魂魄藏于精之中，魂属阳，魄属阴，魂趋生，魄趋死。夫魂魄皆神也。凡人皆有神，内存则生，外游则死。魂最善游，由于心之不寂也。

广成子谓：抱神以静者，正抱心而同寂也。伯高曰：夫精者，非肾中之水乎？水性主动，心之不寂者，不由于肾之不静乎？岐伯曰：肾水之中，有真火在焉。水欲下而火欲升，此精之所以不静也。精一动而心摇摇矣。然而制精之不动，仍在心之寂也。伯高曰：吾心寂矣，肾之精欲动奈何？岐伯曰：水火原相须也，无火则水不安，无水则火亦不安。制心而精动者，由于肾水之涸也。补先天之水以济心，则精不动而心易寂矣。

陈远公曰：精出于水，亦出于水中之火也。精动由于火动，火不动则精安能摇乎？！可见精动由于心动也，心动之极则水火俱动矣。故安心为利精之法也。（此段亦精妙，可惜为誓所拘，不能尽泄）

《古今医统大全》节选

作者：（明）徐春甫

摄生篇第二

上古天真论

黄帝问于天师曰：余闻上古之人，春秋皆度百岁，而动作不衰。今时之人，年半百而动作皆衰者，时势异耶？人将失之耶？岐伯对曰：上古之人，其知道者，法于阴阳，和于术数，饮食有节，起居有常，不妄作劳，故能形与神俱，而尽终其天年，度百岁乃去。今时之人不然也，以酒为浆，以妄为常，醉以入房，以欲竭其精，以耗散其真，不知持满，不时御神，务快其心，逆于生乐，起居无节，故半百而衰也。夫上古圣人之教下也，皆谓之虚邪贼风，避之有时，恬惔虚无，真气从之，精神内守，病安从来。（此言法道清净，精神内守而不妄耗，故虚邪不能以为害）

帝曰：余闻上古有真人者，提挈天地，把握阴阳，呼吸精气，独立守神，肌肉若一，故能寿敝天地，无有终时，此其道生。中古之时，有至人者，淳德全道，和于阴阳，调于四时，去世离俗，积精全神，游行天地之间，视听八远之外。此盖益其寿命而强者也，亦归于真人。其次有圣人者，处天地之和，从八风之理，适嗜欲于世俗之间，无恚嗔之心，行不欲离于世，被服章（三字疑衍），举不欲观于俗，外不劳形于事，内无思想之患，以恬愉为务，以自得为功，形体不敝，精神不散，亦可以百数。其次有贤人者，法则天地，象似日月，辩列星辰，逆从阴阳，分别四时，将从上古，协议于道，亦可使益寿而有极时（此言摄养有真人、圣人、贤人之不同，故寿考则因之而有上、次、中等之异矣）。

帝曰：人年老而无子者，材力尽耶？将天数然耶？岐伯曰：女子七岁，肾气盛，齿更发长；二七而天癸至，任脉通，太冲脉盛，月事以时下，故有子；三七，肾气平均，故真牙生而长极；四七，筋骨坚，发长极，身体盛壮；五七，阳明脉衰，面始焦，发始堕；六七，三阳脉衰于上，面皆焦，发始白；七七，任脉虚，太冲脉衰少，天癸竭，地道不通，故形坏而无子也。丈夫八岁，肾气实，发长齿更；二八，肾气盛，天癸至，精气溢泻，阴阳和，故能有子；三八，肾气平均，筋骨劲强，故真牙生而长极；四八，筋骨隆盛，肌肉满壮；五八，肾气衰，发堕齿槁；六八，阳气衰于上，面焦发鬓颁白；七八，肝气衰，筋不能动，天癸竭，精少，肾脏衰，形体皆极；八八，则齿发去。肾者主水，受五脏六腑之精而藏之，故五脏盛，乃能泻。今五脏皆衰，筋骨解堕，天癸尽矣。故发鬓白，身体重，行步不正，而无子尔。曰：其有年已老而有子者何也？曰：此其天寿过度，气脉常通，而肾气有余。此虽有子，男不过尽八八，女不过尽七七，而天地之精气皆竭矣。（凡老而生子，子寿不能过天癸之数）（此言人禀阴阳之气，盛衰故有常数，然而因时保守，无妄作劳，庶几可久）。

帝曰：夫道者年皆百岁，能有子乎？岐伯曰：夫道者能却老而全角，身年虽寿，能生子也。

四气调神大论

曰：春三月，此谓发陈，天地俱生，万物以荣，夜卧早起，广步于庭，被发缓形，以使志生，生而勿杀，予而勿夺，赏而勿罚，此春气之应，养生之道也。逆之则伤肝，夏为寒变，奉长者少。夏三月，此谓蕃秀，天地气交，万物华实，夜卧早起，无厌于日，使志无怒，使华英成秀，使气得泄，若所爱在外（时惟阳气宣通，发阳在外，故所爱亦顺之也）。此夏气之应，养长之道也。逆之则伤心，秋为痎疟，奉收者少，冬至重病。秋三月，此谓容平，天气以急，地气以明（急，风急也。明，气清也）。早卧早起，与鸡俱兴，使志安宁，以缓秋刑，收敛神气，使秋气平，无外其志，使肺气清，此秋气之应，养收之道也。逆之则伤肺，冬为飧泄，奉藏者少。冬三月，此为闭藏，水冰地坼，无扰乎阳，早卧晚起，必待日光，使志若伏若匿，若有私意，若已有得（若有私意，言慎密不出，如有私也。若已有得，虽未得，若已得，不欲扰冒，而紊犯气志也）。去寒就温，无泄皮肤，使气亟夺。此冬气之应，养藏之道也。逆之则伤肾，春为痿厥，奉生者少。

夫四时阴阳者，万物之根本也，所以圣人春夏养阳，秋冬养阴，以从其根，故与万物沉浮于长生之门。逆其根，则伐其本，坏其真矣。故阴阳四时者，万物之始终也，死生之本也。逆之则灾害生，从之则苛疾不起，是谓得道。道者圣人行之，愚者佩之（当作悖）。从阴阳则生，逆之则死；从之则治，逆之则乱。反顺为逆，是谓内格（身内阴阳扞格不和）是故圣人不治已病治未病，不治已乱治未乱，此之谓也。夫病已成而后药之，乱已成而后治之，譬犹渴而穿井，斗而铸兵，不亦晚乎（此言当顺四时而摄养，惟圣人善顺之，则苛疾不起；愚者逆之，所以灾害生焉，可不慎哉）？

生气通天论

曰：阴之所生，本在五味，阴之五宫，伤在五味（生在五味，节也，本也。宫伤，五味失节，嗜欲太过之害也。下文可见）。故味过于酸，肝气以津，脾气乃绝。味过于咸，大骨气劳，短肌，心气抑。味过于甘，心气喘满，色黑，肾气不衡（衡，平也）。味过于苦，脾气不濡，胃气乃厚。味过于辛，筋脉沮弛，精神乃央。是故谨和五味，骨正筋柔，血气以流，腠理以密。如是则骨气以精，谨道如法，长有天命（此言节五味，以调五脏。谨如法则，亦可以长年）。

阴阳应象论

帝曰：法阴阳奈何？岐伯曰：阳胜则身热，腠理闭，喘粗，为之俯仰，汗不出而热，齿干以烦冤，腹满死，能冬不能夏。阴胜则身寒，汗出，身常清，数栗而寒，寒则厥，厥则腹满死，能夏不能冬。此阴阳更胜之变，病之形能也。曰：调此二者奈何？曰：能知七损八益，则二者可调，不知用此，则早衰之节也（七损八益之道，谓女子二七而天癸至，七七而绝；男子二八而天精通，八八而尽。女子以时下月，故曰损；男子以节而泻，故曰益。不知此而早衰也）。

年四十而阴气自半也，起居衰矣。年五十，体重，耳目不聪明矣。年六十，阴痿，气大衰，九窍不利，下虚上实，涕泣俱出矣。故曰：知之则强，（则知七损八益是也。）不知则老，故同出而名异耳。智者察同，愚者察异，愚者不足，智者有余。（愚不足，知有余。）有余则耳目聪明，身体轻强，老者复壮，壮者益治。是以圣人为无为之事，乐恬憺之能，从欲快志于虚无之守，故寿命无穷，与天地终，此圣人之治身也。（此言人同此生，自幼至壮，壮而老，皆由乎阴阳。天癸之始终，自然消长之道也。知之者谨以节养，以顺受其正。不知者循欲以戕伐其真，是以有名之异同也，故曰同异。）

养生余录（上）／总论养生篇

夫人禀二仪之气，成四大之形。愚智贵贱则别，养生惜命皆同。贫乏者力微而不逮，富贵者侮傲而难持；性愚者未悟而全生，智识者或先于名利。自非至真之士，何能达保养之理哉？其有浓薄之伦，亦有矫情冒俗，口诵其事，行已违。设能有行者，不逾晦朔，即希长寿，此亦难矣。是以达人知富贵之矫傲，故屈迹而下人；知名利之败身，故割情而去欲；知酒色之伤命，故量事而撙节；知喜怒之损性，故豁情而宽心；知思虑之销神，故损情而自守；知语烦之侵气，故闭口而忘言；知哀乐之损寿，故抑之而不有；知情欲之窃命，故忍之而不为。若加之寒温适时，起居有节，滋味无爽，调息有方；精气补于泥丸，魂魄守于脏腑；和神保气，吐故纳新；嗜欲无以干其心，邪淫不能惑其性，此则持身之上品，安有不延年者哉？

形者，气之函也，气虚则形羸；神者，精之成也，精虚则神悴。形者，人也，为万物之最灵；神者，生也，是天地之大德。最灵者万物之首，大德者为天地之宗。万物以停育为事，天地以清净是务。故君子养其形而爱其神，敬其人而重其生，莫不禀于自然，从于自本，不过劳其形，不妄役其神。夫人只知养形，不知养神；不知爱神，只知爱身。殊不知形者，载神之车也，神去则人死，车散则马奔，自然之至理也。五色重而天下盲，五音调而天下聋，五味和而天下爽，珠玉贵而天下劳，币帛通而天下倾。是故五色者，陷目之锥；五音者，塞耳之椎；五味者，截舌之斧。

华佗善养生，弟子广陵吴普、彭城樊阿受术于佗。佗语普曰：人体欲得劳动，但不当使极耳。人身常摇动，则谷气消，血脉流通，病不生，譬犹户枢不朽是也。人所以得全其生命者，以元气属阳，阳为卫；以血脉属阴，阴为荣。荣卫常流，所以常生矣。又曰：荣卫即荣华气脉，如树木芳荣也。荣卫脏腑，爱护神气，得以经荣，保于生路。又云：清者为卫，浊者为荣。荣行脉中，卫行脉外，昼行于身，夜行于脏，一百刻五十周，至平旦大会两手寸关尺。阴阳相贯，常流如循其环，始终不绝，则人生。故当运用调理，爱惜保重，使荣卫周流，神气不竭，可与天地同寿矣。树衰培土，阳衰阴补。含育元气，慎莫失度。（注云：无情。）若草木至衰朽，即尘土培之，尚得再荣。又见嫩枝接续老树，亦得长生，却为芳嫩。用意推理，阳衰阴补，是以宜之。衰阳以少阴补而不失，取其元气津液引于我身，即颜复童矣。童女少女正气未散，元和才一，遇之修炼其百倍，切忌自己元气流奔也。（出《罗公三峰歌》）

人之情性为利欲之所败，如冰雪之曝日，草木之沾霜，皆不移时而消坏矣。冰雪以不消为体，而盛暑移其真；草木以不凋为质，而大寒夺其性。人有久视之命，而嗜欲减其寿。若能导引尽理，则长生罔极。（《保圣纂要》）

神者，魂也，降之于天；鬼者，魄也，经之于地。是以神能服气，形能食味。气清则神爽，形劳则魄浊。服气者绵绵而不死，身飞于天；食味者混混而往往，形归于地。理之自然也。专精养神，不为物杂，谓之清；反神服气，安而不动，谓之静。割念以定志，静身以安神，保气以存精。思虑兼忘，冥想内视，则身神并一。身神并一，则近真矣。有者因无而生，形者须神而立。故有为无之功。形者，神之宅，莫不全宅以安生，修神以养神。若气散归空，游魂为变。火之于烛，烛靡则火不居；水之于堤，堤坏则水不存。魂劳神散，气竭命终矣。我命在我，不在于天。但愚人不能知此道为生命之要。所以致百病风邪者，皆由恣意极情，不知自惜，故损生也。譬如枯朽之木，遇风则折；将崩之岸，值水先颓。今若不能服药，但知爱精节神，亦得一二百年寿也。夫禀气含灵，惟人为贵。人所贵者，盖贵于生。生者神之本，形者神之具。神大用则竭，形大劳则毙。若能游心虚静，息虑无为，候元气于子时，道引于闲室，摄养无亏，兼服良药，则有年耆寿，是常分也。如恣意以耽声色，役智而图富贵，得丧荣于怀抱，躁挠未能自遗，不拘礼度，饮食无节，如斯之流，宁免夭伤之患也？（《养生延年录·序》）

人生而命有长短者，非自然也，皆由持身不谨，饮食过差，淫快无度，忤逆阴阳，魂神不守，精竭命衰，百病萌生，故不终其寿。（《养生延年录》）

五谷充饥体而不能益寿，百药疗疾延年而不能甘口。充饥甘口者，俗人之所珍；苦口延年者，道士之所宝。百病横夭，多由饮食。饮食之患，过于声色。声色可绝而逾，饮食不可废一日。为益亦多，为患亦多。体欲常劳，食欲常少。劳无过极，少无过虚。去肥浓，节咸酸，减思虑，损怒气，除驰逐，慎房室，武氏行之有效。人受气，虽不知方术，但养之得理，常寿一百二十岁。不得此者，皆伤之也。少复晓道，可得二百四十岁；复微加药物，可得四百八十岁。养寿之法，但莫伤之而已。夫冬温夏凉，不失四时之和，所以适身也。重衣浓褥，体不堪苦，以致风寒之疾；浓味脯腊，醉饱厌饫，以致聚结之疾；美色妖厌，嫔外家盈房，以致虚损之祸；淫声哀音，怡心悦耳，以致荒耽之惑；驰骋游观，弋猎广野，以致狂荡之失；谋得战胜，兼弱取乱，以致骄逸之败。盖圣贤诚究其理也。然养生之具，譬如水火，不可缺，过反为害。

喜怒损志，哀戚损性，荣华惑德，阴阳竭精，皆学道之忌，仙法之所疾也。虽还精胎息，仅而补之，内虚已彻，犹非本真。《真诰》曰：善摄生者，卧起有四时早晚，与居有至和之常制。筋骨有偃仰之方，闲居有吞吐之术。流行荣卫有补泻之法，节宣劳逸有与夺之要。忍怒以养阴气，抑喜以养阳气。然后先将草木以救亏缺，服金丹以定不穷。养性之道尽于此矣。

食能排邪而安脏腑，神能爽志以资血气。摄生者气正则味顺，味顺则神气清，神气清则含真之灵全，灵全则五邪百病不能干也。故曰：水浊鱼瘦，气昏人病。夫神者生之本，本者生之具。大用则神劳，大劳则神疲也。食谷者智能聪明，食石者肥泽不老，谓炼五色石也。食芝者延年不死，食元气者地不能埋，天不能杀。是故食药者与天地相配，日月并例。

少不勤行，壮不竞时，反而安贫，老而寡欲。闲心缓形，养生之方也。或疑者云：始同起于无外，终受气于阴阳，载形魄于天地，资生长于食息，而有愚有智，有强有弱，有寿有夭，天耶？人耶？解者曰：夫形生愚智，天也；强弱寿夭，人也。天道自然，人道自己。始而胎气充实，生而乳食有余，反而滋味不过，壮而声色有节者强而寿；始而胎气虚耗，生而乳食不足，长而滋味有余，壮而声色自放者弱而夭。生长全足，加之导养，年未可量。

夫神者生之本，形者生之具也。神大用则竭，形大劳则敝。神形早衰，欲与天地常久，非所闻也。故人所以生者神也，神之所托者形也。神形离别则死，死者不可复生，离者不可复返，故乃圣人重之。夫养之道有都领大归。未能具其会者，但思悔，与俗反则暗，践胜辄获过半之功矣。有心之徒可不察钦？（太史公司马论）

世人不终耆寿，咸多夭殁者，皆由不自爱惜，忿争尽意，邀名射利。聚毒攻神，内伤骨髓，外乏筋肉，血气将无，经脉便壅。内里空疏，惟招众疾，正气日衰，邪气日盛矣。不异举沧波以注爝火，，颓华岳以断涓流，语其易也，甚于兹矣。名医叙病论尽无事者，夜不张道人年几十旬，甚翘壮也。云：养性之道，莫久行久坐，久卧久听，莫强饮食，莫大醉饱，莫大忧愁，莫大悲思。此所谓能中和。能中和者必久寿也。天下莫我知也，无谓幽冥；天知人情，无谓暗昧；神见人心，微言小语，鬼闻人声。犯禁满千，地收人形。人为阳善，正人报知；人为阴善，鬼神报知。人为阳恶，正人治之；人为阴恶，鬼神殛之。故天不欺人根据以向。（《养生延命录》）

气者，身之根也。鱼离水必死，人失道岂存。是以保生者务修于气，受气者务保于精。精气两存，是名保真。（《延陵君修养大略》）

修身之法，保身之道，因气养精，因精养神。神不离身乃常健。（《太上老君说内丹经》）

眼多视则贪资，口多言则犯难，身多动则淫贼，心多饰则奢侈。未有用此四多而天下成治者也。五色令人目盲，五音令人耳聋，五味令人口爽，驰骋田猎令人心发狂，难得之货令人行妨。是以圣人为腹不为目，故去彼取此。然至道之精，窈窈冥冥；至道之极，昏昏默默。无视无听，抱神以静，形将自正。必静必清，无劳汝形，无摇汝精，乃可以长生。目无所见，耳无所闻，心无所知，汝神将守形，形乃长生。（《庄子》）

圣人休休焉则平易矣，平易则恬淡矣。平易恬淡则忧患不能入，邪气不能袭，故其德全而神不亏。养志者忘形，养形者忘利，致道者忘心矣。目欲视色，耳欲听声，口欲蜜味，志气欲盈。人上寿百岁，中寿八十，下寿六十。除病哀死丧忧患，其中开口笑者，一月之中不过四五日而已矣。天与地无穷，人死者有时。操有时之具，而托与无穷之间，忽然无异骐骥之驰过隙也。不能悦其志意，养其寿命者，皆非通道者也。凝心虚形，内观洞房，抱玄念神，专守真一者，则头发不白。未有以百思缠胸，寒热破神，营此官务，常此风尘，口言吉凶之会，身排得失之门。众忧若是，万虑若此，虽有真心，固为不笃，抱道不行，握宝不用，而自然望头不白者，亦希闻也。眼者身之镜，耳者体之牖。视多则镜昏，听众则牖闭。面者神之庭，发者齿之华。心悲则面焦，脑减则发素，所以示神内丧，真精损极也。礼年七十悬车。悬车者，以年至虞渊，如日之昏，体气就损，神候方落，不可复劳形体于风尘，役方寸于外物矣。夫学生之道，当先治病，不使体有虚邪，及血少脑减津液凝滞也。不先治病，虽服食行气，无益于身。心欲安静，虑欲深远。心安静则神策生，虑深远则计谋成。心不欲躁，虑不欲浅。心躁则精神滑，虑浅则百务倾。全汝形，抱汝生，无使汝思虑营营。若此绪年，或可以及此言。出《亢仓子》，注云：营营，动不息也。绪，终也。全角抱生，不运思虑，心气冥寂，道自居之。若此永年，可及此言也。水之性清，吐者扣之，故不得清。人之性寿，物者扣之，故不得寿。夫香美脆味，浓酒肥肉，甘口而疾形；曼理皓齿，悦情而损精。故云：去甚去泰，身乃无害。（《韩非子》）

夫喜怒音，道之衰也；忧悲者，德之失也；好憎者，心之过也；嗜欲者，生之累也。人大怒破阴，大喜坠阳；暴气发暗，惊怖为狂；忧悲焦心，疾病乃成。人能除此五者，即合神明。神明者得其内，得其内者五脏宁，思虑平，耳目聪明，筋骨劲强。学道之人聊且均调喜怒之情。虽有喜，勿至荡动湛然之性；虽有怒，勿至结滞浩然之气。遣妄情，如刀伐木，非一斧可倒；求真理，如食之充肠，非一口可饱。修道积功，大率如此。灌园所以养蔬也，驱禽所以养果也。养生之士岂不如养蔬养果之人乎？较其理之轻重，何如哉？

养生大要，一曰啬神，二曰爱气，三曰养形，四曰导引，五曰言语，六曰饮食，七曰房室，八曰反俗，九曰医药，十曰禁忌。过此以往，义可略焉。

人不欲使乐，乐人不寿。但当勉强为力所不任。举重引强掘地，若此倦而不息，以致筋骨疲竭耳。然劳胜于逸乐也，能从朝至暮，常有所为，使之不息乃快。但觉极，当息。息复为之。此与导引无异也。夫流水不腐，户枢不朽者，以其劳动数故也。饱食不用坐与卧，欲得行步，务作以散之。不尔，使人得积聚不消之疾，及手足痹蹶，面目黧皱，必损年寿也。先除欲以养情，后禁食以存命。是知食胎气，饮灵元，不死之道，返童远年。此盖圣人之所重也。我命在我，保精爱气，寿无极也。无劳尔形，无摇尔精，归心静默，可以长生。

一阴一阳之谓道，三元二合谓之丹，逆流补脑谓之还，精化为气谓之转。一转一易一益，每转延一纪之二，九转延一百八岁。阴阳之道，精液为宝，谨而守之，后天为老。子欲长生，当由所生之门，游处得中，进退得所，动静以法，去留以度，可以延年而愈疾矣。以金理金，是为真金；以人理人，是为真人。人常失道，非道失人；人常去生，非生去人。要常养神，勿失生道，长使道与生相保，神与生相保，则形神俱久矣。故性命之根，诚有极也；

嗜欲之性，固无穷也。以有极之性命，逐无穷之嗜欲，亦自毙之而已矣。

德以形为车，道以气为马，魂以精为根，魄以气为户。形劳则德散，气越则道叛。精消魂散，气动魄微。是以静形爱气，全精宝视，道德凝密，魂魄固守。夫长生久视，未有不爱精保气能致之。阴丹内御之道，世莫得知。虽务于气，而不解绝情欲，亦未免殃矣。

天地以生成为德，有生所甚重者身也。身以安乐为本，安乐所以致者，以保养为本。世之必本其本，则本必固。本必固，疾病何由而生？夭横何由而至？此摄生之道，无逮于此。夫草木无知，尤假灌溉，矧人为万物之灵，岂不资以保养？然保养之义，其理万计，约而言之，其术有三：一养神，二惜气，三堤疾。忘情去智，恬淡虚无，离事全真，内外无寄。如是则神不内耗，境不外惑，真一不杂，神自宁矣。此养神也。抱一元之本根，固归真之精气，三焦定位，六贼忘形，识界既空，大同斯契，则气自定矣。此惜气也。饮食适时，温凉合度，出处无犯于八邪，寝寐不可以勉强，则身自安矣。此堤疾也。三者甚易行，然人自谓难行而不肯行。如此，虽有长生之法，人罕敦尚，遂至永谢。是以疾病交攻，天和顿失，圣人悯之。

夫安乐之道，在能保养者得之。况招来和气之药少，攻伐之药多，不可不察也。是知人之生须假保养，无犯和气，以资生命。缘失养护，便致病生。苟或处治乖方，旋见颠越。防患须在闲日，故曰：安不忘危。此圣人之预戒也。摄养之道，莫若守中，守中则无过与不及之害。经曰：春秋冬夏四时阴阳，生病起于过用。盖不适其性而强云为，逐强处则病生。五脏受气，盖有常分，用之过耗，是以病生。善养生者既无过耗之弊，又能保守真元，何患乎外邪所害也？故善服药不若善保养。世有不善保养，又不善服药，仓卒病生，而归咎于神天。噫！是亦未尝思也。

夫未闻道者放逸其心，逆于生乐，以精神徇智巧，以忧畏徇得失，以劳苦徇理节，以身世徇财利。四徇不去，心为之病矣。极力劳形，躁暴气逆，当风纵酒，食嗜辛咸，肝为之病矣。恣食生冷，温凉失度，久坐久卧，大饱大饥，脾为之病矣。呼叫过常，辩争陪答，冒犯寒暄，好食咸辛，肺为之病矣。久坐湿地，强力入水，纵欲劳形，三田漏溢，肾为之病矣。五病既作，故未老而羸，未羸而病，病至则重，重则必毙。呜呼！是皆弗思而自取之也。卫生之士，须谨此五者，可致终身无苦。经曰不治已病治未病，正为此矣。

夫善养生者养内，不善养生者义外。养外者实外，以充快、悦泽、贪欲、恣情为务，殊不知外实则内虚也。善养内者实内，使脏腑安和，三焦各守其位，饮食常适其宜。故庄周曰：人之可畏者，衽席饮食之间，而不知为戒者也。若能常如是畏谨，疾病何缘而起？寿考焉得不长？贤者造形而悟，愚者临病不知，诚可畏也。

黄帝问岐伯曰：余闻上古之人，春秋皆度百岁，而动作不衰；今时之人，年至半百而动作皆衰者，时世异耶？人将失之耶？岐伯对曰：上古之人，其知道者，法于阴阳，和于术数，饮食有节，起居有常，不妄作劳，故能形与神俱，而尽终其天年，度百岁乃去。今时之人不然也，以酒为浆，以妄为常，醉以入房，以欲竭其精，以耗散其真，不知持满，不时御神，务快其心，逆于生乐，起居无节，故半百而衰也。

夫四时五行，以生长收藏，以生寒暑燥湿风。人有五脏，化为五气，以生喜怒悲忧恐。故喜怒伤气，寒暑伤形，暴怒伤阴，暴喜伤阳。厥气上行，满脉去形。喜怒不节，寒暑过度，生乃不固。故重阳亡阳，重阴亡阴。故曰：冬伤于寒，春必病温；春伤于风，夏必泄泻；夏伤于暑，秋必病疟；秋伤于湿，冬必咳嗽。

王充年渐七十，乃作养生之书，凡十六篇。香气自守，闭明塞聪，受补自精，服药导引，庶几获道。

太上养神，其次养形。神清意平，百节皆宁，养生之本也。肥肌肤，充腹肠，开嗜欲，养生之末也。凡生之长也，顺之也。使生不顺者，欲也。故圣人必先适欲。（适，节也。）室大则多阴，台高则多阳。多阴则蹶，多阳则痿。蹶者，逆寒疾也，痿不能行，刘阴阳不适之患也。是故先王不处大室，不为高台，味不众珍，衣不燀热，燀热则理塞，（脉则闭结）理塞则气不达。味众珍则胃充，胃充则中大鞔，中大鞔则气不达。以此求长生者其可得乎？

天生阴阳寒暑，四时之化，万物之变，莫不为利，莫不为害。圣人察之以便生，故精安乎形，而年寿长焉。长也者，非短而续之者也，毕其数也。毕数之务，在去乎害。何谓去害？大甘大酸大苦大辛大咸，五者充形，则生害矣；大喜大怒大忧大恐大哀，五者接神，则生害矣；大寒大热大燥大湿大风大雾，六者动精，则生害矣。（诸言大者，皆谓过制。）故凡养生，莫若知本，知本则疾无由至矣。

劳者，劳于神气；伤者，伤于形容。饥饱过度则伤脾，思虑过度则伤心，色欲过度则伤肾，起居过度则伤肝，喜怒悲愁过度则伤肺。又风寒暑湿则伤于外，饥饱劳役则败于内。昼感之则病荣，夜感之则病卫。经内联外，交运而各从其昼夜，始劳于一，一起为二，二传于三，三通于四，四迁于五，五复返一。一至于五，邪乃深藏，真气大失，使人肌肉消，神气弱，饮食减，行步难。及其如此，则虽有命，亦不能生也。夫人禀天地阴阳而生者，盖天有六气，人有三阴三阳而上奉之；地有五行，人以五脏六腑而下应之。于是资生皮肉筋骨、精髓血脉、四肢九窍、毛发齿牙唇舌，总而成体。外则气血循环，流注经络，喜伤六淫；内则精神魂魄志意思，喜伤七情。六淫者，寒暑燥湿风热是；七情者，喜怒悲思惊。若持护得宜，怡然安太；役冒非理，百疴生焉。

物之最灵，唯其人也。身者乃神化之本。精于人也，若水浮航；气于人也，如风扬尘；神于人也，似野马聚空。水涸则航止，风息则尘静，野马散而火空。长有精能固，无气能盛物。精气神三者，心可不动。其变化也，外忘其形，内养其神，是谓登真之路。嗜欲纵乎心，孰能久去？哀乐伤乎志，孰能久忘？思虑役乎神，孰能久无？利禄劳乎身，孰能久舍？五味败乎精，孰能久节？酒醴乱乎情，孰能久绝？食佳肴，饮旨酒，顾以姝丽，听以淫声，虽精强而反祸于身，耳目快而致乱于神，有百端之败道。夫一介而希真，安有养身之验耳？夫学道者，外则意不逐物移，内则意不随心乱，湛然保于虚寂造化清净之域。譬如起屋之劳，假一息之形气尚苏，神归其清，而况契于道保真丹所哉？

彭祖曰：养寿之道，但莫伤之而已。夫冬温夏凉，不失四时之和，所以适身也；美色淑姿，幽闲娱乐，不致思欲之惑，所以通神也；车服威仪，知足无甚，所以一志也；八音五色，以悦视听，所以导心也。凡此皆以养寿。而不能斟酌之者，反以速患。古之至人，恐下才之子不识事宜，流遁不还，故绝其源。故有上士别床，中士异被；服药百裹，不如独卧。五音使人耳聋，五味令人口爽。苟能节宣其宜适，抑扬其通塞者，不减年算而得益。凡此之类，譬犹水火，用之过当，不为害也？不知其经脉损伤，血气不足，内里空疏，髓脑不实，体已先病，故为外物犯，风寒酒色以发之耳。若本充实，岂有病也？夫远思强记伤人，忧愁悲哀伤人，喜乐过差伤人，忿怒不解伤人，汲汲所愿伤人，阴阳不顺伤人。有所伤者甚众，而独戒于房中，岂不惑哉？男女相成，犹天地相生也，所以导养神气，使人不失其和。天地得交接之道，故无终竟之限；人失交接之道，故有残伤之期。能避众伤之事，得阴阳之术，则不死之道也。天地昼分而夜合。一岁三百六十日而精气和合，故能生产万物而不穷。人能则之，可以长存。次有服气得其道，则邪气不得入，治身之本要。余吐纳导引之术，及念体中万神有含影守形之事，皆非真道。人能爱精养体，服气炼形，则万神自守其真。不然者，则荣卫枯悴，万神日逝，非思念所留者也。

夫道者藏精于内，栖神于心，静漠恬淡，悦穆胸中，廓然无形，寂然无声。静漠恬淡，所以养生也；和愉虚无，所以据德也。外不乱内，即性得其宜；静不动和，则德安其位。养生以经世，抱德以终年，可谓能体道矣。能尊生，虽富贵不以养伤身，虽贫贱不以利累形。

神善于气，气会于神。神气不散，是谓修真。喜怒损性，哀乐伤神，性损则害生。故养精以全气，保神以安心。气全体平，心安神逸，此全生之诀也。

晋道成自号崇真子。其论长生养性之旨曰：其要在于存三、抱元、守一。三者，精气神，其名曰三宝。抱元者，抱守元阳真气也。守一，神灵也。神在心，心有性，属阳，是为南方丙丁之火也。肾者能生元阳，为真气，其泄为精，是为北方壬癸之水。水为命，命系于阴也。此之谓性命。为三一之道，在于存想，入下丹田，抱守元阳，逾三五年，自然神定气和。神既定，则释其四大而无执焉。坦然修颐其真，功满行毕，其道成矣。

玄牝既立，犹瓜有蒂。暗注母气，呼即呼，吸即吸，绵绵十月，气足形圆。心是气之主，气是形之根；形是气之宅，神是气之真。神用气养，气因神住。神行则气行，神住则气住。此经要妙之义也。阳精魂主，阴精魄成。二精相搏，而成神明。神以形用，形以神生。神去则形毙，神全角可延。神以道全，形以术延耳。骨肉以精血为根，灵识以元气为木，神气乃性命之本也。神为气之子，气为神之母，子母不可以斯须离也。元气湛然止于丹田，则变化成矣。神能御气，气能留形。出息微微，入息绵绵，深根固蒂，长生久视之道也。故曰：天门常开，地户密闭，呼至于根，吸彻于蒂，谓之丹田，谓之气海，如抱鸡卵，如鱼生水，法就圣胎，自然蝉蜕。

炼精者，炼元精，非淫佚所感之精；炼气者，炼元气，非口鼻呼吸之气；炼神者，炼元神，非心意会虑之神。故此神气精者，与天地同其根，与万物同其体；得之则生，失之则死；以阳火炼之则化成阳气，以阴符养之则结成阴精；见之不可用，用之不可见也。

发宜多梳，齿宜多叩，液宜常咽，气宜精炼，手宜在面，五者所谓子欲不死修昆仑耳。

养耳力者常塞，养目力者常瞑，养臂指者常屈信，养股趾者常步履。精者神之本，气者神之主，形者气之宅。故形大用则羸，精大用则竭，气大劳则绝。是以人之生者神也，形之托者气也。若气衰则神托而得长生者，未之闻也。夫有者，因无而生焉，形须神而立焉。有者，无之馆也；形者，神之宅也。倘不全宅以安生，修身以养神，则不免气散归空，游魂为变。仿之于烛，烛虚则火不居焉；譬之于堤，堤坏则水不存焉。身劳则形散，气劳则命终，形疲则神毙，神毙则向导游矣。已游者无返期，既朽者无生理。故神者魂也，魄者阴也。神能复气，形能食味。气清则神爽，形劳则气浊。服气者，千百不死，故身飞于天；食谷者，千百皆死，故形归于地。人之死也，魂飞于天，魄落于泉。水火分散，各归本源。生则同体，死则相捐。飞沉各异，禀之自然。何者？譬如焚之木，以火焚之，烟则上升，灰则下沉，亦自然之理也。夫神明者，生死之本也；精气者，万物之体也。全其形则生，养其精气神则性命长生矣。

养生有五难：名利不灭，此一难也；喜怒不除，此二难也；声色不去，此三难也；滋味不绝，此四难也；神虑精散，此五难也。五者必存，虽心希难老，口诵至言，咀嚼英华，呼吸太阳，不能不夭其年也。五者无于胸中，则信顺日深，玄德日全，不祈喜而自福，不求寿而自延。此养生大理所归也。

圣人一度循轨，不变其宜，不易其常，放准修绳，曲因其当。夫喜怒者，道之邪也；忧悲者，德之失也；好憎者，心之过也；嗜欲者，性之偏也。人大怒伤阴，大喜坠阳，暴气发喑，惊怖为狂。忧悲多患，痛乃成积。好憎繁多，祸乃相随。故心不忧乐，德之至也；通而不变，静之至也；嗜欲不载，虚之至也；无所爱憎，平之至也；不与物散，粹之至也。能此五者，则通于神明。通于神明者，得其内者也。

夫孔窍者，精神之户牖也；而气志者，五脏之使佐也。耳目淫于声色之乐，则五脏摇动而不定也。五脏摇动而不定，则血气滔荡而不休。气血滔荡而不休，则精神驰骋于外而不守矣。精神驰骋于外而不守，则祸福之至，虽如丘山，无由识之矣。使耳目精明玄达而无诱慕，气志虚静恬愉而省嗜欲，五脏定宁充盈而不泄，精神内守形骸而不外越，至望于往世之前而视于来世之后犹足为也，岂直祸福之间哉？故曰：其出弥远，其知弥少，以言夫精神之不可使外淫也。故五色乱目，使目不明；五声哗耳，使耳不聪；五味乱口，使口爽伤；趋舍滑心，使行飞扬。此四者，天下之所养性也，然皆人累也。故曰：嗜欲者，使人之气越；而好憎者，使人之心劳。弗疾去，则志气日耗矣。夫人之所以不能终其寿命而中道夭于刑戮者，何也？以其生生之浓。夫惟能无以生为者，则所以修得生也。

凡夫不徒不知益之为益，乃又不知损之为损也。夫损易知而速焉，益难知而迟焉。而尚不悟其易，亦安能炽其难哉？夫损之者，如灯火之消脂，莫之见也，而忽尽矣；益者如禾苗之播植，莫之觉也，而忽茂矣。故治身养性，务谨其细，不可以小益为不平而不修，不可以小损为无伤而不防。凡聚小所以就大，损一所以至亿也。若能爱之于微，成之于着者，则当乎知道矣。

养生以不伤为本，此要言也。且才所不逮而困思之，伤也；力所不胜而强举之，伤也；悲哀憔悴，伤也；喜乐过差，伤也；汲汲所欲，伤也；戚戚所患，伤也；久谈言笑，伤也；寝息失时，伤也；挽弓引弩，伤也；沉醉呕吐，伤也；跳走喘乏，伤也；欢呼笑泣，伤也；阴阳不交，伤也。

是以养性之方，唾不及远，行不疾步，耳不极听，目不极视，坐不至久，卧不及疲。先寒而衣，先热而解。不欲极饥而食，食不可过饱；不欲极渴而饮，饮不可过多。凡食多则结积聚，过饮则成痰癖也。不欲甚劳甚逸，不欲起晚，不欲汗流，不欲多睡，不欲奔车走马，不欲极目远望，不欲多食生冷，不欲饮酒当风，不欲数数沐浴，不欲广志远愿，不欲规造异巧。冬不欲极温，夏不欲极凉。不欲露卧星下，不欲眠中见扇。大寒大热大风大雾，皆不欲冒之。五味入口，不欲偏多。故酸多伤脾，苦多伤肺，辛多伤肝，咸多伤心，甘多伤肾。此五行自然之理也。凡言伤者，亦不便觉也，谓久则损寿耳。

古之知道者，筑垒以防邪，疏源以毓真。深居静处，不为物撄，动息与神气俱，魂魄守。

谨防室兑，专一不分，真气乃存，上下灌注，气乃流通。如水之流，如日月之行而不休。阴营其脏，阳固其腑，源流沺沺，满而不溢，冲而不盈，夫是之谓久生。

里语有之：人在世间，日失一日，如牵羊以就诸屠所，每进一步，而去死转近。此譬虽丑而实理也。达人所以不愁死者，非不欲求生，亦固不知所以免死之术，而空自煎愁，无益于事。故云：乐天知命，故不忧耳，非不欲久生也。且夫深入九泉之下，长空罔极，始为蝼蚁之粮，终与尘埃合体，令怛然心热，不觉咄嗟。若心有求生之志，何不屏置不急之事，以修玄妙也哉？

世人不察，惟五欲是嗜，声色是耽。目惑玄黄，耳务淫哇。滋味煎其脏腑，醴醪煮其肠胃，香芬腐其骨髓，喜怒悖其正气，思虑消其精神，哀乐殃其平粹。夫以蕞尔之躯，攻之非一途；易竭之身，而瓜分受敌。身非木石，其能久乎？

大凡住生，先调元气。身有四气，人多不明。四气之中，各主生死。一曰干元之气，化为精，精反为气。精者连于神，精益则神明，精固则神畅，神畅则生健。苦精散则神疲，精竭则神去，神去则死。二曰坤元之气，化为血，血复为气。气血者通为内外，血壮则体丰，血固则颜盛，颜盛则生合。若血衰则发变，血败则脑空，脑空则死。三曰庶气，庶气者，一元交气，气化为津，津复为气。气运于生，生托于气，阴阳动息，滋润形体。气通则生，气乏则死。四曰众气，众气者，谷气也。谷济于生，终误于命，食谷虽生，蕴谷气还死。精能附血，气能附生，当使循环，即身永固。干元之阳，阳居阴立，脐下气海是也。坤元之阴，阴居阳位，脑中血海是也。

生者属阳，阳贯五脏，喘息之气是也。死者属阴，阴纳五味，秽恶之气是也。气海之气以壮精神，以填骨髓；血海之气以补肌肤，以流血脉；喘息之气以通六腑，以扶四肢；秽恶之气以乱身神，以腐五脏。

形者，生之气也；心者，形之主也；神者，心之宝也。故神静而心和，心和而形全；神躁则心荡，心荡则形伤。将全其形也，先在理神。故恬和养神，则自安于内；清虚栖心神，则不诱于外。神恬心清，则形无累矣。虚室生白，人心苦空。虚则纯白不浊，吉祥至矣。人不照于昧爽而照于莹镜者，以莹能朗也；不鉴于流波而鉴于静水者，以静能清也。镜水以清明之性，故能照物之形。由此观之，神照则垢灭，形静而神清。垢灭则内欲永尽，神清则外累不入。今清歌奏而心乐，悲声发而心哀。夫七窍者，精神之户牖也；志气者，五脏之候也。耳目诱于声色，鼻口之于芳味，四体之于安适，其情一也。则精神驰惊而不守，志气系于趋舍，则五脏滔荡而不安。嗜欲之归于外，心腑壅塞于内；曼衍于荒淫之波，留连于是非之境，而不败德伤生者，盖亦寡矣。是以圣人清目而不视，聪耳而不听，闭口而不言，弃心而不虑。贵身而忘贱，故尊势不能动；乐道而忘贫，故浓利不能倾。容身以怡情，而游一气，活然纯白于衷，故形不养而自全者，不劳而道自至也。身之有欲，如树之有蝎。树抱蝎则远自凿，人抱欲而反自害。故蝎盛则木枯，欲炽而身亡。将收情欲，先敛五关。五关者，情欲之路，嗜欲之府也。目爱彩色，命曰伐性之斧；耳乐淫声，命曰攻心之鼓；口贪滋味，命曰腐肠之药；鼻悦芳馨，命曰熏喉之烟；身安舆驷，命曰召蹶之机。此五者所以养生，亦以伤生。耳目之于声色，鼻口之于芳味，肌体之于安适，其情一也。然亦以之生，或为贤智，或为痴愚，由于处之异也。

《急救广生集》节选

作者：（清）程鹏程

饮食宜忌

脾胃二气互相表里。胃为水谷之海，主受水谷。脾则磨消，化为气血，以养周身。是调食为要，大抵食宜早餐，不宜迟，晚食宜充饥，不宜过饱。食宜和暖，不宜生冷。食宜熟烂，不宜坚硬。食宜干燥，不宜汤水。食宜细缓，不宜粗速。食宜清淡，不宜浓味。食宜俭约，不宜暴殄。又五味不可胜谷味，鱼肉不可胜谷食。先饥而食，食不过饱。先渴而饮，饮不过多。孔圣人以食饐而餲、鱼馁而肉败不食，凡此者，胃损胃气，能致病伤生也。

养生铭

清晨一碗粥，晚饭莫饱足。撞动景阳钟，叩齿三十六。大寒与大热，切莫贪色欲。醉饱勿行房，五脏皆反复。欲火遍身烧，怎如独自宿。坐卧莫当风，宜于暖处浴。食饱行百步，数以手摩腹。莫食无鳞鱼，自死禽兽肉。少言少饮酒，少怒少恶欲。轮回惜人身，六白光如玉。（《孙真人集》）

保命箴

人本无根蒂，自损多夭折。寿命欲延长，身体贵调摄。言语贵慎省，饮食须樽节。酒色勿贪多，贪多体虚怯。思量莫过度，过度气郁结。坐卧莫当风，饥渴宁食热。痰唾莫频吐，漱齿戒掏舌。劳力多损骨，劳心致伤血。爽口忌烧炙，积气成痈疖。颜色要常好，精神莫轻泄。六脉但安和，百病自然灭。知此慎保养，何必求仙诀。（《蕉窗必读》）

寡欲说

人生欲事，寡则少病而多寿，至老耳目聪明，齿发不落。惟纵欲之人，必多疾而早夭。盖百邪皆乘虚而入，入轻则易愈，入重则难痊，极重则死矣。

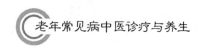

郭开符曰：三十以前不知爱惜精神，我去寻疾病。四十以后才知爱惜精神，疾病又来寻我。故寡欲者，养身之要也。（《全人矩矱》）

摄生要言

一慎风寒

沐浴临风，则病脑风痛风。饮酒向风，则病酒风、漏风。劳汗暑汗当风，则病中风、暑风。夜露乘风，则病寒热。卧起受风，则病痹厥。衣凉冒冷，则寒外侵。饮冷食寒，则寒内伤（人惟知有外伤寒，而不知有内伤寒，讹作阴证，非也。凡冷物不宜多食，不独房劳为然也。周扬俊曰：房劳未尝不病阳证，头痛发热是也，但不可轻用凉药耳。若以曾犯房劳，便用温药，杀人多矣。愚按：诸书从未有发明，及此者，世医皆罕知之，周子此论，可谓有功于世矣）。早起露首跣足，则病身热头痛。纳凉阴室，则病身热恶寒。多食凉水瓜果，则病泻痢腹痛。夏走炎途，贪凉食冷，则病疟痢。

一戒受湿

坐卧湿地，则病痹厥疠风。冲风冒雨，则病身痛。长着汗衣，则病麻木发黄。勉强涉水，则病脚气挛痹。饥饿澡浴，则病骨节烦痛。汗出见湿，则病痤疿。（痤，疖也。音坐，平声。）

一节饮食

经曰：饮食自倍，肠胃乃伤。膏粱之变，能生大疔（即外痈亦皆由此）。亦膏粱之疾，消瘅痿厥。饱食太甚，筋脉横解，肠澼为痔。饮食失节，损伤肠胃。始病热中，末传寒中。怒后勿食，食后勿怒。醉后勿饮冷（引入肾经则有腰脚肿痛之病），饱食勿便卧。饮酒过度，则脏腑受伤，肺因之而痰嗽，脾因之而倦怠，胃因之而呕吐，心因之而昏狂，肝因之而善怒，胆因之而忘惧，肾因之而烁精，膀胱因之而溺赤，二肠因之而泄泻，甚则劳嗽失血，消渴黄疸，痔漏疮毒，为害无穷。咸味能泻肾水，损真阴。辛辣大热之味，皆损元气，不宜多食。

一禁淫欲

男子二八而天癸至，女子二七而天癸至，交合太早，斫丧天元，乃夭之由。男子八八而天癸绝，女人七七而天癸绝，精血不生，入房不禁，是自促其寿矣。人身之血，百骸贯通，及欲事作，撮一身之血至于命门，化精以泄。（人工受胎，皆禀此命火以有生。故庄子曰：火，传也，不知其尽也。）夫精者，神倚之，如鱼得水。（神必根据物方有附丽。故关尹子曰：精无人也，神无我也。《楞严经》曰：火性无我，寄与诸缘。）气根据之，如雾覆渊。不知节啬，则百脉枯槁。交接无度，必损肾元，外虽不泄，精已离宫，定有真精数点，随阳之痿而溢出，如火之有烟焰，岂能复返于薪哉。

一忌过伤

久视伤血，久卧伤气，久坐伤肉，久立伤骨，久行伤筋。暴喜伤阳，暴怒伤肝，穷思伤脾，极忧伤心，过悲伤肺，多恐伤肾，善惊伤胆。多食伤胃，醉饱入房伤精，竭力劳作伤中。春伤于风，夏为餐泄。夏伤于暑，秋为痰疟。秋伤于湿，冬必咳嗽。冬伤于寒，春必病温，夜寝勿言语，大伤元气。（《修养杂》）

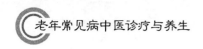

《济生集》节选

作者：（清）王春亭

回生歌

大凡女子，禀性偏执，欲求长生，先戒性急，若动怒气，或因忧郁，忧郁气滞，怒伤肝血，血衰气盛，定无生育，先为经闭，变成痨瘵。求其无病，经水调正，月应乎天，水应乎地，一月一来，如潮汛期，倘有不准，先后当讯，参前因热，落后属寒，热当清凉，寒宜助温，血热血虚，或清或补。一朝有娠，先保其胎，能遵胎教，方无后灾。不知保守，悔何及也。月足坐草，忍痛极妙，瓜熟自落，临盆忌早，生若稍慢，时候未到。无知妇女，昏愚妪老，非时催逼，以致横倒，做成难产，祸系自遭。若即横倒，勿再惊扰，镇静养神，药助能好。惊则血逆，更不得了。即若胎死，腹中横倒，宽心进食，尚可救疗，三四五日，仍有药消，秽臭无碍，胎能化水，水出儿小，气壮门开，脱然而下。并不伤内，尸气崩心，此言错哉。为此一语，枉死多也，切戒稳婆，用蛮取捞、天良丧尽，甚至动刀，捞取损脏，痛楚难当。每见蛮取，死难计数，泉下衔冤，惨乎否乎，新产之后，医法有余，先去恶露，后当补虚。补虚太早，秽不能除，倘若气脱，乃属大虚。即进温补，回生起死，惜命之家，守此歌谣，可教女孩，熟读是句，先使妇女，听于平素，免致临时，匆忙贻懊，转相传告，保全无数，撰此俚言，不无小补。

《寿世青编》节选

作者：（清）尤乘

睡诀

西山蔡季通云：睡侧而屈，觉正而伸，早晚以待，先睡心，后睡眼。朱晦谓未发之妙。

《千金方》云：半醉酒，独自宿，软枕头，暖盖足，能息心，自瞑目。陆平泉云：每夜欲睡，必走千步始寝。

《论语》曰：食不语，寝不言，寝卧不得多言笑。五脏如钟盘，不悬则不可发声。

伏气有三种眠法：病龙眠，屈其膝也；寒猿眠，抱其膝也；龟鹤眠，踡其膝也。

孙真人卫生歌

天地之间人为贵，头象天兮足象地。	父母遗体宜保之，箕畴五福寿为最。
卫生切要知三戒，大怒大欲并大醉。	三者若还有一焉，须防损失真元气。
欲求长生先戒性，火不出兮神自定。	木还去火不成灰，人能戒性方延命。
贪欲无穷志却精，用心不已走元神。	劳形散尽中和气，更复何能保此身。
心若太费费则竭，形若太劳劳则歇。	神若太伤伤则虚，气若太损损则绝。
世人欲知卫生道，喜乐有常嗔怒少。	心诚意正思虑除，顺理修身去烦恼。
春嘘明日木扶肝，夏至呵心火自闲。	秋咽定收金肺润，冬吹肾水得平安。
三焦嘻却除烦热，四季常呼脾化餐。	切忌出声闻口耳，其功尤胜保神丹。
发宜多梳气宜炼，齿宜频叩津宜咽。	子欲不死修昆仑，双手揩摩常在面。
春月少酸宜食甘，冬月宜苦不宜咸。	夏要增辛减却苦，秋辛可省便加酸。
季月可咸甘略戒，自然五脏保平安。	若能全减身康健，滋味偏多多病难。
春寒莫放绵衣薄，夏月多汗须换着。	秋冬衣冷渐加添，莫待病生才服药。
惟有夏月难调理，内有伏阴忌凉水。	瓜桃生冷忌少餐，免致秋来生疟痢。
君子之人守斋戒，心旺肾衰宜切记。	常令充实勿空虚，日食须当去油腻。
太饱伤神饥伤胃，太渴伤血并伤气。	饥餐渴饮勿太过，免致膨胀伤心肺。
醉后强饮饱强食，未有此生不成疾。	人资饮食以养身，去其甚者自安适。

食后须行百步多，手摩脐腹食消磨。夜半云根灌清水，丹田浊气切须呵。
饮酒可以陶性情，太饮过多防有病。肺为华盖倘受伤，咳嗽劳精能损命。
慎勿将盐去点茶，分明引贼入其家。下焦虚冷令人瘦，伤肾伤脾防病加。
坐卧切防脑后风，脑内入风人不寿，更兼醉饱卧风中，风才一入成灾咎。
雁有序兮犬有义，黑鲤朝北知臣礼。人无礼义反食之，天地神明俱不喜。
养体须当节五辛，五辛不节损元神。莫教引动虚阳发，精竭神枯定丧身。
恩爱牵缠不自由，利名萦绊几时休。放宽些子自家福，免致中年搔白头。
顶天立地非容易，饱食暖衣宁不愧。思量无以报洪恩，早暮焚香谢天地。
身安寿永事如何，胸次平夷积善多。惜命惜身兼惜气，请君熟参卫生歌。

真西山卫生歌

万物惟人为最贵，百岁光阴如旅寄。自非留意修养中，未免疾苦为身累。
何必餐霞饵大药，妄意延令等龟鹤，但于饮食嗜欲间，去其甚者将安乐。
食后徐行百步多，两手摩胁并胸腹。须臾转手摩肾堂，谓之运动水与土。
仰面常呵三四呵，自然食毒气消磨。醉眠饱卧俱无益，渴饮饥餐尤戒多。
食不欲粗并欲速，宁可少餐相接续。若教一顿饱充肠，损气伤脾非尔福。
生冷黏腻筋韧物，自死牲牢皆勿食。馒头闭气宜少餐，生脍偏招脾胃疾。
酢酱胎卵兼油腻，陈臭醃醲尽阴类。老弱若欲更食之，是借寇兵毋以异。
炙烤之物须冷吃，否则伤齿伤血脉。晚食常宜申酉时，向夜徒劳滞胸膈。
饮酒莫教令大醉，大醉伤神损心志。酒渴饮水并啜茶，腰脚自兹成自坠。
常闻避风如避箭，坐卧须当预防患。况因食后汗孔开，风才一入成瘫痪。
不问四时俱暖酒，太热太冷莫入口。五味偏多不益人，恐随脏腑成灾疚。
视听行坐不可久，五劳七伤从此有。四肢亦欲得小劳，譬如户枢终不朽。
卧不厌缩觉即舒，饱宜沐浴饥宜梳。梳多浴少益心目，默寝暗眠神晏如。
四时惟夏难调摄，伏阴在内肠易滑。补肾汤丸不可无，食物稍冷休餔啜。
心旺肾衰何所忌，特忌疏通泄精气。寝处尤宜严密间，宴居静虑和心气。
沐浴盥漱皆暖水，簟凉枕冷俱弗宜。瓜茄生冷不宜人，岂独秋来作疟痢。
伏阳在内冬三月，切忌汗多泄精气。阴雾之中莫远行，豪雨迅雷宜速避。
道家更有颐生旨，第一戒人少嗔恚。秋冬日出始穿衣，春夏鸡鸣宜早起。
子后寅前睡觉来，瞑目叩齿二七回。吸新吐故毋令误，咽漱玉泉还养胎。
指摩手心熨两眼；仍更揩摩额与面。中指时时擦鼻茎，左右耳根筌数遍。
中指时时擦鼻茎，左右耳根筌数遍。纵有风劳诸湿气，何忧腰背复拘挛。
嘘呵呼嘻吹及呬，行气之人分六字。果然依用口诀中，新旧有疴皆可治。

声色虽云属少年，稍知撙节乃无愆。闭精息气宜闻早，莫使羽苞火中燃。有能操履常方正，于利无贪名不竞。纵向歌中未尽行，可保周身亦无病。

养神气铭

神者气之子，气者神之母，形者神之室。气清则神畅，气浊则神昏，气乱则神劳，气衰则神去，神去则形腐。人以气为道，道以气为生，生道两存，则长生久视。

孙真人养生铭

怒甚偏伤气，思多太损神，神疲心易役，气弱病来侵。勿使悲欢极，常令饮食均。再三防夜醉，第一戒晨嗔。亥寝鸣天鼓，晨兴漱玉津。妖邪难犯己，神气自全身。若要无诸病，常当节五辛。安神宜悦乐，惜气保和纯。寿夭休论命，修形在本人。若能遵此理，平地可朝真。

谨疾箴

凡人富贵名利，勿强求之，而况此身父母之所遗；才情意气，勿竞争之，而况此身妻之所仰。身之柔脆，非木与石，伤之七情，报以百疾。疾之既来，有术奚施，疾之未来，有术不知。我明告子，子尚听之，色之悦目，惟男女之欲，思所以远之，如脱桎梏；味之爽口，惟饮食之欲，思所以禁之，如畏鸩毒。多言则伤气，欲养气者，言不费，思则损血，欲养血者，思不越。忧不可积，乐不可纵。形不可太劳，神不可太用。凡此数言，终身宜诵。

《勿药真言》云：独宿之妙，不但老年，少壮亦当如此。日间纷扰，心神散乱，全赖夜间休息，以复元气。若日内心猿意马，狂妄驰驱，至夜又醉饱而恣情纵欲，不自爱惜，其精神血气，何能堪此？

（武紫晖　孙景环）

附录三

老年保健常用功法 ◄◄◄

中医功法养生是中医学的重要组成部分，在长期的历史发展过程中，形成了较为完整的理论和方法体系，并以其悠久的历史、独特的体系和卓越的疗效在中医养生与推拿临床中占有重要的地位。近年来，随着广大老年群体对健康的重视及对功法锻炼的认可，越来越多的老年人认识到学习功法理论、方法和技术是养生防病的重要手段。

人到了老年阶段，基础疾病增多，身体各项功能开始衰退，比如基础代谢率下降、器官功能下降、肌肉萎缩、关节活动失灵等，身体功能的下降在运动过程中容易导致损伤，不适合恢复。骨质疏松症是每个老年人都必须面对的问题。随着年龄的增长，骨质疏松症会逐渐增加。骨质疏松性骨折是老年人运动中必须避免的，因为这种骨折不需要太多的暴力，而且恢复缓慢。

根据老年人的身体特点，运动必须遵循"轻""柔""慢""短"的原则，即轻强度、柔动作、慢频率、短时间。老年人的健身器材也很重要。此外，冬天要注意保暖，衣服要舒适合身，装饰不要太多。鞋子必须合脚，防止滑倒、跌倒。

以下主要介绍中医传统养生功法八段锦、五禽戏，同时节选十二个保健功法一并分享。

八段锦

八段锦是一套独立完整的健身技能，起源于北宋，至今已有 800 多年的历史。古人把这套动作比作"锦绣"，寓意五彩缤纷、美丽奢华！体现了其动作的优美伸展，被誉为"祛病健身，效果极佳；编排精巧；动作完美"。现代八段锦在内容和名称上都发生了变化。此功分为八段，每段为一个动作，故称"八段锦"。练习不需要器材，不受场地限制，易学，省时，作用特别明显。八段锦运动精细，运动量适中，还能疏通经络气血，调节脏腑功能。

（一）双手托天理三焦

1. 两脚平行开立，与肩同宽。两臂徐徐分别自左右身侧向上高举过头，十指交叉，翻转掌心极力向上托，使两臂充分伸展，恰似伸懒腰状。同时缓缓抬头上观，要有擎天柱地的神态，此时缓缓吸气。

2. 翻转掌心朝下，在身前正落至胸高时，随落随翻转掌心再朝上，微低头，眼随手运。同进配以缓缓呼气。如此两掌上托下落，练习~8次。

这一动作主要作用于调理三焦，除了伸展肢体和调理三焦外，对腰背痛、背肌僵硬、颈椎病、眼疾、便秘、痔疮、腿部脉管炎、扁平足等也有一定的防治作用。此式还是舒胸、消食通便、固精补肾、强壮筋骨、解除疲劳等的极佳方法。用以治疗预防脉管炎时，要取高抬脚跟的动作，每次要反复练习。

（二）左右开弓似射雕

1. 两脚平行开立，略宽于肩，成马步站式。上体正直，两臂平屈于胸前，左臂在上，右臂在下。

2. 手握拳，食指与拇指呈八字形撑开，左手缓缓向左平推，左臂展直，同时右臂屈肘向右拉回，右拳停于右肋前，拳心朝上，如拉弓状。眼看左手。

3. 与动作1、2相同，唯左右相反，如此左右各开弓4~8次。

这一动作重点是改善胸椎、颈部的血液循环。临床上对脑震荡引起的后遗症有一定的治疗作用。同时对上、中焦内的各脏器尤对心肺给予节律性的按摩，因而增强了心肺功能。通过扩胸伸臂、使胸肋部和肩臂部的骨骼肌肉得到锻炼和增强，有助于保持正确姿势，矫正两肩内收圆背等不良姿势。

（三）调理脾胃臂单举

1. 左手自身前成竖掌向上高举，继而翻掌上撑，指尖向右，同时右掌心向下按，指尖朝前。

2. 左手俯掌在身前下落，同时引气血下行，全身随之放松，恢复自然站立。

3. 与动作1、2相同，唯左右相反。如此左右手交替上举各4~8次。

这一动作主要作用于中焦，肢体伸展宜柔宜缓。由于两手交替一手上举一手下按，上下对拔拉长，使两侧内脏和肌肉受到协调性的牵引，特别是使肝胆脾胃等脏器受到牵拉，从而促进了胃肠蠕动，增强了消化功能。长期坚持练习，对上述脏器疾病有防治作用。熟练后亦可配合呼吸，上举吸气，下落呼气。

（四）五劳七伤往后瞧

1. 两脚平行开立，与肩同宽。两臂自然下垂或叉腰。头颈带动脊柱缓缓

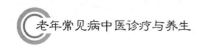

向左拧转，眼看后方，同时配合吸气。

2. 头颈带动脊柱徐徐向右转，恢复前平视。同时配合呼气，全身放松。

3. 与动作 1、2 相同，唯左右相反。如此左右后瞧各 4~8 次。

五劳是指心、肝、脾、肺、肾，因劳逸不当，活动失调而引起的五脏受损。七伤指喜、怒、思、忧、悲、恐、惊等情绪对内脏的伤害。此式对防治颈椎病、高血压、眼病和增强眼肌有良好的效果。练习时要精神愉快，面带笑容，乐自心田生，笑自心内，只有这样配合动作，才能起到对五劳七伤的防治。另外，此式不宜只做头颈部的拧转，要全脊柱甚至两大腿也参与拧转，只有这样才能促进五脏的功能发挥，对改善静脉血的回流有更好的效果。

（五）摇头摆尾去心火

1. 马步站立，两手叉腰，缓缓呼气后拧腰向左，屈身下俯，将余气缓缓呼出。动作不停，头自左下方经体前至右下方，像小勺舀水似地引颈前伸，自右侧慢慢将头抬起，同时配以吸气；拧腰向左，身体恢复马步桩，缓缓深长呼气。同时全身放松，呼气末尾，两手同时做节律性掐腰动作数次。

2. 与动作 1 相同，唯左右相反。

3. 如此 1、2 动作交替进行各做 4~8 次。

此式动作除强调松，以解除紧张并使头脑清醒外，还必须强调静。动作要保持逍遥自在，并延长呼气时间，消除交感神经的兴奋，以去"心火"。同时对腰颈关节、韧带和肌肉等亦起到一定的作用，并有助于任、督、冲三脉的运行。

（六）两手攀足固肾腰

1. 两脚平行开立，与肩同宽，两掌分按脐旁。

2. 两掌沿带脉分向后腰。

3. 上体缓缓前倾，两膝保持挺直，同时两掌沿尾骨、大腿后侧向下按摩至脚跟。沿脚外侧按摩至脚内侧。

4. 上体展直，同时两手沿两大腿内侧按摩至脐两旁。如此反复俯仰 4~8 次。

腰是全身运动的关键部位，这一势主要运动腰部，也加强了腹部及各个内脏器官的活动，如肾、肾上腺、腹主动脉、下腔静脉等。长期坚持锻炼，有疏通带脉及任督二脉的作用，能强腰、壮肾、醒恼、明目，并使腰腹肌得到锻炼和加强。年老体弱者，俯身动作应逐渐加大，有较重的高血压和动脉硬化患者，俯身时头不宜过低。

（七）攒拳怒目增气力

预备姿势：两脚开立，成马步桩，两手握拳分置腰间，拳心朝上，两眼睁大。

1. 左拳向前方缓缓击出，成立拳或俯拳皆可。击拳时宜微微拧腰向右，左肩随之前顺展拳变掌臂外旋握拳抓回，呈仰拳置于腰间。

2. 与动作 1 相同，唯左右相反。如此左右交替各击出 4~8 次。

此式动作要求两拳握紧，两脚拇趾用力抓地，舒胸直颈，聚精会神，瞪眼怒目。此式主要运动四肢、腰和眼肌。根据个人体质、爱好、年龄与目的不同，决定练习时用力的大小。其作用是舒畅全身气机，增强肺气。同时使大脑皮层和自主神经兴奋，有利于气血运行；并有增强全身筋骨和肌肉的作用。

（八）背后七颠百病消

预备姿势：两脚平行开立，与肩同宽，或两脚相并。

两臂自身侧上举过头，脚跟提起，同时配合吸气。两臂自身前下落，脚跟亦随之下落，并配合呼气。全身放松。如此起落 4~8 次。

此式通过肢体导引，吸气时两臂自身侧上举过头，呼气时下落，同时放松全身，并将"浊气"自头向涌泉引之，排出体外。由于脚跟有节律地弹性运动，从而使椎骨之间及各个关节韧带得以锻炼，对各段椎骨的疾病和扁平足有防治作用。同时有利于脊髓液的循环和脊髓神经功能的增强，进而加强全身神经的调节作用。

五禽戏

五禽戏乃健身祛病之导引术，练习者通过模仿五种生物动作调节五脏功能。该功法由东汉末年著名医学家华佗根据中医学原理，以模仿虎、鹿、熊、猿、鸟等五种动物的动作和神态编创而成，练习者通过模仿从而调节五脏功能。"禽"指禽兽，古代泛指动物；"戏"在古代是指歌舞杂技之类的活动，在此指特殊的运动方式。五禽戏经数朝数代演变，已出现多个版本。有些版本甚至需要很长时间才能全部习得。以下针对老年人的身体特点，特介绍较简单版本，供读者练习。

（一）虎戏

1. 自然站立，然后俯身，双手着地，用力向前跳跃同时吸气，落地后稍停，身体后缩并呼气，重复 3 次（此动作活动幅度较大，可量力而行）。

2. 跳跃 3 次之后，双手先左后右向前移动，同时双脚向后移动，头尽量抬起（吸气），稍停片刻可将头放低向前视（吐气）。

3. 先迈左手和脚，后迈右手和脚，向前爬行 7 步，然后后退 7 步。

（二）鹿戏

1. 同虎戏一样四肢着地，头先向左转，尽量向左后看（吸气），停留片刻，恢复原位（呼气），同样的方法头向右转，重复左转 3 次，右转 2 次。

2. 先抬起左腿，然后左脚尽量地向后伸（吸气），停留片刻，恢复原位（呼气），同样的方法抬右腿，重复左腿伸展 3 次，右腿伸展 2 次。

（三）熊戏

1. 仰卧在床，双腿膝盖弯曲弓起，同时双脚离开床面（尽量不要在冰凉的地面上），双手抱住膝盖，头用力向上，使肩膀背部离开床面即可（吸气），好像做到一半的仰卧起坐一样，略微停止，先以左肩落到床面上（吐气），然后继续头颈用力向上，恢复刚才的姿势（吸气），这次以右肩下落（吐气），如此左右交替反复各 7 次。

2. 起身，双脚放在床上，膝盖弯曲，就像坐在草坪上的姿势，双手反别按在左右两边，抬左手和右脚，用左手和左脚撑起身体，稍稍离开床面即可，然后换为抬起右手和左脚，反复片刻即可。这里的动作不宜过快，以免手腕受伤。

（四）猿戏

1. 找一结实门框（或单杠），双手抓握门框，使身体悬空，做引体上向（向上吸气，向下呼气），重复 7 次。

2. 先用左脚背勾住较为结实的横杆，双手放开，头和身体随之向下，成倒悬姿势，稍停，身体向上，双手抓住横杆，换位右脚，反复左右交替各 7 次。

（五）鸟戏

1. 自然站立，吸气同时抬起左腿，双手向上抬起至水平，像十字架的形状，尽量扬起眉毛，鼓足气力，好像自己要飞翔一样。呼气同时左脚回落地面，双手同样回落。同样的方法，左右交替，各重复 7 次。

2. 坐下，弯曲右腿，双手抱住膝盖，将右腿靠近胸口（吸气），稍停恢复原位（吐气），同样的方法，左右各 7 次。

3. 双臂像小鸟展翅一样上下挥动 7 次，手臂要保持在身体的侧面上。鸟戏较为轻松，可用来做最后的放松运动。

五禽戏部分动作需要较大力量，危险度也比较高，练习时应根据自己的实际情况量力而行，并非需要全部完成，以免出现意外受伤。

十二式老年保健功法

（一）运舌漱津

用舌在上下牙齿的内侧环旋运转，左右各36次。运舌古代气功称之为搅赤龙，可刺激舌下之金津、玉液两穴，产生津液。待津液产生至满口后，鼓漱36次，然后分三小口咽下，咕噜有声，同时用意念将津液缓慢送入下丹田。

作用：此法能交通心肾，反射性地刺激消化腺分泌，增进食欲，改善消化吸收功能，培补后天之本；并能防治阴虚之口干舌燥、口腔溃疡、口疮等。

（二）转目烫睛

闭目运转双眼，左右各36次。然后双掌互相摩擦至热，捂住双眼，吸气时意念向双眼灌气，呼气时浊气向外排出，连续3次后，迅速移开双掌，尽量睁大眼睛。反复做3次。

（三）目视六方

上下左右前后移视。由上向下、从左向右、由远及近，缓慢移视远近某一物体，最好是绿色植物。例如前后移视，先定视近处某一物体数秒钟，然后逐渐向前方移视，及无限远处，定视某一物体数秒钟，然后轻轻地闭上眼睛数秒钟，再恢复正常。

作用：有眼部疾病者，以上几种方法合用，可加强眼肌的功能活动与神经调节，改善眼部的血液循环，调肝明目，增进视力，恢复眼肌疲劳，使眼睛明亮有神，防治近视、远视、青光眼、红眼病等眼部的多种疾病。

（四）干洗脸

双掌互相摩擦至热，按在前额，然后向外经耳前往下擦至下颌，接着用手掌掌腹小鱼际肌顺鼻两侧上行，返回前额。反复进行，共36次。

作用：该法能疏通阳明经气，改善面部血液循环，可使面色红润光泽，皱纹减少；并可防治头痛、下颌关节炎、面瘫等多种面部疾病。

（五）擦鼻揉迎香

将两手拇指背侧擦热后，同时上下轻擦鼻翼两侧，共36次。然后用拇指关节背侧点揉迎香穴和上迎香36次（迎香：位于鼻翼外缘中点旁；上迎香：

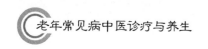

当鼻翼软骨与鼻甲交界处，近鼻唇沟上端处）。

作用：此法能改善鼻腔的血液循环，加强上呼吸道的抵抗力，宣肺通窍，防治感冒、鼻炎、鼻窦炎等呼吸道疾病。

（六）叩齿

上下牙齿叩击 36 次，用力由轻到重。并经常按摩下关、颊车、承浆、太阳等穴（下关：颧骨下缘中央与下颌切迹之间的凹陷中；颊车：下颌角前上方，耳下大约一横指处，咀嚼时肌肉隆起时出现的凹陷处；承浆：颏唇沟的正中凹陷处，在口轮匝肌和颏唇沟之间）。

作用：常用此法可改善牙周血液循环，并反射性刺激唾液分泌，加强消化功能；保持牙齿坚固，防治牙齿松动、牙痛、牙过敏、牙周炎等牙科疾病。

（七）揉捏耳郭

两手轻握拳，用拇指和食指挠侧面捏住双耳廓，由上向下搓擦耳郭 36 次。然后揉捏耳垂或耳郭痛点数次。

作用：按摩耳轮可刺激耳穴，起到调节全身脏腑、组织、器官的功能，防治疾病的作用。

（八）搓擦耳根

两手食指和中指分开，夹在两耳前后。用力搓擦两耳前后耳根。上下搓擦为一次，共 36 次。

作用：耳前有耳门、听宫、听会，耳后有完骨、头窍阴、浮白，耳上有率谷、角孙等重要穴位。以上两法有防治耳鸣、耳聋、中耳炎、梅尼埃病和听力衰退等。

（九）鸣天鼓

用双掌按住双耳，劳宫穴对准耳道，手指放在后脑部，用食指压中指并下滑轻弹后脑部 24 次，可听到咚咚响声。

作用：鸣天鼓可刺激大脑，调节中枢神经，防治头晕头痛、耳聋耳鸣；对老年性健忘、痴呆也有一定作用。

（十）干梳头

两手互相摩擦至热，用手指从前发际至后发际，做梳头动作 36 次使头皮发热。

作用：有预防流感，健脑益智，防治头晕、头痛、脱发等作用。

（十一）揉腹

双手搓热，男左手在下，女右手在下，双手重叠，以脐中穴为中心，先顺时针由小到大旋转 36 圈，再逆时针由大到小旋转 36 圈。

作用：此法可改善腹部血液循环，增强消化、泌尿、生殖系统功能，促进消化吸收；可改善腹胀、腹痛、便秘等。

（十二）搓擦踝部和足底

双手掌搓热后，用左手掌擦右足底，重点在涌泉穴、失眠穴，共 36 次，再以右手擦左足底 36 次（涌泉：位于足底部，蜷足时足前部凹陷处，约当足底第 2、3 跖趾缝纹头端与足跟连线的前 1/3 与后 2/3 交点上；失眠：足跖部后跟的正中点，从外踝高点作一垂线与足底中线相交点是穴，左右计 2 穴）。

作用：此法可交通心肾，引气血下行，具有清虚热、除眩晕、防治高血压的作用；防治足部及足三阴经和足三阳经所属各种疾病，如踝关节疼痛、足跟疼痛等。

延年九转法

清代康雍年间著名养生家方开，安徽新安（歙县）人，他所创编的"延年九转法"又称"仙人揉腹法"，对保养身心、消除疾病有奇效。该法源于雍正年间长白人颜伟记载。本保健法与普通的揉腹方法不同，不仅将上脘、中脘、下脘三穴打通，而且揉法一直沉到丹田，将中焦和下焦连成一片，通过圈揉和回环晃海，横向联通足阳明胃肠、足太阳脾经、足少阴肾经、足少阳胆经、足厥阴肝经和任脉等，使整个腹部的内脏得到运动。使内气迅速汇聚运行，坚持揉腹法，自能"通和上下，分理阴阳，去旧生新，充实五脏，驱外感之诸邪，清内生之百证，补不足，泻有余，消食之道，妙应无穷，有却病延年实效耳"。

（一）操作

预备式

在保暖的前提下，脱衣松裤，正身仰卧在床上，最好能够枕在矮枕上，全身放松，凝神静虑，调匀呼吸，舌抵上腭，意守丹田。

第一式：按摩心窝部

两手缓缓上提，在胸前两手中三指（食指、中指、无名指）对接并按在心窝部位（即胸骨下缘下柔软的部位，俗称心口窝的部位），由右→上→左→下按顺时针方向做圆周运动，按摩 21 次。再从左→上→右→下逆时针按摩 21 次。

第二式：回环按摩腹中线及腹两侧

以两手中三指由心窝顺摩而下，即一边顺时针转动按摩一边往下移，移至脐下耻骨联合处（即小腹下部毛际处），再以两手中三指由耻骨处向两边分开，一边按摩一边向上走，两手按摩回到心窝处，两手交接而止。循环做共21次。

第三式：推按腹中线部位

以两手中三指相接，由心窝腹中线部位推下，直推至耻骨联合处，共21次。

第四式：右手绕脐腹按摩

以右手由右→上→左→下按顺时针方向围绕肚脐摩腹21次。

第五式：左手绕脐腹按摩

以左手由左→上→右→下按逆时针方向围绕肚脐摩腹21次。

第六式：推按左侧胸腹

左手做叉腰状，置左边胁下腰肾处，大指向前，四指托后，轻轻捏住；右手中三指按在左乳下方部位，然后以此为起点，直推至左侧腹股沟（俗称大腿根）处，连续推按21次。

第七式：推按右侧胸腹

右手做叉腰状，置右边胁下腰肾处，大指向前，四指托后，轻轻捏住；左手中三指按在左乳下方部位，然后以此为起点，直推至右侧腹股沟（俗称大腿根）处，连续推按21次。

第八式：盘坐摇转

做完前面各节后，起身趺坐（亦称双盘）即双足交叠而坐。双盘有困难者，也可采用"单盘"或自然盘坐姿势。两手拇指尖压住无名指根部横纹，余四指自然弯曲，分按在两腿膝盖上，双腿十趾也稍弯曲，然后以肩胸部自左向前、由右向后摇转21次；再按前法自右向前、由左向后摇转21次。摇转时，向左即将肩胸摇出左膝，向前即摇扶于膝上，向右即摇出右膝。无论向前弓腰还是后撤身，都应以摇转充分为准，不能着急用力。

（二）作用

培护脾肾，补气益精。常练此功，有助于治疗肺结核、高血压、神经衰弱、慢性肝炎、遗尿、尿潴留、遗精、阳痿、早泄等虚损性疾病，同时对于女子痛经、月经不调亦有一定的辅助治疗作用。

（三）注意事项

1. 练功前一般要求解开衣裤，以直接揉摩为宜。姿势第一至第八节，以正身仰卧为主。

2. 揉腹时必须凝神静虑，动作轻松、柔软、缓慢，不能用拙力，保持呼吸匀畅，切忌闭气着力。摇转上身时不可过快过急，练功后应自感轻松舒适、无疲劳感为度。

3. 依次做完前七节为 1 度，每次可做 2~3 度，最后以第八节摇身毕。初练功者早晚各做 1 次，不可间断，只要持之以恒，必见成效。每次如认真作，大约需要 30 分钟，越慢越好。倘遇有事，早晚两次必不可少。

4. 练功期间，由于胃肠蠕动增强等生理功能的变化，常会出现腹内作响（肠鸣音）、嗳气、腹中温热或易饥饿等现象，这属正常的练功效应，可顺其自然，无须作任何处理。

5. 凡腹内患有恶性肿瘤、内脏出血、腹壁感染及妇女妊娠期间均不宜练此功。

（四）揉腹效验

腹部温热；胃肠蠕动有声；头脑清爽愉快；排除宿便；食欲改善；面色光润、身体健壮等。西医学认为，揉腹可增加腹肌和肠平滑肌的血流量和淋巴液循环，增加胃肠内壁肌肉的张力及淋巴系统功能，增强胃肠蠕动，增加消化液的分泌，从而加强对食物的消化、吸收和排泄，明显地改善大小肠的蠕动功能，可起到排泄作用，防止和消除便秘。从而有助于防治消化不良、胃炎、胃下垂、胃神经功能紊乱、慢性结肠炎和便秘等疾病。另外，坚持揉腹还可迅速消除积存在腹部的脂肪，有助于防治肥胖症。因为血液大量进入腹腔，因此对高血压病、糖尿病和冠心病等疾病均有不同程度的治疗作用。此外，揉腹可以产生"啡肽"类物质，能够迅速缓解大脑疲劳，使人产生愉悦清爽的感觉，非常有助于脑力劳动者消除疲劳。

（成赫曦）